中国防痨公益基金全国结核病防控促进计划
-人才培训项目（星辰计划）资助出版

结核病防治培训教材

临床篇

组织 | 中国防痨协会
编写 | 中国疾病预防控制中心结核病预防控制中心

主 审　刘剑君　成诗明
主 编　周　林　初乃惠

人民卫生出版社
·北京·

图书在版编目（CIP）数据

结核病防治培训教材. 临床篇 / 周林，初乃惠主编
. — 北京：人民卫生出版社，2023.11
ISBN 978-7-117-33852-3

Ⅰ.①结…　Ⅱ.①周…　②初…　Ⅲ.①结核病 – 防治
– 职业培训 – 教材　Ⅳ.①R52

中国版本图书馆 CIP 数据核字（2022）第 195364 号

人卫智网	www.ipmph.com	医学教育、学术、考试、健康，
		购书智慧智能综合服务平台
人卫官网	www.pmph.com	人卫官方资讯发布平台

结核病防治培训教材——临床篇
Jiehebing Fangzhi Peixun Jiaocai——Linchuangpian

主　　编：周　林　初乃惠
出版发行：人民卫生出版社（中继线 010-59780011）
地　　址：北京市朝阳区潘家园南里 19 号
邮　　编：100021
E - mail：pmph @ pmph.com
购书热线：010-59787592　010-59787584　010-65264830
印　　刷：北京市艺辉印刷有限公司
经　　销：新华书店
开　　本：787×1092　1/16　　印张：20
字　　数：424 千字
版　　次：2023 年 11 月第 1 版
印　　次：2024 年 1 月第 1 次印刷
标准书号：ISBN 978-7-117-33852-3
定　　价：65.00 元
打击盗版举报电话：010-59787491　E-mail：WQ @ pmph.com
质量问题联系电话：010-59787234　E-mail：zhiliang @ pmph.com
数字融合服务电话：4001118166　E-mail：zengzhi @ pmph.com

结核病防治培训教材
临床篇

编写委员会

主 审 刘剑君　中国防痨协会
　　　　 成诗明　中国防痨协会

主 编 周　林　中国疾病预防控制中心结核病预防控制中心
　　　　 初乃惠　首都医科大学附属北京胸科医院

编 委 （按姓氏笔画排序）
　　　　 于　霞　首都医科大学附属北京胸科医院
　　　　 马　艳　中国中医科学院中医临床基础医学研究所
　　　　 王　倪　中国疾病预防控制中心结核病预防控制中心
　　　　 车南颖　首都医科大学附属北京胸科医院
　　　　 白丽琼　湖南省结核病防治所　湖南省胸科医院
　　　　 成　君　中国疾病预防控制中心结核病预防控制中心
　　　　 吕　岩　首都医科大学附属北京胸科医院
　　　　 吕平欣　北京老年医院
　　　　 吕圣秀　重庆市公共卫生医疗救治中心
　　　　 苏永斌　首都医科大学附属北京积水潭医院
　　　　 杨　青　首都医科大学附属北京胸科医院
　　　　 沙　巍　同济大学附属上海市肺科医院
　　　　 宋　彪　安徽省胸科医院
　　　　 初乃惠　首都医科大学附属北京胸科医院
　　　　 张　慧　中国疾病预防控制中心结核病预防控制中心
　　　　 张立群　首都医科大学附属北京胸科医院
　　　　 陆　伟　江苏省疾病预防控制中心
　　　　 陈　伟　中国疾病预防控制中心结核病预防控制中心
　　　　 林明贵　清华大学附属北京清华长庚医院
　　　　 周　林　中国疾病预防控制中心结核病预防控制中心
　　　　 周　震　首都医科大学附属北京地坛医院

周新华　首都医科大学附属北京胸科医院

赵雁林　中国疾病预防控制中心结核病预防控制中心

钟　球　中国防痨协会

侯代伦　首都医科大学附属北京胸科医院

贺　伟　首都医科大学附属北京胸科医院

秦世炳　首都医科大学附属北京胸科医院

聂文娟　首都医科大学附属北京胸科医院

高孟秋　首都医科大学附属北京胸科医院

高微微　首都医科大学附属北京胸科医院

陶晓娟　国家儿童医学中心　首都医科大学附属北京儿童医院

黄海荣　首都医科大学附属北京胸科医院

梁建琴　中国人民解放军总医院第八医学中心

梁博文　首都医科大学附属北京胸科医院

董宇杰　首都医科大学附属北京胸科医院

秘　书　石文卉　首都医科大学附属北京胸科医院

　　　　杜芳芳　中国防痨协会

序

　　结核病是严重危害人民群众健康的重大传染病，是全球单一传染病致死的重要原因，目前仍然是全球面临的公共卫生问题，是我国政府重点控制的重大传染病之一。近几十年来，我国积极推行结核病控制策略，贯彻预防为主、防治结合、依法防治的原则，积极落实结核病各项防治政策和措施，发现、治疗和管理肺结核患者，科研创新取得诸多突破，诊疗水平快速发展，结核病发病率显著下降，结核病死亡率也下降到较低水平。然而，想要如期实现 WHO 提出的终结结核病流行的目标，还面临着许多的问题和挑战，如结核潜伏感染人群基数大、结核潜伏感染筛查和预防性治疗进展缓慢，结核病发病后患者负担重，耐药结核病发现率低、治疗成功率低，部分地区结核病疫情仍相当严重，各地结核病控制工作发展不平衡，结核病防治能力和条件尚不能满足我国结核病防治工作的需求等。在实现我国终结结核病流行目标的关键时刻，需要将结核病防、诊、治的新技术和新方法运用到结核病临床诊疗中，为患者提供优质医疗服务，满足广大人民群众就医需求，亟须对从事结核病防治和诊疗等工作的人员进行规范化培训，提升结核病防、诊、治、管的能力和水平。

　　2020 年国家卫生健康委员会疾病预防控制局、医政医管局和基层卫生健康司联合印发了《中国结核病预防控制工作技术规范（2020 年版）》，中国疾病预防控制中心组织编写了《中国结核病防治工作技术指南》，中国防痨协会相继出版了《结核潜伏感染人群预防性治疗手册》《监管场所结核病防治技术指南》等著作，为我国结核病预防控制工作提供了重要的技术支撑。

　　为促进我国结核病防治策略的实施，加快结核病防、诊、治新技术的推广和应用，提高各级结核病防治人员的知识水平、业务技能和实践能力，建立全国结核病防治人才队伍，中国防痨协会启动了"中国防痨公益基金全国结核病防控促进计划-人才培训项目（星辰计划）"。该项目通过建立全国结核病防治师资队伍，组织全国结核病防治、临床诊疗、实验室检测等多领域的权威专家，围绕全国结核病防治规划目标、技术规范和指南，汇集了国家级和省级权威专家多年的研究和工作经验，针对不同的培训对象和培训需求，精心编写了《结核病防治培训教材——防控篇》《结核病防治培训教材——临床篇》和《结核病防治培训教材——学校篇》系列培训教材。

　　《结核病防治培训教材——临床篇》主要供从事结核病临床诊疗的医务人员培训使用。本教材由多年从事结核病临床和防治工作的资深专家编写，介绍了结核病预防和诊疗

序

新技术，详细介绍了肺结核、耐药结核病、常见肺外结核以及特殊情况下结核病的临床诊断、鉴别诊断和治疗，结核病急症和不良反应的处理等临床难点和重点。本教材知识全面、专业性强，能够满足广大结核病临床医务人员培训和日常学习的需求。我们坚信通过对全国结核病临床医务人员开展多层次的培训，能够显著提高医疗人员的知识水平和实践能力，以便更好地服务于结核病患者，实现结核病的早期发现、规范诊治和精准救治，助力终结结核病流行的目标如期实现。

中国防痨协会理事长　刘剑君

2023 年 8 月

前言

结核病是以呼吸道传播为主要传播途径的传染性疾病,其中肺结核是我国法定的乙类传染病。中国是全球 30 个结核病高负担国家之一,2021 年全球结核病报告估算我国新发结核病患者约 84.2 万人,其中耐多药肺结核患者 6.2 万人,新发结核病和耐利福平结核病患者数均位于全球第二位。早期发现、规范治疗并治愈结核病患者是防止结核病进一步传播和控制结核病流行最重要的措施。既往多项研究发现,导致患者诊断延误的原因,除患者未及时就诊外,还包括医务人员结核病诊断知识不足。诊断延误不仅延长了结核病的传播时间,同时也加重了结核病对患者身体造成的损害,增加了治疗难度。

为提高各级医疗机构医务人员,尤其是结核病定点医疗机构医务人员结核病预防、诊断、治疗及管理技能,中国防痨协会和中国疾病预防控制中心结核病预防控制中心组织专家编写了"中国结核病防治人才培训项目(星辰计划)"系列培训教材。《结核病防治培训教材——临床篇》重点介绍了结核病的病原学、结核病疫情与危害、我国结核病防治策略、结核潜伏感染检查、诊断与预防性治疗新技术,以及肺结核、耐药结核病及肺外结核的实验室诊断及病理学诊断、影像学检查、鉴别诊断与治疗,详细介绍了肺结核常见急症处理、抗结核药物不良反应及处理和特殊人群结核病治疗等内容,介绍了 4 个临床常用操作技术。各章节内容尽可能涵盖近年结核病研究和结核病诊断新技术、治疗新药及新方案等内容。为了突出学习重点,便于学习和理解,每章节均明确提出学习目的和知识要点,在文后设计练习题,并提供了参考答案。

本教材内容全面,指导性和操作性强,适用于从事结核病诊断和治疗的各级医疗机构医务人员学习,可做医务人员结核病诊断及治疗的规范化培训之用,也可做结核病临床诊疗工作人员工作时的工具书。

由于时间有限,编写过程中可能存在不足之处,有待在实践中进一步完善。

编者

2023 年 8 月

目录

第一章
概述

学习目的

1. 了解结核分枝杆菌的分类、形态与结构、生理特性和致病性。
2. 了解我国结核病疫情现状和危害。
3. 了解我国结核病防治策略的主要内容。
4. 掌握结核病预防、肺结核患者发现和治疗管理以及特殊人群结核病防治。

结核病是由结核分枝杆菌复合群引起的慢性感染性疾病，主要经呼吸道传播，是严重危害人类健康的主要传染病之一，1882 年德国细菌学家 Robert Koch 发现了结核杆菌，在 1896 年 Lehmann 与 Neumann 将结核杆菌正式命名为结核分枝杆菌。为此，掌握结核病的病原学特点，结核病的疫情特点与危害，对加速实施我国结核病防控策略具有十分重要的意义。

第一节 结核病病原学

分枝杆菌种类繁多，除结核分枝杆菌和麻风分枝杆菌外，其他分枝杆菌统称为非结核分枝杆菌。了解分枝杆菌生物学特性、致病性、免疫学和对药物的敏感性的特点，对于结核病预防、诊断和治疗具有十分重要的意义。

一、分枝杆菌的分类

分枝杆菌（mycobacteria）主要包括结核分枝杆菌复合群（mycobacterium tuberculosis complex，MTBC）、非结核分枝杆菌（nontuberculous mycobacteria，NTM）和麻风分枝杆菌（mycobacterium leprae）。结核病的致病菌为结核分枝杆菌，结核分枝杆菌属于分枝杆菌科分枝杆菌属，其特征是基因组中富含 G + C 序列（61% ~ 71%）、细胞壁富含类脂质

（可达 60%）。结核分枝杆菌高 GC 含量增加了其遗传稳定性，而富含脂质的细胞壁赋予了分枝杆菌属细菌典型的特征，如抗酸染色性、极端疏水性、对药物和机体抵抗力因素（如抗生素和机体免疫反应等）的抗性等。结核分枝杆菌缺乏外毒素、内毒素与侵袭性酶类，基因组中无毒力岛，也不携带质粒。结核病是一种慢性消耗性疾病，患者的临床症状与体征中除咳嗽是慢性肺部炎症的症状外，其他多为宿主的免疫反应所致，如发热、消瘦等。因此，结核分枝杆菌的致病性可能主要与其菌体成分、菌体构造、代谢物质的毒性、在宿主体内大量繁殖引起的炎症以及机体应答的免疫损伤等因素有关。

二、结核分枝杆菌的形态与结构

结核分枝杆菌为细长略带弯曲的杆菌，大小（1～4）μm×0.4μm，而牛分枝杆菌则比较粗短。结核分枝杆菌在陈旧的病灶中形态常不典型，可呈颗粒状、串珠状、短棒状、索状及长丝形等。

在电镜下观察具有微荚膜、细胞外壳三层结构，由胞浆膜、胞浆、间体、核糖体及中间核质构成，无鞭毛、无荚膜和芽孢。结核分枝杆菌典型的基本形态为细长、直或稍弯、两端钝圆、有微荚膜、无芽孢、无动力，常呈分枝状生长。菌体宽度在 0.2～0.6μm，菌体长 1～10μm（通常 3～5μm）。菌体的一端或两端有较深的异染颗粒，富含多磷酸盐，可能是能量储存和氧化还原反应的场所，有时可呈串珠状。在结核患者痰标本中结核分枝杆菌可单个散在或 2 个以上呈"人形""Y 形"等排列，缠绕呈索状或丛状时为有毒株的典型形态学特征。

除此之外，结核分枝杆菌亦可呈现出颗粒型、滤过型和球菌型等多种形态。在结核分枝杆菌发育的特定阶段，可表现为非抗酸性、非细菌细胞性、革兰氏染色阳性的颗粒型体。在电子显微镜下可观测到比典型结核分枝杆菌小的超小型滤过型菌体，这可能是结核分枝杆菌在宿主体内产生持留现象的原因之一。而细胞壁缺陷的结核分枝杆菌可表现为球形体，可能为其免疫逃逸和产生耐药性的部分原因。

结核分枝杆菌不产生内、外毒素，其致病性可能与细菌在组织细胞内大量繁殖引起的炎症，菌体成分和代谢物质的毒性以及机体对菌体成分产生的免疫损伤有关。致病物质与荚膜、脂质和蛋白质有关。

三、结核分枝杆菌的生理特性

结核分枝杆对菌营养要求较高，培养常用罗氏培养基（Lowenstein-Jensen medium, L-J medium），内含蛋黄、甘油、天门冬素、马铃薯、无机盐及抵制杂菌生长的孔雀绿等物质。

分枝杆菌为严格需氧菌，最适 pH 值为 6.5～6.8，最适生长温度为 37℃。受限于恒温动物宿主提供的生长条件，结核分枝杆菌为嗜温、嗜中性微生物，生长的最适 pH 值为 6.8～7.2，最适温度为 37℃，30℃以下停止生长。体外生长时需提供氮源、碳源、无机盐（磷、铁、镁、钾、硫等）和生长因子。结核分枝杆菌生长速度缓慢，12～24h 分裂 1 次，在固体培养基上呈现灰黄白色、干燥颗粒状，显著隆起，表面粗糙皱缩、菜花状的菌落；分离培养需经 2～4 周才可见米黄色菜花状菌落生长。在改良罗氏培养基上培养需 4～6 周。在液体培养基未加分散剂的情况下于液面形成粗纹皱膜，培养基自身保持透明，结核分枝杆菌的生长快于在固体培养基的生长，大约需要 12d。

结核分枝杆菌对外环境的适应性较强，黏附在尘埃上可保持传染性 8～10d，在干燥痰内可存活 6～8 个月，在患者衣物上可存活长达 2 年，对酸、碱和干燥均有一定抵抗力。但对湿热、紫外线和乙醇敏感，在阳光暴晒下仅能存活数小时，70%～75% 乙醇作用 5～30min 可将其杀灭。

四、结核分枝杆菌的致病性

结核分枝杆菌的宿主是人。吸入的细菌进入肺部，在巨噬细胞中繁殖。初次感染后细菌先在感染部位繁殖，在宿主抵抗力较好的情况下，细菌不易繁殖和扩散；反之，可通过血液和淋巴结扩散到身体其他部位。结核分枝杆菌在巨噬细胞内易维持潜伏状态，即无症状病原携带者，能够对结核分枝杆菌的抗原产生迟发超敏反应。

结核病是慢性、消耗性疾病，特征是发热、乏力、盗汗、消瘦，以及咳嗽、咳痰、咯血等症状。结核病的许多症状其实是宿主的免疫反应所导致，而非细菌的直接毒性作用。结核分枝杆菌感染需多个阶段：①在巨噬细胞中成功繁殖；②结核分枝杆菌能够诱发宿主的免疫反应，形成潜伏状态；③能够在宿主中持续存在而保留被激活的潜力。

第二节　结核病疫情与危害

WHO 各年度结核病报告主要集中在几个重要的疫情指标，包括全人群结核潜伏感染率（感染数）、结核病发病率（发病数）、耐多药和利福平耐药率（耐药数）以及结核病死亡率（死亡数）。结核病发病率和死亡率是全球终结结核病流行目标的重要指标。

一、结核潜伏感染

结核潜伏感染（latent tuberculosis infection，LTBI）是指机体内感染了结核分枝杆菌，但没有发生临床结核病，没有临床细菌学或者影像学方面活动结核的证据。已有研究结果显示，如果不经过预防性治疗，有 5%~10% 的 LTBI 者在其一生中可能会发展成为活动性肺结核，肺结核家庭密切接触者中的儿童、人类免疫缺陷病毒（HIV）感染者/艾滋病患者、免疫功能低下等高危人群，结核感染后发病风险明显增加。

根据模型研究的结果，估计全球的结核潜伏感染率约为 23%，目前全球结核潜伏感染人群达到 20 亿人。我国 2000 年全国结核病流行病学抽样调查结果显示，人群结核潜伏感染率为 28.3%，估算全国结核潜伏感染人数 3.5 亿人，近期一项结核潜伏感染率的研究结果估算：我国 5 岁及以上人群的结核潜伏感染率为 18.1%（95%*CI*：13.7%~22.4%），男性高于女性，随年龄增加而升高，估算潜伏感染人数约 2.5 亿人。据此计算，我国结核潜伏感染人数占全球结核潜伏感染人数的 12.5%~17.5%。

二、结核病发病

结核潜伏感染者发病的风险主要取决于其感染到发病的速率、感染后的预期寿命和再次感染的机会。不同国家，一个国家的不同地区、不同人群的结核病发病情况有所不同。有 5%~25% 的感染者在被感染后的前 5 年内发展为结核病患者。结核病以肺结核为主，在不同人群中肺外结核的比例不同，占结核病的 10%~30%。与成年男性相比，肺外结核在女性、儿童和免疫力低下的人群（如 HIV 感染者/艾滋病患者）中更为常见。

据 2021 年 WHO 报告估算，2020 年全球新发结核病患者 987 万（范围：888 万~1 090 万），结核病发病率为 127/10 万（范围：114/10 万~140/10 万）。全球 30 个结核病高负担国家发病人数占全球发病人数的 86%，多数结核病高负担国家发病率达到 150/10 万~400/10 万，少数几个国家结核病发病率高于 500/10 万。估算 2020 年我国结核病发病率为 59/10 万，发病患者数 84.2 万，在 30 个结核病高负担国家中结核病发病数位于第 2 位，仅次于印度。

三、利福平耐药结核病

2020 年 WHO 全球结核病报告显示，估算 2019 年全球利福平耐药结核病（rifampicin resistant tuberculosis，RR-TB）患者 46.5 万，其中耐多药结核病（multidrug resistant tuberculosis，MDR-TB）患者占利福平耐药患者的 78%。估算我国利福平耐药患者为 6.5 万，占全球的 14%，利福平耐药数位于全球的第 2 位。我国新患者利福平耐药比例为 7.1%，复治肺结核患者利福平耐药比例为 23%；30 个高负担国家新患者利福平耐药比例为 3.6%，复治肺结核患者利福平耐药比例为 18%；全球新患者利福平耐药比例为 3.3%，复治肺结核患者利福平耐药比例为 18%。我国新患者和复治患者利福平耐药比例均高于全球和高负担国家。

四、结核病死亡

结核病是单一传染源的头号死亡原因，也是全球第 13 大死因。据 2021 年 WHO 报告估算，全球 HIV 阴性人群结核病患者的死亡率约为 17.0/10 万人，约有 128 万（95%*CI*：121 万～136 万）患者死于结核病；HIV 阳性人群结核病死亡率为 2.7/10 万人，约有 21.4 万（95%*CI*：18.7 万～24.2 万）患者死于结核病。各国的死亡率差异很大，高收入国家死亡率多低于 1.0/10 万人；非洲区域和亚洲 2 个高负担国家（朝鲜和巴布亚新几内亚）死亡率高于 40.0/10 万人；2020 年我国的结核病死亡率为 2.1/10 万人，结核病死亡数约为 3 万人。

五、结核病的危害

结核病之所以被列为影响全球健康的主要疾病之一。据调查一个痰涂片阳性的肺结核患者，如果不进行治疗，50% 的患者将在 5 年内死亡，70% 的患者将在 10 年内死亡，耐药肺结核患者死亡率更高。在我国登记治疗的肺结核患者中，因诊断治疗延误、营养不良、出现合并症和并发症、不规律治疗或药物不良反应导致中断治疗等，结核病平均死亡率为 3%～5%，部分地区达到 5% 以上，耐药结核病患者的死亡率明显增高。

结核病不仅危害患者个体的健康，造成患者的精神心理痛苦、机体功能降低、劳动力降低甚至丧失劳动力，同时会造成个人和家庭经济负担加重。肺结核是经呼吸道传播的慢性传染病，据研究估算，一个传染性肺结核患者每年感染 10～15 人，在学校、工厂、社区等人群聚集的场所，短时间内感染人数多达数十人，甚至发生聚集性疫情，对人群危害更大。

第三节　我国结核病防治策略

自 1995 年 WHO 推荐全球实施 DOTS 策略（directly observed treatment of short course strategy），2006 年提出了遏制结核病策略（stop TB strategy），2014 年提出全球终结结核病流行策略（end TB strategy）。随着全球结核病防治策略的不断扩展，结核病防治措施不断加强，结核病疫情不断下降。根据我国的结核病疫情特点和防治工作经验，制订了符合我国结核病防治工作实际的结核病防治策略和措施。

一、加强政府领导与保障

1. **加强政府领导**　进一步加强各级政府的组织领导，将结核病防治工作作为重要民生建设内容，纳入当地经济社会发展规划和政府目标管理考核内容，结合工作实际制订本辖区结核病防治规划及实施方案，落实各项防治责任，完成规划任务。

2. 完善服务体系 完善各地区结核病分级诊疗和综合防治服务模式，建立健全疾病预防控制机构、结核病定点医疗机构、基层医疗卫生机构分工明确、协调配合的服务体系。疾病预防控制机构牵头负责管理辖区的结核病防治工作，对开展结核病防控工作的医院和基层医疗卫生机构进行指导、管理和考核，提高疾病预防控制机构、医院、基层医疗卫生机构"防、治、管"的综合服务能力。各级定点医疗机构结核病门诊和住院病房达到呼吸道传染病诊疗和感染控制条件，各级疾病预防控制机构设有结核病防治科，负责结核病防治工作，定点医疗机构和基层医疗卫生机构配备具有执业资质的临床医生和护士负责结核病诊疗工作。加强人员培训，提高服务能力，落实传染病防治人员卫生防疫津贴政策。

3. 强化保障政策 逐步将临床必需、安全有效、价格合理、使用方便的抗结核药品、实验室检测项目、筛查试剂和预防性治疗药品和生物试剂，纳入基本医保支付范围；逐步将肺结核（包括耐多药肺结核）纳入基本医疗保险门诊特殊病种支付范围；对符合条件的贫困结核病患者及时给予相应的治疗和救助；采取各种措施，切实提高报销额度，降低患者自付比例，避免患者家庭发生灾难性支出。

4. 促进部门合作 按照国家结核病防治规划的要求，明确部门职责。各级发展改革部门负责加强相关机构基础设施建设；教育部门负责加强学校结核病防控工作；科技部门负责加强结核病科研任务的统筹布局；民政部门负责指导地方落实社会救助政策；财政部门合理安排补助资金并加强资金监管；医保部门负责完善医保政策；公安 / 司法部门、农业农村部门等通过监管人群疾病防治、人畜禽共患病联防联控等参与结核病防控工作等。

二、结核病预防

1. 预防接种 按照国家免疫规划要求，为新生儿、婴幼儿接种卡介苗，确保接种质量和接种效果。

2. 预防性治疗 对 LTBI 者中的结核病发病高危人群和重点人群开展结核潜伏感染的筛查和预防性治疗。提高 HIV 感染者 / 艾滋病患者、与病原学阳性肺结核患者有密切接触的 5 岁以下儿童和与活动性肺结核患者密切接触的学生等新近潜伏感染者的结核潜伏感染筛查率和预防性治疗率，并做好登记管理。

3. 感染控制 医疗卫生机构等高风险区域要将肺结核可疑症状者和肺结核患者与其他人员进行分区管理，实行预检分诊；肺结核可疑症状者和患者外出需佩戴医用外科口罩，倡导咳嗽礼仪，医护人员佩戴医用防护口罩；诊室和病区保证良好通风和采取消毒、灭菌等措施进行感染控制。

三、患者发现和治疗管理

1. 早期发现 因症就诊、主动筛查和健康体检是早期发现患者的主要方式。各级各类医疗卫生机构应当在诊疗工作中落实首诊负责制，加强对有肺结核可疑症状者的排查，发现疑似患者及时报告、转诊到当地结核病定点医疗机构；对病原学检查阳性肺结核患者和耐多药肺结核高危人群进行耐药筛查；积极推广耐多药快速检测技术，尽早发现耐药患者。

疾病预防控制机构、定点医疗机构和基层医疗卫生机构要相互配合，做好对病原学阳性肺结核患者的密切接触者、HIV 感染者/艾滋病患者、65 岁及以上老年人、糖尿病患者等结核病重点人群的主动筛查工作，加强来自疫情高发地区的出入境人员结核病主动筛查工作。

将结核病筛查纳入学校入学、流动人口和监管场所等人群的健康体检中。筛查项目包括症状筛查、结核潜伏感染筛查、胸部影像学检查、病原学检查等，早期发现传染源。健康体检机构发现肺结核疑似患者应及时报告、转诊到当地结核病定点医疗机构。

2. 规范诊疗 各级定点医疗机构要根据肺结核门诊诊疗规范、临床路径和结核病防治工作规范等有关技术指南要求，对肺结核患者进行诊疗，确保患者全程规范治疗，减少耐药发生。对确诊的利福平耐药肺结核患者，应规范其住院治疗及出院后登记治疗管理。各地区要完善结核病医疗质量管理工作机制，制定结核病医疗质量管理相关制度、规范并制订实施方案，将结核病诊疗纳入医疗质量控制工作体系。各地应指定儿童结核病定点医疗机构，规范儿童结核病诊断和治疗服务。对传染性肺结核患者的儿童密切接触者中发现的结核潜伏感染者进行预防性治疗或医学观察。

3. 药品保障 规范抗结核药品临床使用，对新患者积极推荐使用固定剂量复合剂（fixed-dose combination，FDC）抗结核治疗。加强药品质量抽检，保证药品质量安全；完善一线、二线抗结核药品采购机制，确保抗结核病药品保障供应和连续不断的抗结核药品供应。

4. 健康管理 按照国家基本公共卫生服务项目要求落实肺结核患者健康管理服务，推进结核病患者家庭医生签约服务制度，开展全流程、全链条、全方位的患者关怀，利用数字健康新技术（包括电子药盒、手机 APP、微督导等）开展患者服药督导、随访服务，提高患者治疗依从性。

四、重点人群和重点场所结核病防控

1. 结核分枝杆菌/人类免疫缺陷病毒（TB/HIV）双重感染者 对 HIV 感染者和艾滋病患者进行结核病筛查，在艾滋病流行重点县（区）为结核病患者提供 HIV 检测服务。

负责结核病和艾滋病诊疗的定点医疗机构建立健全合作机制，共同做好双重感染者的筛查、诊治和管理。

2. **老年人和合并相关疾病的患者** 依托国家基本公共卫生服务项目，结合老年人健康体检和糖尿病患者季度随访，进行结核潜伏感染筛查，对结核病可疑症状者进行胸部 X 线检查或转诊至当地结核病定点医疗机构进一步诊断。

3. **病原学阳性患者的密切接触者** 对于病原学阳性患者的密切接触者进行主动筛查。对未发病或者结核感染筛查试验阴性的密切接触者，在半年后、一年后应再次进行症状筛查，发现有症状者立即转诊至定点医疗机构进一步检查。

4. **流动人口** 按照属地管理原则，做好患者的诊断、报告、转诊追踪、信息登记和治疗、随访服务、密切接触者筛查等工作，做好跨区域治疗患者的转出和接收，及时更新治疗随访信息，做好基本医保异地就医直接结算工作，对流动人口聚集场所开展宣传教育工作。

5. **各级、各类学校** 定期例会和信息通报制度。落实新生入学体检、健康教育、改善校园环境、晨检、因病缺勤病因追查和登记等综合防控措施；对在校期间新发现的肺结核患者，及时进行密切接触者筛查，及早发现感染者和肺结核患者；加强学校对结核潜伏感染预防性治疗和肺结核患者治疗管理，加强学校结核病疫情监测，及时处置学校散发疫情，防止突发公共卫生事件发生。

6. **监管场所** 加强新入监人员结核病检查、因症就诊、年度健康体检、结核病检查和活动性肺结核患者密切接触者检查。加强监管场所结核病日常监测，落实肺结核患者的治疗管理，对即将出监管场所但尚未完成治疗的肺结核患者，及时做好转介工作，由属地定点医疗机构继续完成治疗，并将患者信息上报属地疾病预防控制机构，由基层落实患者管理。

7. **其他场所** 养老院/敬老院、福利院、精神病院、有员工集体住宿的厂矿企业和部队等，做好入院和入职体检中结核病筛查；入院和入职集体生活和工作期间，出现结核病可疑症状应及时检查，对肺结核密切接触者进行结核潜伏感染筛查，做好结核潜伏感染者预防性治疗和肺结核患者治疗管理工作。

五、宣传教育

以政府倡导、社会动员和健康教育的策略为指引，利用各类社会资源组织开展结核病防治的领导开发和政策环境改善等健康促进活动；动员社会相关部门、企事业单位、社会团体、公众人物和志愿者等参与到结核病防治工作中，形成政府主导、多部门合作、全社会共同参与的良好氛围；同时采取多种途径和传播手段，对社会公众和重点目标人群、重点场所开展与时俱进、创新多样的结核病健康教育活动。

六、信息化管理

规范结核病信息报告，提高结核病管理信息的及时性、完整性和准确性，强化信息整合，实现各机构间的信息共享，逐步实现结核病患者全疗程信息化管理，充分利用远程医疗和远程教育网络，开展结核病诊疗、防治技术指导和培训。

七、科学研究与国际合作

开展多层次多形式的学术交流和医学教育，培养结核病防治人才，提升防治人员工作能力和研究水平。在结核病新型诊断试剂、疫苗和药物研发、中医药防治方案以及耐多药肺结核优化治疗方案等方面加强研究和新技术的推广应用。加强结核病防治工作国际交流与合作，及时总结推广科研成果和国际合作经验。

知识要点

1. 分枝杆菌主要包括结核分枝杆菌复合群、非结核分枝杆菌和麻风分枝杆菌。结核病的致病菌为结核分枝杆菌，结核分枝杆菌属于分枝杆菌科、分枝杆菌属。

2. 结核分枝杆菌潜伏感染指机体内感染了结核分枝杆菌，但没有发生临床结核病，没有临床细菌学或者影像学方面活动性结核病的证据。

3. 人体在感染结核分枝杆菌后，不经过预防性治疗，有 5%～10% 的结核潜伏感染者在其一生中可能会发展成为活动性肺结核。肺结核家庭密切接触者中的儿童、HIV 感染者 / 艾滋病患者、免疫功能低下等高危人群，结核感染后发病风险明显增加。

4. 估计全球的结核潜伏感染率约为 23%，目前全球结核潜伏感染人群达到 20 亿人，我国结核潜伏感染人数达到 2.5 亿到 3.5 亿人。

5. 我国结核病防治策略的主要内容包括加强政府领导与保障、结核病预防、患者发现和治疗管理、重点人群和重点场所结核病防控、宣传教育等内容。

练习题

一、单选题

1. 分枝杆菌主要包括（　　　）
   A. 结核分枝杆菌复合群
   B. 麻风分枝杆菌
   C. 非结核分枝杆菌
   D. 以上都是
   E. 以上都不是

2. 结核分枝杆菌的致病性可能与下列哪些因素有关（　　　）
   A. 菌体成分
   B. 代谢物质的毒性
   C. 宿主体内大量繁殖引起炎症
   D. 机体应答的免疫损伤
   E. 以上都是

3. 分枝杆菌为严格需氧菌，最适宜的 pH 是（　　　）
   A. 5.0～5.5
   B. 6.0～6.4
   C. 6.5～6.8
   D. 7.0～7.4
   E. 以上都是

4. 结核分枝杆菌对外环境的适应性较强，可在干燥痰内存活多久（　　　）
   A. 1～2 个月
   B. 3～4 个月
   C. 6～8 个月
   D. 9～10 个月
   E. 10～12 个月

5. 中国是全球 30 个结核病高负担国家之一，2021 年 WHO 结核病控制工作年报估算中国结核病发病率为（　　　）
   A. 50/10 万
   B. 55/10 万
   C. 59/10 万
   D. 60/10 万
   E. 65/10 万

6. 根据 WHO 2020 年全球结核病控制工作报告，估算中国的耐多药患者为（　　）

 A. 1.2 万 　　　　　　　　　　B. 2.4 万

 C. 3.6 万 　　　　　　　　　　D. 6.5 万

 E. 以上都不对

7. 根据 WHO 2020 年全球结核病控制工作报告，估算中国的 TB/HIV 感染者为（　　）

 A. 0.5 万 　　　　　　　　　　B. 1.1 万

 C. 1.4 万 　　　　　　　　　　D. 2.0 万

 E. 以上都不对

8. 我国结核病防治体系包括以下哪项（　　）

 A. 疾病预防控制机构 　　　　　B. 结核病定点医疗机构

 C. 基层医疗卫生机构 　　　　　D. 以上都是

9. 应对以下哪些重点人群开展主动筛查工作（　　）

 A. 病原学阳性肺结核患者的密切接触者

 B. HIV 感染者和艾滋病患者

 C. 65 岁及以上老年人

 D. 糖尿病患者

 E. 以上都是

10. 我国发现肺结核患者的主要方式包括哪些（　　）

 A. 因症就诊

 B. 主动筛查

 C. 健康体检

 D. 以上都是

二、名词解释

1. 分枝杆菌
2. 结核分枝杆菌形态特征

三、简答题

1. 简述结核分枝杆菌的致病性。
2. 简述结核分枝杆菌的生理特性。
3. 简述我国肺结核患者发现和治疗管理策略。

第二章
结核潜伏感染

学习目的

1. 了解结核潜伏感染检查和预防性治疗的意义。
2. 掌握结核潜伏感染的检查方法。
3. 掌握结核潜伏感染的诊断。
4. 掌握结核潜伏感染化学预防和免疫预防性治疗的方法。

结核潜伏感染（latent tuberculosis infection，LTBI）是结核病发病的来源。研究证明，对 LTBI 高危人群进行预防性治疗能有效地降低结核病发病的风险。WHO 在终结结核病流行目标的三大支柱中提出，要系统开展 LTBI 的筛查，并进行预防性治疗，如果结核潜伏感染的问题不解决，终结结核病目标不可能实现。2018 年，在联合国结核病问题高级别会议提出了全球结核潜伏感染预防性治疗目标，即在 2018—2022 年全球结核潜伏感染预防性治疗人数达到 3 000 万。许多中、高收入国家已将结核潜伏感染筛查和预防性治疗作为控制结核病的一项重要措施。

第一节　结核潜伏感染检查方法

由于结核潜伏感染的诊断没有病原学、影像学等检查结果的依据，需要通过检测机体的结核病特异性免疫反应判断是否为结核潜伏感染。目前，LTBI 的检查方法主要为结核菌素皮肤试验、重组结核杆菌融合蛋白（EC）皮肤试验和 γ 干扰素释放试验。

一、结核菌素皮肤试验

目前，全球仍有 100 多个国家使用结核菌素皮肤试验（tuberculin skin test，TST）作为 LTBI 的检测技术。我国 TST 均使用结核纯蛋白衍生物（purified protein derivative，PPD）进行，PPD 制剂有 20IU/mL 和 50IU/mL 两种规格。

1. **适用对象与用途** 适用于婴儿、儿童及成人，适用于结核分枝杆菌感染的诊断及病原性阴性肺结核的临床辅助诊断。

2. **试验方法** 在左前臂掌侧前 1/3 中央皮内注射 0.1mL PPD，以局部出现直径为 7～9mm 大小的圆形橘皮样皮丘为宜。

3. **结果测量** 72h（48～96h）检查反应。以皮肤硬结为准。试验结果判断标准和意义：阴性（－）：硬结平均直径＜5mm 或无反应者为阴性。阳性（＋）：硬结平均直径 ≥ 5mm 为阳性；硬结平均直径 ≥ 5mm，＜ 10mm 为一般阳性；硬结平均直径为 ≥ 10mm，＜ 15mm 为中度阳性；硬结平均直径 ≥ 15mm 或局部出现双圈、水疱、坏死及淋巴管炎者为强阳性。

4. **结果判断** 在开展结核潜伏感染者预防性治疗和肺结核辅助诊断中，根据不同情况选择 TST 反应的大小。①在没有 BCG 接种或 NTM 干扰时，以 PPD 反应硬结平均直径 ≥ 5mm 视为已受 MTB 感染；②在 BCG 接种地区或 NTM 感染地区，以 PPD 反应硬结平均直径 ≥ 10mm 视为 MTB 感染；③对 HIV 阳性或接受免疫抑制剂治疗大于 1 个月以及与活动性肺结核患者有密切接触的未接种 BCG 的 5 岁以下儿童 PPD 反应硬结平均直径 ≥ 5mm 视为 MTB 感染。

二、重组结核杆菌融合蛋白（EC）皮肤试验

目前全球已研制成功的结核融合蛋白皮肤试验试剂包括丹麦研制的 C-Tb、俄罗斯研制的 Diaskintest 和我国自主研发的重组结核杆菌融合蛋白（EC）[recombinant mycobacterium tuberculosis fusion protein（EC）]。重组结核杆菌融合蛋白（EC）皮肤试验又称新型结核菌素皮肤试验（creation tuberculin skin test，C-TST）。重组结核杆菌融合蛋白（EC）系由高效表达结核分枝杆菌 *ESAT6-CFP10* 基因的大肠杆菌，经发酵、分离和纯化后获得的重组结核杆菌融合蛋白制成。该类试剂包含的结核分枝杆菌特异性抗原 ESAT-6 和 CFP-10，在卡介菌和其他大多数 NTM 中不含这些抗原。因此，该试验可以有效鉴别卡介苗（BCG）接种与 NTM 感染。

1. **适用对象** 用于 6 月龄及以上婴儿、儿童及 65 周岁以下成人，结核潜伏感染的诊断和病原性阴性肺结核的临床辅助诊断。因试验结果不受卡介苗（BCG）接种和非结核分枝杆菌感染的影响，对儿童结核病诊断和 NTM 高流行区人群检查具有更好的诊断价值。

2. **产品规格** 在我国上市使用的重组结核杆菌融合蛋白（EC）制剂产品规格有 4 种：每瓶 0.1mL、0.3mL、0.5mL 和 1.0mL。

3. **试验方法** 在左前臂掌侧前 1/3 中央皮内注射，注射剂量为每人皮内注射 0.1mL（5IU）。

4. **结果测量** 注射后 48 ~ 72h 检查注射部位反应，测量记录红晕和硬结的横径及纵径的毫米数，以红晕或硬结平均直径大者为判断标准。即如果红晕平均直径大于硬结平均直径，则以红晕平均直径作为判断标准，反之，如果硬结平均直径大于红晕平均直径，则以硬结平均直径作为判断标准。

5. **阳性结果** 判断反应平均直径（横径与纵径之和除以 2）不低于 5mm 为阳性反应。即在实际应用判断中，重组结核杆菌融合蛋白（EC）皮肤试验反应平均直径（横径与纵径之和除以 2）≥ 5mm 为阳性反应，不论重组结核杆菌融合蛋白（EC）皮肤试验反应平均直径大小，凡有水疱、坏死、淋巴管炎者均属强阳性反应。

三、γ 干扰素释放试验

γ 干扰素释放试验（interferon-γ release assay，IGRA）是检测 MTB 特异性抗原刺激 T 细胞产生的 γ 干扰素（IFN-γ）以判断是否存在 MTB 感染。IGRA 有两种方法。

1. 采用酶联免疫吸附试验（ELISA）测全血中致敏 T 淋巴细胞再次受到 MTB 特异性抗原刺激后释放 IFN-γ 水平，称之为全血检测或结核感染 T 细胞免疫检测。

2. 采用酶联免疫斑点试验（enzyme-linked immunospot assay，ELISPOT assay）测定在 MTB 特异性抗原刺激下，外周血单个核细胞中能够释放 IFN-γ 的效应 T 细胞数量，称之为细胞检测或结核感染 T 细胞检测。

三种 LTBI 的检查方法，见表 2-1。

表 2-1　三种 LTBI 试验方法比较

方法	刺激原	检测样本或部位	结果判断	操作是否简便	仪器设备	是否受卡介苗接种影响	是否受NTM 影响
结核菌素皮肤试验（TST）	结核菌素纯蛋白衍生物（PPD）	前臂掌侧皮内注射	硬结大小水疱、淋巴管炎等	是	否	是	是
重组结核杆菌融合蛋白（EC）皮肤试验	ESAT-6 和CFP-10 融合蛋白	前臂掌侧皮内注射	硬结或红晕大小水疱、坏死、淋巴管炎	是	否	否	绝大部分不受
γ 干扰素释放试验（IGRA）	ESAT-6、CFP-10（和TB7.7）	外周血检测	INF-γ 浓度或产生 IFN-γ 的细胞数	否	是	否	绝大部分不受

第二节　结核潜伏感染筛查和预防性治疗对象

由于结核潜伏感染人数众多，根据我国结核病流行现状和发病特点，将我国结核潜伏感染筛查和预防性治疗对象分为高危人群、重点人群和一般人群。

一、高危人群

1. **HIV 感染者**　HIV 感染者由于机体免疫功能低下，容易受到结核分枝杆菌感染而发病，但是，也因为免疫功能低下，在进行结核潜伏感染免疫试验容易出现假阴性。HIV 感染者筛查和预防性治疗对象如下。

（1）不管 HIV 感染者进行 LTBI 筛查结果是否阳性，排除活动性结核病，应接受结核病预防治疗。

（2）正在接受抗逆转录病毒治疗（ART）的患者、3 年前接受过结核病治疗的患者和孕妇，除外活动性结核病。

（3）年龄 > 12 月的 HIV 感染儿童无论是否有结核病接触史且无活动性结核病依据均应给予 6 个月异烟肼预防性抗结核治疗。

2. **肺结核家庭密切接触者**

（1）经细菌学确诊的肺结核患者的家庭 5 岁以下儿童密切接触者，应进行潜伏感染筛查，筛查结果阳性者或即使试验结果阴性者，在排除活动性肺结核后，应给予结核病预防性治疗。

（2）年龄 ≥ 5 岁的儿童、青少年和成年人，在与家庭中细菌学确诊肺结核患者有密切接触史的人员，进行结核潜伏感染筛查，筛查结果阳性，排除活动性结核病的后给予预防性治疗。

3. **学生结核潜伏感染者**　近年来，学校结核病聚集疫情时有发生，及时开展密切接触者筛查和预防性治疗十分重要。学生结核潜伏感染者主要包括：①新生入学体检进行结核潜伏感染筛查发现的结核潜伏感染者；②在校期间活动性肺结核患者的密切接触者，进行结核潜伏感染筛查阳性。

结核病聚集性疫情发生时被感染的密切接触者往往是新近感染，近期发生活动性结核病的风险高，是接受预防性治疗的重点对象。

4. **其他潜伏感染高危人群**　长期使用免疫制剂、抗肿瘤坏死因子治疗的患者、接受透析的患者、准备接受器官或血液移植的患者以及硅肺患者应进行系统的 LTBI 检测。如筛查结果为阳性，除活动性结核病外，还应进行预防性治疗。

二、重点人群

1. **监管场所被监管人员**　在入监体检时进行 LTBI 筛查，监管场所发现的肺结核患者的密切接触者应及时进行 LTBI 筛查，对检查阳性者，除外活动性结核病应进行预防性治疗。

2. **医务工作者**　特别是结核病防治机构医疗卫生人员，接触肺结核患者的机会多、时间长，容易受到 MTB 感染，在健康体检中应开展 LTBI 筛查，对检查阳性者，除外活动性结核病应进行预防性治疗。

3. **吸毒人员**　应结合当地结核病流行病学特点和结核潜伏感染防控策略和计划，进行 LTBI 的系统检测和预防性治疗。

三、一般人群

包括糖尿病患者、酗酒者、吸烟者、营养不良者等，需要结合患者临床情况和个体免疫状况等实际情况，进行 LTBI 筛查和预防性治疗。如果糖尿病患者血糖控制不佳、机体营养状况极差需要作为高危人群进行结核潜伏感染筛查。

第三节　结核潜伏感染的化学预防

对结核潜伏感染者进行预防性治疗，除了结核潜伏感染检查结果阳性外，需要排除活动性结核病。

一、排除活动性结核病

1. **对于年龄大于 5 岁的家庭密切接触者**　若没有 MTB 感染的临床症状，胸部影像学检查未发现异常，则可排除活动性结核病。

2. **对于 HIV 感染的成年人和青少年**　若没有咳嗽、发热、体重下降和夜间盗汗表现，则很大可能没有活动性结核病。

二、预防性治疗对象

《中国结核病预防控制工作技术规范（2020 年版）》要求，结合我国结核潜伏感染防治策略，预防性治疗对象主要包括以下几类人群。

（1）与病原学阳性肺结核患者密切接触的 5 岁以下儿童 LTBI 者。

（2）HIV 感染者及艾滋病患者中的 LTBI 者，或感染检测未检出阳性而临床医生认为确有必要进行治疗的个体。

（3）与活动性肺结核患者密切接触的学生等新近 LTBI 者。

（4）其他人群，包括需使用肿瘤坏死因子治疗者、长期应用透析治疗者、准备做器官移植或骨髓移植者、硅肺病患者以及长期应用糖皮质激素或其他免疫抑制剂的 LTBI 者等。

三、预防性治疗方案

《中国结核病预防控制工作技术规范（2020 年版）》推荐 LTBI 预防性治疗方案包括：单用异烟肼、异烟肼联合利福平、异烟肼联合利福喷丁、单用利福平等方案，见表 2-2。

表 2-2　结核分枝杆菌潜伏感染者化学预防性治疗方案和药物剂量

单位:mg/ 次

预防性治疗方案	成人剂量		儿童剂量		用法	疗程
	体质量 < 50kg 者	体质量 ≥ 50kg 者	体质量 /kg	最大剂量		
单用异烟肼方案						
异烟肼	300	300	10	300	每日 1 次	6 ～ 9 个月
异烟肼联合利福喷丁方案						
异烟肼	500	600	10 ～ 15	300	每周 2 次	3 个月
利福喷丁	450	600	10（> 5 岁）	450（> 5 岁）	每周 2 次	3 个月
异烟肼联合利福平方案						
异烟肼	300	300	10	300	每日 1 次	3 个月
利福平	450	600	10	450	每日 1 次	3 个月
单用利福平方案						
利福平	450	600	10	450	每日 1 次	4 个月

注：如果有明确传染源且传染源确诊为耐利福平或异烟肼患者，则治疗方案应由临床专家组根据传染源的耐药谱制订，并需做详细的风险评估和治疗方案论证。

四、耐多药结核病患者的接触者预防性治疗原则

1. 在开始个体化治疗之前，需要通过 LTBI 检测确认感染。

2. 在选定的耐多药结核病患者的家庭高危接触者中，可根据个体化风险评估和合理的临床理由考虑预防性治疗。

3. 预防治疗应在仔细评估暴露强度、指示病例确定性、指示病例耐药模式的可靠信息和潜在不良事件后进行个体化。

4. 预防治疗只应提供给家庭中高危接触者（如儿童、接受免疫抑制治疗者和艾滋病毒感染者）。

5. 应根据源病例的药敏情况选择药物。需要进行 LTBI 检测确认感染。

6. 无论是否提供预防性治疗，都需要至少 2 年的严格临床观察和密切监测活动性结核病发展。

7. 建议治疗药物是氟喹诺酮类药物（如莫西沙星、左氧氟沙星），同时使用或不使用其他药物（如乙胺丁醇、丙硫异烟胺）。

五、预防性治疗前检查和评估

预防性治疗前，排除活动性结核病，常规排除程序如下。

1. **症状筛查**　所有需要接受抗结核预防治疗人群，在服药前都须进行结核病相关症状筛查。如果没有发现咳嗽、发热、体重下降或夜间盗汗等结核病疑似症状，则患活动性结核病概率较小；如果发现有咳嗽、发热、体重下降或夜间盗汗等结核病疑似症状之一，就应考虑可能有活动性结核，应进行结核病和其他疾病的进一步评估。

2. **体格检查**　肺结核早期或病灶较轻，体征常不明显。体格检查是肺外结核筛查重要手段，尤其是对症状不典型或症状较轻的肺外结核患者。结合肺外结核的常见部位，体检应有重点，浅表淋巴结、胸部及腹部、四肢关节、脊柱是重点部位。

3. **胸部影像学检查**　对有肺结核可疑症状者，接受抗结核预防性治疗的人群，服药前均应接受胸部 X 线检查，除外结核疑似病变。

4. **禁忌证**　选择适宜方案接受抗结核预防治疗人群，医务人员应仔细询问患者既往疾病史、用药史、药物过敏史，结核病接触史（是否有耐多药结核接触史）。进行血常规、肝功能、肾功能检查，除外用药禁忌，依据评估结果选择适宜抗结核预防治疗方案。

有下列情况之一不适宜接受抗结核化学预防性治疗。

（1）正在接受治疗活动性病毒性肝炎或伴血丙氨酸转氨酶（alanine aminotransferase，ALT）升高者。

（2）过敏体质患者，或身体正处于变态反应期患者。

（3）癫痫患者、精神病患者，或正在接受抗精神病药物治疗者。

（4）血液系统疾病，血小板降低 < 50×10^9/L 者，白细胞减少 < 3.0×10^9/L 者。

（5）服药前已知依从性差，不能坚持规定疗程者。

（6）既往患过结核病，完成规范抗结核病治疗 5 年内，不需要接受抗结核预防治疗者。

六、预防性治疗管理

为防止不规律用药产生耐药性并减少抗结核药品不良反应发生，应进行监督管理措施，以保证服药者的依从性并能顺利完成疗程。如由家人、学校或社区人员进行服药督导；每月取药时，对患者进行结核病健康知识的宣教；对所有接受抗结核预防治疗者进行登记管理。

七、不良反应观察与处理

抗结核预防治疗方案简单，联合用药品种少，且疗程短。因此，药品不良反应发生率较低，安全性较高。在患者出现不良反应时，应详细追问病史，确定不良反应的原因。

接受预防干预治疗者治疗前，需检查肝、肾功能和血常规，3 项化验指标正常，方可治疗。有条件时，最好包括乙肝 5 项和丙肝抗体以便决定化学预防方案的选择，是否需增加监测频率，或加强保肝治疗等。以后每两个月常规查肝功能和血常规，如患者有近期出现的恶心，乏力和皮疹等不适症状，应立即就诊检查，注意区分药品所致的毒副作用或变态反应等。

（一）不同方案的不良反应观察与处理

在预防干预治疗对象出现不良反应时需注意排除预防治疗药品以外的其他因素如：染发剂、环境因素等，以及一些非抗结核药品导致的肝损害，如卡马西平、胺碘酮、阿莫西林和雌激素等，应详细追问病史，确定肝损害的原因。因为解除诱因是解除不良反应最主要的有效措施，根据不同预防性治疗方案不良反应发生情况，进行处理。

1. **单用异烟肼（H）方案预防**　绝大多数患者可接受，可无不良反应表现。仅极少数患者有恶心或失眠。个别有肝脏基础疾病及老年患者，可发生肝损害。极少数患者可有过敏反应。

2. **单用利福平（R）方案预防**　主要不良反应表现为恶心、呕吐或腹泻，白细胞和血小板减低，严重者可发生 R 所致的急性溶血（Ⅱ型变态反应），但发生率极低。极少数患者出现肝、肾和血液系统损害。绝大多数患者可接受。

3. **联用 H ＋ R 或 H ＋利福喷丁（L）方案预防** 除 H 的不良反应外，应注意 R 或 L 的不良反应。一般认为 L 的不良反应低于 R。

（1）如单项 ALT ＜ 80U/L，可暂不停用预防性治疗药物，加强保肝治疗的同时，排除肝脏基础疾病、感冒或服用其他致肝损害的药品（如红霉素、乙酰氨基酚等），密切监测肝功能。

（2）如 ALT 继续升高 ≥ 80U/L，胆红素（bilirubin）也同时升高大于正常值上限 2 倍，则停用引起肝损害的抗结核药品，给予口服降酶药和祛黄药（茵栀黄口服液）等，休息、避免进食油腻食物，短期（5 ~ 7d）复查肝功能。

（3）如仍无改善或好转不明显，继续保肝治疗；必要时增加静脉保肝药如：还原型谷胱甘肽等。

（4）由抗结核药品过敏所致的全身变态反应，出现皮疹，可同时伴随肝损害。此时应停所有抗结核药品，给予短期适量激素加静脉保肝药治疗，保肝药可选择：还原型谷胱甘肽、强力宁或同时口服降酶药，皮疹可选抗过敏药：马来酸氯苯那敏口服、苯海拉明肌注等治疗。

（5）白细胞大于 3.0×10^9/L、血小板正常，可在应用口服升白细胞药物（利血生、沙酐醇等）的同时，继续原方案治疗，但要密切观察血常规的变化。白细胞在 2.0×10^9/L ~ 3.0×10^9/L、血小板较前明显降低（如从正常降至 50×10^9/L ~ 70×10^9/L），应谨慎小心，立即停用利福类药物，给予升白细胞药物、维生素等辅助治疗。动态观察血常规，必要时调整治疗方案。白细胞小于 2.0×10^9/L、或血小板较前继续降低至小于 30×10^9/L，则病情严重，暂停所有抗结核药物，卧床休息、防止内脏出血，给予静脉升白细胞药物，重组人粒细胞集落刺激因子治疗，必要时建议患者到血液科作骨髓穿刺检查等，排除有无合并血液系统疾病。

（6）出现癫痫发作时，立即停用异烟肼，注意保护患者头部免受意外伤害、需要移开患者附近可能会导致伤害的物品，如暖壶。在口腔内放置一个不会吞下的软物，以防患者舌头被自己无意咬伤，观察直至患者癫痫发作停止。待癫痫症状缓解检查颅内有无病变。并给予抗癫痫治疗，药物可选卡马西平和丙戊酸钠等。

（7）患者化学预防期间出现不良反应导致停药者，不建议再重复用药。

（二）停药指征

1. 任何方案出现药品毒性反应，变态反应等原则上应停止抗结核预防治疗者。

2. 患者因各种原因不规律服药或不能完成整个疗程的预防治疗者。

3. 预防治疗期间发现身体任何部位的活动性结核病灶者（需根据患者发病部位选择标准抗结核化疗方案）。

4. 已完成规定的抗结核预防治疗疗程者。

第四节　结核潜伏感染的免疫预防

WHO 于近年陆续公布了全球十余项在进行的结核病疫苗研究，包括用于 LTBI 人群的免疫预防性疫苗研究。我国研发上市了"注射用母牛分枝杆菌"，该制剂用母牛分枝杆菌培养后收集的菌体，经高压均质、灭活后加入稳定剂冻干制成，主要有效成分为母牛分枝杆菌菌体蛋白，用于预防 LTBI 人群发生肺结核。注射用母牛分枝杆菌与抗结核药物联合治疗肺结核能提高患者临床治疗效果。

一、结核潜伏感染免疫预防有效性

注射用母牛分枝杆菌对结核潜伏感染人群预防性治疗大规模Ⅲ临床试验研究中，对结核潜伏感染人群每间隔两周给药 1 次，全程给药 6 次后，对照组肺结核发病率显著低于安慰剂组，保护效力达 54.7%（95%*CI*: 29.8%～70.8%）。显示了注射用母牛分枝杆菌预防结核潜伏感染者发生结核病，有较高的保护效力，见表 2-3。

表 2-3　新发病例的发病密度和保护率

分类	试验组			对照组			保护率(95%CI)/%
	发病数/例	人年数/人年	发病密度(95%CI)/人年	发病数/例	人年数/人年	发病密度(95%CI)/人年	
新发结核病例	29	8 846.3	0.328 (0.228,0.472)	64	8 838.2	0.724 (0.567,0.925)	54.7 (29.8,70.8)
病原学确诊病例	8	8 858.3	0.090 (0.045,0.181)	16	8 872.2	0.180 (0.110,0.294)	49.9 (－17.0,78.6)
临床诊断病例	21	8 851.7	0.237 (0.155,0.364)	48	8 852.1	0.542 (0.409,0.720)	56.2 (26.9,73.8)

注射用母牛分枝杆菌除对结核潜伏感染人群预防发病的作用外，经多项肺结核治疗方案和效果评价的研究，对肺结核治疗有效，可作为肺结核联合治疗方案使用。在"十二五"和"十三五"国家艾滋病和病毒性肝炎等重大传染病防治科技重大专项的支持下，采用多中心随机对照研究，对纳入的 1 659 例初治涂阴肺结核患者，采用 6 个月的标准化疗方案（2HRZ/4HR）与 4 个月的短程化疗方案（2HRZ/2HR）加 6 针注射用母牛分枝杆菌联合治疗方案进行研究，结果显示两组的治疗成功率分别是 91.36% 和 94.29%，65 岁以下年龄组胸部影像学病变吸收率后者高于前者。采用短程化疗加免疫治疗联合治疗方案，提

高了治疗疗效。同时，可减少两个月使用利福平和异烟肼的治疗方式，对减少化学药物所致的肝毒性、减少耐药结核病的发生具有十分重要的作用。在另一项随机对照的 II 期临床试验中，共入组 568 例 18 ～ 65 岁经痰结核分枝杆菌检查阳性（直接涂片、集菌法或培养法，连续 3 次至少 1 次阳性）确诊的初治、复治或难治活动性肺结核患者，结果显示注射用母牛分枝杆菌能提高机体的细胞免疫功能，加快痰菌阴转、病灶吸收及空洞缩小闭合的速度，缩短化疗疗程，不良反应少且较轻微，提高治疗效果。

临床研究表明注射用母牛分枝杆菌的不良反应发生率为 0.6%（按针次计算），不良反应主要表现为轻度皮疹、低热、局部红肿硬结，均为一过性反应，可自行恢复。至今尚未发生过严重不良反应。

二、免疫预防对象

注射用母牛分枝杆菌适用于 15 ～ 65 岁结核潜伏感染人群预防结核病的发生。对于结核潜伏感染高危人群如：HIV 感染者、新发肺结核家庭密切接触者、既往肺结核患者及家庭密切接触者、学生结核潜伏感染者、糖尿病患者及其他慢性疾病、长期使用免疫制剂等免疫系统降低者；重点人群包括监管场所肺结核密切接触者、医疗卫生工作者、服务行业从业人员、人群聚集场所人员、流动人口等适合潜伏感染的预防性治疗者均可作为免疫预防的对象。同时，随着扩大临床应用研究，使用人群范围将进一步增大。

三、禁忌证

1. 对本品任何成分过敏者或过敏体质者。
2. 患急性发热性疾病、急性或渐进性肝病或肾病、严重心脏病、严重高血压、心肌损害、显著血管硬化、心内膜炎者。
3. 妊娠期妇女。
4. 极度衰弱及重症贫血者。

四、使用方法

1. **规格与剂量**　注射用母牛分枝杆菌的规格：复溶后 1.0mL/ 瓶。剂量为每 1 次人用剂量 1.0mL，含母牛分枝杆菌菌体蛋白 22.5μg。
2. **用法**　启开本品西林瓶的铝塑组合盖，用 1.0mL 灭菌注射用水稀释，摇匀后，臀部肌肉深部注射。
3. **用量**　用于预防结核潜伏感染人群发病和肺结核患者联合治疗，疗程均为 6 次，每次给药 1 瓶。

（1）预防结核潜伏感染人群发生肺结核疾病，推荐每次给药 1 瓶，间隔 2 周给药 1
次，共给药 6 次。

（2）结核病化疗的联合治疗，肺结核患者抗结核化疗一周后，可联合使用本品，每隔
2～3 周给药 1 次，每次 1 瓶。

五、注意事项

1. 家族或个人有惊厥、癫痫、脑病和神经系统症状或体征病史者；有严重药物过敏
史者、过敏体质者；有并发症的糖尿病、有症状的艾滋病、恶性肿瘤患者慎用。

2. 处于发热、急性病、慢性病急性发作期者应暂缓给药。

3. 谨慎用于患有血小板减少症或凝血障碍者，因为肌内注射后可能存在出血风险。

4. 在溶解摇匀后使用。如有凝块、异物、药瓶有裂纹及超过有效期均不得使用。

5. 注意肌内注射的深度，注射过浅可能导致局部红肿、硬结。不得作皮内注射、皮
下注射或静脉注射。

6. 如果发生过敏反应或类过敏反应，应及时采取适当的治疗措施，包括使用肾上腺
素等药物。

7. 与具有免疫抑制作用的药物伴随使用，包括免疫抑制剂、化疗药物、抗代谢药
物、烷化剂、细胞毒素类药物、皮质类固醇类药物等，可能会降低机体对本品的免疫
应答。

8. 如正在或近期曾使用过任何疫苗或药物，为避免可能的药物间相互作用，使用本
品前建议咨询专业医师。

知识要点

1. 结核潜伏感染检查的目的是通过检测机体的结核病特异性免疫反应判断是否为结
核潜伏感染。

2. 目前，LTBI 的检查方法主要为结核菌素皮肤试验、重组结核杆菌融合蛋白（EC）
皮肤试验和 γ 干扰素释放试验。

3. 重组结核杆菌融合蛋白（EC）包含结核分枝杆菌特异性抗原 ESAT-6 和 CFP-10，
在卡介菌和其他大多数非结核分枝杆菌（NTM）中不含这些抗原。用该试剂进行皮肤试
验可以有效鉴别卡介苗（BCG）接种与 NTM 感染。

4. 肺结核家庭密切接触者、新生入学体检和在校期间肺结核密切接触者筛查发现的

结核潜伏感染者、HIV 感染者和长期使用免疫制剂、抗肿瘤坏死因子治疗的患者、接受透析的患者、准备接受器官移植或血液移植的患者以及硅肺患者应进行系统的 LTBI 检测,除外活动性结核病应进行预防性治疗。

5. 结核潜伏感染的预防性治疗包括化学药物预防性治疗和生物制剂的免疫预防性治疗。

练习题

一、单选题

1. 结核潜伏感染是指人体经结核分枝杆菌(MTB)抗原刺激后,处于以下哪种状态(　　)

    A. MTB 被清除

    B. MTB 无复制的带菌状态

    C. MTB 复制但无临床表现的亚临床状态

    D. 以上均是

2. 我国上市使用的重组结核杆菌融合蛋白(EC)皮肤试验制剂产品规格包括以下哪种(　　)

    A. 每瓶 0.3mL

    B. 每瓶 0.5mL

    C. 每瓶 1.0mL

    D. 以上都是

3. 一个传染性肺结核患者一年可感染多少人(　　)

    A. 5 ~ 10 人

    B. 10 ~ 15 人

    C. 15 ~ 20 人

    D. 20 ~ 30 人

4. 从 LTBI 进展到活动性结核病的风险约为 5% ~ 10%,结核活动的风险升高与多种因素有关,但不包括(　　)

    A. 胸部 X 线片有异常

    B. 5 岁以上儿童

    C. 合并硅肺、糖尿病等

    D. 免疫抑制

5. LTBI 进展为活动性结核病的高危因素不包括（　　　）

　　A. 使用 TNF-α 抑制剂

　　B. HIV 感染

　　C. 吸入糖皮质激素

　　D. 器官移植

6. 以下哪些技术能用于结核潜伏感染的检测（　　　）

　　A. 结核菌素皮肤试验、重组结核杆菌融合蛋白（EC）皮肤试验或者干扰素释放试验

　　B. 痰液涂片抗酸染色

　　C. 气管镜灌洗液 TB.gene-Xpert 检查

　　D. 胸部 X 线片 / 胸部 CT

7. LTBI 的发病机制不包括（　　　）

　　A. MTB 被控制在肉芽肿内

　　B. 宿主免疫炎性反应调控不当

　　C. 核心是活化的巨噬细胞和 $CD4^+T$ 细胞

　　D. MTB 对 T 细胞识别的逃避

8. LTBI 进展为活动性结核病的中危因素不包括（　　　）

　　A. 糖尿病控制不佳

　　B. 年龄 3 ~ 4 岁

　　C. 干细胞移植

　　D. 口服糖皮质激素

9. 以下关于结核潜伏感染（LTBI）诊断标准正确的是（　　　）

　　A. PPD 试验和 IGRA 联合检测或前后序贯检测阳性是检测 LTBI 的"金标准"

　　B. 重组结核杆菌融合蛋白（EC）皮肤试验阳性是检测 LTBI 的"金标准"

　　C. IGRA 检测阳性是检测 LTBI 的"金标准"

　　D. 目前尚无"金标准"直接诊断 LTBI

10. 关于 LTBI 的预防性治疗以下说法是不正确的（　　　）

　　A. LTBI 的预防性治疗包括化学预防性治疗和免疫预防性治疗

　　B. LTBI 的化学药物预防性用药通常选用 1 到 2 种一线抗结核药物

　　C. 对小于 5 岁的儿童家庭密接者，在排除活动性结核病后，不推荐预防性抗结核治疗

　　D. 需要谨慎权衡药物毒副作用、个体获益以及进展为结核病的风险后，再决定是否进行预防用药

二、名词解释

1. 结核潜伏感染
2. 结核潜伏感染的检查方法

三、简答题

1. 简述开展结核病预防性治疗的对象。
2. 简述结核潜伏感染化学预防性治疗方案和免疫预防性治疗方案。
3. 简述 LTBI 诊断标准。

第三章
结核病分类

学习目的

1. 了解不同类型结核病对应 ICD-11 编码。
2. 掌握结核病分类标准内涵。
3. 掌握不同类别结核病病历记录格式。

结核病是由结核分枝杆菌感染引起的慢性传染性疾病，人体除指甲、牙齿和毛发，全身各部位均可患结核病。正确理解结核病分类，有益于结核病传染源的管理，利于结核病早期诊断及规范治疗。我国结核病防治和临床诊疗工作中使用结核病分类主要有《国际疾病分类第十一次修订本》（ICD-11）、《结核病分类》（WS 196—2017）标准。

第一节 国际疾病分类中的结核病分类

国际疾病分类（international classification of diseases，ICD）提供了世界范围内通用的医疗信息语言，通过 ICD 代码，不同地区、医院之间、医院和保险公司之间，可以进行对等的数据分享和比较，这对医疗信息和费用的管理起到了积极的推动作用。据 WHO 统计，全球 70% 的医疗记录采用了 ICD 编码。

一、ICD的定义及应用

ICD 是由 WHO 主持编写并发布的一种疾病分类方法，是卫生信息标准体系的重要组成部分。完整的 ICD 统计范畴涵盖了死因、疾病、伤害、症状、就诊原因、疾病的外部原因等方面，被广泛应用于临床研究、医疗监测和卫生事业管理。

ICD 代表国际疾病分类的标准，它的代码包含了关于流行病学、健康损害和治疗条件的关键信息。医院使用 ICD 代码记录和确认健康状况。保险公司的理赔人员使用 ICD 代码对疾病进行分类，并决定是否符合理赔条件。精算师还可以使用 ICD 编码分析健康趋势，并追踪发病率和死亡率。

二、ICD 的历史沿革

第一版 ICD 诞生于 1893 年，至今已有 120 多年的历史。此后不断更新，以反映健康和医学的发展，目前采用的是第 11 版。2018 年 12 月 14 日国家卫生健康委员会批准，我国自 2019 年 3 月 1 日起，各级各类医疗机构应当全面使用 ICD-11 中文版进行疾病分类和编码（国卫医发〔2018〕52 号）。

三、ICD-11 中结核病编码

在 ICD-11 中，L1-1B1 为分枝杆菌病，L2-1B1 为结核病，1B10 为呼吸系统结核病，1B11 为神经系统结核病，1B12 为其他系统和器官的结核病，1B13 为粟粒性结核病，1B14 为潜伏性结核，1B1Y 为其他特指的结核病，1B1Z 为结核病，未特指的，见表 3-1。

表 3-1　不同结核病类型对应的国际疾病分类（ICD-11）

章节或编码	中文名称	是否为有效码
L1-1B1	分枝杆菌病	否
L2-1B1	结核病	否
1B10	呼吸系统结核病	否
1B10.0	呼吸道结核病,确诊病例	是
1B10.1	呼吸道结核病,未确诊病例	是
1B10.Z	呼吸道结核病,未提及细菌学或组织学证实	是
1B11	神经系统结核病	否
1B11.0	结核性脑膜炎	是
1B11.1	结核性脑膜脑炎	是
1B11.2	脑膜结核瘤	是
1B11.3	脑结核性肉芽肿	是
1B11.4	脑膜结核性肉芽肿	是
1B11.Y	神经系统其他特指部位的结核病	是

章节或编码	中文名称	是否为有效码
1B11.Z	神经系统结核病,未特指的	是
1B12	其他系统和器官的结核病	否
1B12.0	心脏结核病	是
1B12.1	眼结核病	是
1B12.2	耳结核病	否
1B12.20	内耳结核病	是
1B12.21	中耳结核病	是
1B12.2Y	其他特指的耳结核病	是
1B12.2Z	耳结核病,未特指的	是
1B12.3	内分泌腺结核病	是
1B12.4	肌肉骨骼系统结核病	否
1B12.40	骨结核病或关节结核病	是
1B12.41	结核性肌炎	是
1B12.4Y	肌肉骨骼系统其他特指部位的结核病	是
1B12.4Z	肌肉骨骼系统结核病,未特指的	是
1B12.5	泌尿生殖系统结核病	是
1B12.6	周围淋巴结结核病	是
1B12.7	消化系统结核病	是
1B12.8	皮肤结核病	是
1B12.Y	其他特指器官或部位的结核病	是
1B13	粟粒性结核病	否
1B13.0	单个特指部位的急性粟粒性结核病	是
1B13.1	多部位的急性粟粒性结核病	是
1B14	潜伏性结核	是
1B1Y	其他特指的结核病	是
1B1Z	结核病,未特指的	是

注:标示为"否"者是章、节代码,或具有细分亚目的类目编码;在编码时应当采用有效码。

新修订的《结核病分类》(WS 196—2017)标准将结核病分为3类:结核分枝杆菌潜伏感染者、活动性结核病、非活动性结核病。结核分枝杆菌潜伏感染者对应ICD11的

1B14 潜伏性结核；活动性结核病对应 ICD11 的 1B10 呼吸系统结核病、1B11 神经系统结核病、1B12 其他系统和器官的结核病、1B13 粟粒性结核病、1B1Y 其他特指的结核病、1B1Z 未特指的结核病；非活动性结核为结核病愈后状态，不需要临床治疗，作为结核病复发人群监测对象，ICD11 未包含该人群。

（一）肺结核对应 ICD 编码

《结核病分类》（WS196—2017）标准将"肺组织、气管支气管、胸膜"部位的结核病定义为肺结核范畴。ICD11 中 1B10 呼吸道结核病包括：肺组织结核病、气管支气管结核病、结核性胸膜炎。如果这 3 个部位中任意一个或几个存在粟粒性结核病，同时符合 1B13 类别。

《肺结核诊断》（WS 288—2017）标准，将肺结核分为疑似病例、临床诊断病例、确诊病例。结核分枝杆菌病原学检查包括临床标本（痰液、胸腔积液、腹水、尿液、粪便、脑脊液、胃液、脓液、分泌物、穿刺液、病理组织、咽喉棉拭子、支气管灌洗液等）涂片进行齐 - 内染色或荧光染色显微镜检查，临床标本分枝杆菌分离培养（固体培养基培养或液体培养基培养检查），临床标本分枝杆菌核酸检测。细菌学阳性包括涂片镜检、分离培养、分枝杆菌核酸检测一项或多项阳性。

1B10.0 确诊病例指结核分枝杆菌病原学检查阳性、组织病理学检查阳性，两者中一个或两个检查阳性；1B10.1 临床诊断病例指患者所接受的病原学检查或组织病理学检查均阴性的病例；1B10.Z 临床诊断病例指患者病案中无病原学检查或组织病理学检查结果的病例。

（二）肺外结核对应 ICD 编码

肺外结核按照不同部位对应 1B11、1B12、1B13、1B1Y。1B11 为神经系统结核病；1B12 指其他系统和器官的结核病；1B13 为存在粟粒性结核病变的肺外结核；1B1Y 指未包含在 1B12 类别中的肺外结核。

（三）其他

患者病案中对结核病病变部位诊断不明确，无法归为肺结核或肺外结核的为 1B1Z。

第二节　结核病分类标准

科学的结核病分类能客观反映结核病的发生、发展和转归，对结核病的诊断、治疗和预防至关重要。2001 年卫生部将此结核病分类固化为中华人民共和国卫生行业标准，即

《结核病分类》（WS 196—2001）。这是我国第一个结核病分类行业标准。2017年9月由国家卫生计生委颁布《结核病分类》（WS 196—2017），2018年5月1日正式在全国实施。

一、结核病分类

按照新修订的《结核病分类》（WS 196—2017），结核病分为：结核分枝杆菌潜伏感染者、活动性结核病、非活动性结核病三类。

（一）结核分枝杆菌潜伏感染者

机体内感染了结核分枝杆菌，但没有发生临床结核病，没有临床细菌学或者影像学方面活动结核的证据为 LTBI 者。

LTBI 者尽管不是结核患者，但感染者中将有 5%～10% 在一生中发生结核病，在结核病高危人群中发病率更高，尤其是在 ≤ 5 岁的确诊结核病患者的儿童家庭密切接触人群中，2 年内发病率高达 19%。如果并发 HIV 感染，则结核病年发病率达到 5%～10%。所以，LTBI 被称为是结核病发病的"病源库"。

目前 LTBI 检测方法包括结核菌素试验（TST）、重组结核杆菌融合蛋白（EC）皮肤试验和 γ 干扰素释放试验（IGRA）。

（二）活动性结核病

活动性结核病具有结核病相关的临床症状和体征，结核分枝杆菌病原学、病理学、影像学等检查有活动性结核的证据。活动性结核可按照病变部位、病原学检查结果、耐药状况、治疗史进行分类。

1. **按病变部位分类**

（1）肺结核：指结核病变发生在肺、气管、支气管和胸膜等部位。基于影像及病理表现特点分为以下 5 种类型。

1）原发性肺结核：包括原发综合征和胸内淋巴结结核（儿童尚包括干酪性肺炎和气管、支气管结核）。

2）血行播散性肺结核：包括急性、亚急性和慢性血行播散性肺结核。

3）继发性肺结核：包括浸润性肺结核、结核球、干酪性肺炎、慢性纤维空洞性肺结核和毁损肺等。

4）气管、支气管结核：包括气管、支气管黏膜及黏膜下层的结核病。

5）结核性胸膜炎：包括干性、渗出性胸膜炎和结核性脓胸。

按照我国传染病报告的相关规定，只有"肺结核"为乙类传染病需要在规定的时限进行疫情报告。"气管及支气管结核"直接与外界相通，在各型结核中传染性最强。《结核病分类》（WS 196—2017）标准，将发生在"气管及支气管、胸膜"结核病变纳入"肺结核范畴"，须按照"肺结核"相关要求进行登记及报告。

（2）肺外结核：指结核病变发生在肺以外的器官和部位。如淋巴结（除外胸内淋巴结）、骨、关节、泌尿生殖系统、消化道系统、中枢神经系统等部位。肺外结核按照病变器官及部位命名。

2. **按病原学检查结果分类**　病原学检测标本包括痰液、体液（血液、胸腔积液、腹腔积液、脑脊液、关节腔积液等）、脓液、灌洗液、病理组织等。

（1）涂片阳性肺结核：包括涂片抗酸染色阳性或荧光染色阳性。

（2）涂片阴性肺结核：包括涂片抗酸染色阴性或荧光染色阴性。

（3）培养阳性肺结核：包括固体培养基或液体培养基分枝杆菌分离培养阳性。

（4）培养阴性肺结核：包括分枝杆菌固体培养基培养或液体培养基培养阴性。

（5）分子生物学阳性肺结核：包括分枝杆菌脱氧核糖核酸及核糖核酸检查阳性。

（6）未痰检肺结核：指患者未接受痰涂片镜检、痰分枝杆菌分离培养、分枝杆菌分子生物学检查。

3. **按耐药状况分类**

（1）非耐药结核病：结核病患者感染的结核分枝杆菌在体外未发现对检测所使用的抗结核药物耐药。

（2）耐药结核病：结核病患者感染的结核分枝杆菌在体外被证实在一种或多种抗结核药物存在时仍能生长。耐药结核病分为以下几种类型。

1）单耐药结核病：指结核分枝杆菌对一种一线抗结核药物耐药。

2）多耐药结核病：结核分枝杆菌对一种以上的一线抗结核药物耐药，但不包括对异烟肼、利福平同时耐药。

3）耐多药结核病（multidrug resistant tuberculosis，MDR-TB）：结核分枝杆菌对包括异烟肼、利福平同时耐药在内的两种以上的一线抗结核药物耐药。

4）准广泛耐药结核病（pre-extensively drug-resistant tuberculosis，Pre-XDR-TB）：结核分枝杆菌在耐多药的基础上对一种氟喹诺酮类耐药。

5）广泛耐药结核病（extensive drug resistant tuberculosis，XDR-TB）：结核分枝杆菌除对一线抗结核药物异烟肼、利福平同时耐药外，还对氟喹诺酮类抗生素中至少一种产生耐药，以及至少对一种其他的 A 组抗结核药物耐药。

6）利福平耐药结核病：结核分枝杆菌对利福平耐药，无论对其他抗结核药物是否耐药。

4. **按治疗史分类**

（1）初治结核病：初治患者指符合下列情况之一。

1）从未因结核病应用过抗结核药物治疗的患者。

2）正进行标准化疗方案规则用药而未满疗程的患者。

3）不规则化疗未满 1 个月的患者。

（2）复治结核病：复治患者指符合下列情况之一。

1）因结核病不合理或不规则用抗结核药物治疗 ≥ 1 个月的患者。

2）初治失败和复发患者。

（三）非活动性肺结核病

1. **定义**　非活动性肺结核是指有相对稳定的结核病相关胸部影像改变，既往有或无结核病史，无肺结核相关临床表现，有结核分枝杆菌感染的证据，结核病病原学检测结果阴性，排除其他原因所致的肺部疾病。非活动性肺结核的诊断不仅仅依靠胸部影像学检查特征，还需要结合临床表现、实验室检查等进行综合诊断。

2. **诊断依据**

（1）结核病史：以下三类人群中任一类。

1）无明确结核病史，胸部影像学检查发现相对稳定的结核病相关影像改变者。

2）既往胸部影像学检查发现有相对稳定的结核病相关胸部影像改变，未规范进行抗结核治疗或未进行治疗者。

3）有明确的肺结核诊断和治疗史，经规律治疗完成疗程，治疗转归判断为治愈或者完成疗程的患者。

（2）临床表现：无咳嗽、咳痰、发热、盗汗、胸痛、消瘦等肺结核病可疑症状。

（3）结核病病原学检查：3 份痰涂片抗酸染色显微镜检查、结核分枝杆菌培养和核酸检测结果均阴性。

（4）胸部影像学检查：具有以下一个或多个非活动性肺结核影像学特征。

1）肺部病灶影像特征：①钙化病灶，结核病灶内大部分或完全钙化，病灶密度接近肋骨密度，边缘锐利清晰；②纤维性病灶，呈局限性星芒状、细条状或粗条状影等，边缘清楚；③硬结性病灶，结节状，形态不规则，密度较高，边缘清楚，或伴钙化；④净化空洞，壁厚在 3mm 以下的薄壁空洞，内壁光滑，洞内无内容物，空洞周围有多少不等的纤维性病灶；⑤肺硬变，病灶表现为边界相对清楚的段性或大叶性软组织密度影，密度高于肌肉组织，或伴钙化，可见扩张支气管或纤维空洞，无局限液化坏死区，多数可见纵隔、气管及肺门移位，其他部位可呈现纤维性及硬结性改变。

2）胸膜病灶影像特征：局限或广泛胸膜增厚粘连，可伴有不同形态的钙化。

3）淋巴结病灶影像特征：肺门及纵隔淋巴结完全钙化或部分钙化。

4）支气管病灶影像特征：支气管管腔狭窄、内壁光滑，或伴黏膜钙化，肺内病灶完全吸收，纤维化或硬化改变。

非活动肺结核的诊断：需同时满足非活动性肺结核的诊断依据中（1）至（3）项以及

第（4）项中任意一条，排除其他肺部疾病。

非活动性肺外结核诊断参照非活动性肺结核执行。

二、病历记录格式

（一）结核分枝杆菌潜伏感染者

按检查方法及结果顺序书写。

1. **结核分枝杆菌纯蛋白衍生物试验**　按照硬结实际测量值横径（mm）× 直径（mm）记录，并记录水疱、双圈等表现。

2. **重组结核杆菌融合蛋白（EC）皮肤试验**　按照红晕或者硬结实际测量值横径（mm）× 直径（mm）记录，并记录水疱、双圈等表现。

3. **γ 干扰素释放试验（IGRA）**　记录检测值。

4. **示例**

（1）结核分枝杆菌潜伏感染者，PPD 皮肤试验强阳性，硬结 10mm×15mm，水疱。

（2）结核分枝杆菌潜伏感染者，重组结核杆菌融合蛋白（EC）皮肤试验阳性，硬结 8mm×10mm；水疱、双圈。

（二）活动性结核

1. 肺结核按肺结核类型、病变部位、病原学检查结果、抗结核药物敏感性试验结果、治疗史等顺序书写。

示例 1：急性血行播散性肺结核，双肺，涂（阴），培（未做），初治。

示例 2：继发性肺结核，左上肺，涂（阴），分子学（阳），耐药（耐利福平），复治。

2. 肺外结核按肺外结核病变部位、细菌学检查（注明标本）、抗结核药物敏感性试验结果、治疗史等顺序书写。

示例 1：右髋关节结核，关节液涂（阴），初治。

示例 2：结核性脑膜炎，脑脊液涂（阴），培（阳），敏感，初治。

（三）非活动性肺结核

按病变部位、影像学表现顺序书写。

示例：非活动性肺结核，左上肺，钙化病灶（孤立性）。

知识要点

1. ICD-11 编码对应结核病类型为 1B10 为呼吸系统结核病，1B11 为神经系统结核病，1B12 为其他系统和器官的结核病，1B13 为粟粒性结核病，1B14 为潜伏性结核，1B1Y 为其他特指的结核病（其他肺外结核），1B1Z 为结核病，未特指的（结核病变部位不明确）。

2. 《结核病分类》（WS196—2017）标准将结核病分为结核分枝杆菌潜伏感染者、活动性结核病、非活动性结核病。

3. LTBI 检测方法包括：结核菌素试验（TST）、重组结核杆菌融合蛋白（EC）皮肤试验和 γ 干扰素释放试验（IGRA）。

4. 《结核病分类》（WS196—2017）标准将"肺组织、气管支气管、胸膜"部位的结核病定义为"肺结核"范畴。

5. 耐多药结核病（MDR-TB）指结核分枝杆菌对包括异烟肼、利福平同时耐药在内的两种以上的一线抗结核药物耐药。

练习题

一、单选题

1. 关于《结核病分类》（WS 196—2017）标准，以下哪个表述是正确的（   ）
   A. 将结核病分为结核分枝杆菌潜伏感染者、活动性结核病、非活动性结核病三类
   B. 将结核病分为初治肺结核、复治肺结核、肺外结核三类
   C. 将结核病分为肺结核、肺外结核、非活动性结核病三类
   D. 将结核病分为活动性结核病、非活动性结核病、耐药结核病三类

2. 关于结核分枝杆菌潜伏感染者，以下表述正确的是（   ）
   A. γ 干扰素释放试验阳性，胸部 X 线片未发现活动性结核病灶
   B. 结核菌素皮肤试验强阳性，胸部 X 线片发现疑似结核病灶
   C. 结核菌素皮肤试验中度以上阳性，没有发现临床结核病证据
   D. 结核分枝杆菌病原学检测阴性，胸部 X 线片未发现活动性结核病灶

3. 按照《结核病分类》（WS 196—2017）标准中肺结核范畴，以下哪个表述不正确（   ）
   A. 结核性胸膜炎属于肺结核范畴，需按乙类传染病要求登记报告
   B. 气管支气管结核属于肺结核范畴，需按乙类传染病要求登记报告
   C. 肺门淋巴结结核属于肺结核范畴，需按乙类传染病要求登记报告
   D. 口腔结核属于肺结核范畴，需按乙类传染病要求登记报告

4. 以下哪项不是结核分枝杆菌潜伏感染的检测方法（　　）

    A. 结核菌素皮肤试验（PPD）

    B. γ 干扰素释放试验（IGRA）

    C. 结核分枝杆菌分子生物学检查

    D. 结核杆菌融合蛋白（EC）皮肤试验

5. 关于初治结核病的概念，以下哪项不正确（　　）

    A. 从未因结核病应用过抗结核药物治疗的患者

    B. 正进行标准化疗方案规则用药而未满疗程的患者

    C. 病程中只在一个医疗机构接受抗结核治疗的患者

    D. 不规则化疗未满 1 个月的患者

6. 关于非活动性肺结核病以下哪个表述正确（　　）

    A. 病原学检查阴性，胸部影像显示孤立性或多发性钙化病灶

    B. 无活动性结核相关临床症状和体征，胸部影像显示边缘清晰索条状病灶

    C. 无活动性结核临床症状及实验室依据，影像学检查符合非活动结核病灶表现，排除其他原因肺部影像改变

    D. 以上表述均不正确

7. 《结核病分类》（WS196—2017）标准，基于影像及病理表现特点分型，以下哪个表述不正确（　　）

    A. 原发性肺结核

    B. 血行播散性肺结核

    C. 继发性肺结核

    D. 慢性纤维空洞型肺结核

    E. 结核性胸膜炎

8. 以下哪个不属于肺外结核（　　）

    A. 胸壁结核病

    B. 骨关节结核病

    C. 神经系统结核病

    D. 胸内淋巴结结核病

9. 关于《肺结核诊断》（WS 288—2017）标准肺结核确诊病例，以下哪个表述不正确（　　）

    A. 2 份痰标本涂片阳性

    B. 分枝杆菌分离培养阳性

    C. 肺组织病理学检查阳性

    D. γ 干扰素释放试验阳性

10. 以下不同类型结核病历记录格式，哪个表述不正确（　　　）

    A. 急性血行播散性肺结核，双肺，涂（阴），培（未做）

    B. 继发性肺结核，左上肺，涂（阴），分子学（阳），耐药（耐利福平），复治

    C. 结核分枝杆菌潜伏感染者，PPD 试验强阳性，10mm×15mm，水疱

    D. 非活动性肺结核，左上肺，钙化病灶（孤立性）

二、名词解释

1. 国际疾病分类
2. 活动性结核病

三、简答题

1. 简述结核分枝杆菌潜伏感染者判断原则。
2. 简述活动性肺结核基于影像及病理表现特点的分型。
3. 简述复治结核病定义。

第四章
结核病实验室诊断及病理学诊断

学习目的

1. 掌握结核病实验室诊断常规的方法、不同方法的基本原理和结果判断标准。
2. 了解结核病实验室诊断方法的操作流程。
3. 熟悉结核病实验室常见的诊断方法的优点和局限性。
4. 熟悉结核病病理学诊断的方法和特点

　　结核病是由结核分枝杆菌引起，经呼吸道为主要传播途径的一种传染病。涂片染色显微镜检查、分枝杆菌分离培养检查、分枝杆菌核酸检测找到结核分枝杆菌病原为结核病确诊依据。结核病免疫学检查为结核病辅助诊断方法，用于病原学检查阴性结核病临床诊断病例的辅助诊断。

第一节　细菌学诊断方法

　　细菌学诊断方法是结核病实验室最传统的诊断技术，这些方法已有几十年，甚至长达百年的历史，但目前仍然作为结核病实验室诊断的主要检查手段，且分枝杆菌培养技术目前仍然被用作结核病实验室诊断的"金标准"。究其原因，发现传统技术具有可靠、直观、价格便宜、实用性强的优点，因此即便后续有很多种新技术上市，仍无法全面取代传统技术。

一、涂片显微镜检查

涂片显微镜检查（简称镜检）是应用最为广泛的结核病细菌学诊断技术。涂片镜检虽然已有百余年历史，但由于其简便快速、经济实用，目前在全球尤其是经济欠发达国家和地区仍是结核病实验室诊断最主要的技术。鉴于涂片阳性的患者被认定为重要的传染源，因此涂片镜检对结核病控制具有重要价值。

（一）原理

抗酸杆菌镜检是采用碱性复红或荧光等染料对样本（临床标本或分枝杆菌培养物）进行特殊染色后在明视野或暗视野光学显微镜下观察其细菌染色特点和数量等级的结核病实验室诊断常规方法。分枝杆菌细胞壁脂质成分丰富，其中主要成分为分枝菌酸。分枝菌酸具有抗酸性，即在被染料（复红或金胺 O）染色后能抵抗乙醇等脱色剂的作用，染料着色不被脱色，从而在显微镜下被确认。

（二）技术方法

涂片镜检操作步骤主要有：制片 - 固定 - 初染 - 脱色 - 复染 - 干燥 - 镜检 - 结果判读及报告。根据染色方法的不同涂片，抗酸染色方法分为齐 - 内染色或荧光染色两种。根据涂片制备的方式可分为直接涂片法和集菌法两种。可使用手工涂片、染色及镜检方法，亦可使用有质量保证的自动化制片 - 染色 - 阅片方法。结核分枝杆菌在显微镜下一般呈现为直的或稍弯曲的杆状，单个排列或偶呈串状，有分枝生长倾向或集簇样生长。在液体培养基中生长呈蜿蜒样同轴方向平行的索状生长是结核分枝杆菌的形态特征。在巨噬细胞内的结核分枝杆菌也出现明显的索状样生长。

（三）抗酸杆菌显微镜检查的分类

直接涂片时，痰标本无须处理，直接用折断竹签等物挑取脓样痰液 0.05 ~ 0.1mL 于载玻片正面右侧 2/3 处，均匀涂抹成 2cm×2.5cm 的卵圆形痰膜。待自然干燥后，通过火焰 2 ~ 3 次固定后染色镜检。此方法简单、实用，适用于标本量较大的实验室。浓缩法则需要将痰样本进行液化和稀释处理后释放游离菌体，之后通过离心收集沉渣再制备涂片，达到菌富集的目的。充分的液化和稀释是浓缩法涂片和培养的关键，否则不仅不能提高阳性率，反而由于操作步骤中细菌的丢失降低阳性率。在涂片制备完成之后，依照染色方法和所使用的显微镜的差别，分为齐 - 内染色光学显微镜法和荧光染色荧光显微镜法。

1. **齐 - 内染色光学显微镜检查**　包括涂片、干燥、固定，之后由碱性复红初染、酸性酒精脱色、亚甲蓝复染等步骤。在涂片制备完成后，应用普通的光学显微镜检测涂片。结核分枝杆菌在油镜下的形态为细长或略带弯曲的杆菌，有的呈分枝状，单个存在或聚集成团。菌体被复红染成红色，其他细菌及背景物质呈蓝色。通常认为，若齐-内染色后镜检阳性，标本中的分枝杆菌的量至少在 10 000 条 /mL。

齐-内染色涂片检查报告标准：至少观察 300 个高倍视野后才能报告阴性结果。一般 10×20mm 的痰膜用 100 倍油镜连续观察一行（约 2cm 的距离）有 100 个视野，如此观察 3 行就是 300 个视野，至少需要 5min 的时间。如果是阳性结果，可不需要观察这么多视野就可以做出判断。镜检人员在连续观察半小时左右应该休息一会儿，防止眼睛过度疲劳，以及判读的失误。结核分枝杆菌齐-内染色后的结果报告应该按照以下标准分类。

（1）阴性：连续观察 300 个不同视野，未发现抗酸杆菌，报告阴性。

（2）报告抗酸杆菌菌数：1~8 条 /300 个视野，连续观察 300 个不同视野。

（3）抗酸杆菌阳性（1＋）：3~9 条 /100 个视野，连续观察 300 个不同视野。

（4）抗酸杆菌阳性（2＋）：1~9 条 /10 个视野，连续观察 100 个不同视野。

（5）抗酸杆菌阳性（3＋）：1~9 条 / 视野。

（6）抗酸杆菌阳性（4＋）：≥ 10 条 / 视野。

如果观察时发现抗酸杆菌分布不均匀，一个可行的办法是估计所有视野菌的总数再平均观察到的视野数，以此作为每个视野观察到的抗酸杆菌数。报告抗酸杆菌阳性（3＋）、（4＋）时至少观察 50 个视野。

2. **荧光染色荧光显微镜检查**　荧光染色过程类似于齐-内染色，不同的是初染的染色剂应用金胺 O 和石碳酸，最后用高锰酸钾复染。涂片制备完成后，需用荧光显微镜进行检查。在荧光显微镜下，抗酸菌发出黄绿色杆状荧光。通常认为，若荧光染色后镜检阳性，标本中的分枝杆菌量应在 5 000 条 /mL 以上。一般的报道都认为，荧光镜检较光学镜检的阳性检出率高约 10% 以上。虽然荧光染色的灵敏度要优于齐-内染色，并且荧光显微镜更易于观察，适用于工作量大的实验室，但荧光显微镜价格相对昂贵，限制了此技术的普及。发光二极管（light emitting diode，LED）荧光显微镜是近年来新兴的新型显微镜，其将传统荧光显微镜使用的价格昂贵、维护费用高、对使用环境要求高的汞灯光源替换为价格便宜、便于维护、对使用环境要求低的 LED 光源，大大降低了显微镜的价格，而其使用性能则与传统荧光显微镜接近。来自不同国家的报道都认同，在涂片检查中，LED 显微镜较齐-内染色普通光学显微镜检查敏感性高，具有与荧光显微镜媲美的高敏感性和相似的特异性，并且 LED 显微镜检测不需要暗室，技术人员阅读涂片所需时间少，不易造成视觉疲劳。诸多优势决定了，未来 LED 显微镜在涂片检查中将逐步取代光学显微镜和传统荧光显微镜。

荧光染色涂片检查报告标准：

（1）荧光染色抗酸杆菌阳性（报告抗酸菌数）：1~3 条 /50 视野。

（2）荧光染色抗酸杆菌阳性（1＋）：10~99 条 /50 视野。

（3）荧光染色抗酸杆菌阳性（2＋）：1~9 条 / 视野。

（4）荧光染色抗酸杆菌阳性（3＋）：10～99 条 / 视野。

（5）荧光染色抗酸杆菌阳性（4＋）：≥ 100 条 / 视野。

报告（2＋）至少观察 50 个视野，（3＋）及以上的阳性结果至少观察 20 个视野。

（四）结果解读

抗酸杆菌检测阳性是结核病确诊的重要依据之一，也是发现结核病传染源的重要手段。然而，对于涂片显微镜检查结果的判断，要充分考虑多种影响结果正确判断的因素。

1. 抗酸染色是分枝杆菌属的重要特征，但除了分枝杆菌属外，棒状杆菌属、诺卡氏菌属、玫瑰红球菌属和一些细菌孢子也存在程度不同的抗酸染色性，它们的抗酸染色性也与各自细胞壁中所含的脂质有关。正是如此，在被检样本中发现具有抗酸染色特性的杆状细菌时只能报告为抗酸杆菌阳性，样本中抗酸染色阳性杆菌的结果需要与受检者的临床症状和体征结合，才能保证临床诊断的可靠性。

2. 结核分枝杆菌在显微镜下的典型形态是直的或稍弯曲的杆状，但在淋巴结核患者病灶中的结核分枝杆菌常呈颗粒样、球状，并且大小不等、排列各异。经过抗结核治疗患者标本中的结核菌也可能呈现不典型形态。因此，对于不典型形态的抗酸菌，要考虑患者的状态及标本的类型。

3. 随着对非结核分枝杆菌（NTM）及其相关疾病认知的不断提高，抗酸杆菌阳性的患者最终诊断为 NTM 的情况越来越常见，尤其在我国东南沿海地区，NTM 在临床分离的分枝杆菌中占有很高的比例，因此医务工作者应随时警惕 NTM 的存在并进行鉴别。此外，环境中存在的 NTM 可能会在制片过程中发生污染，干扰检查结果。当涂片染色镜检检出少于 3 条菌时要注意留取更多标本核实结果的可靠性，避免可能的环境分枝杆菌和样本间的交叉污染。

4. 涂片镜检具有敏感性低、不能区分死菌 / 活菌的缺陷，但因其报告用时短，也仍然被应用于抗结核疗效随访。在治疗过程中，如果涂片结果阳性，反映出患者体内可能仍有大量活菌存在。涂片阳性而标本中所有结核分枝杆菌均为死菌的情况发生的概率并不多见，即便是涂片阳性级别特别低的情况（如报告抗酸杆菌条数），大多数情况下上述标本仍会获得培养阳性的结果。

二、分枝杆菌培养

尽管现代分子生物学技术在结核病研究中发挥着越来越重要的作用，但是结核分枝杆菌的培养在结核病的诊断、流行病学调查、菌种鉴定、基因分型、药敏试验、结核病药物的研究等方面依然有着不可替代的作用，而且至今仍然作为全球结核病诊断的"金标准"。培养技术在标本中菌量达到 10～100 条 /mL 即可认为培养阳性，较涂片镜检的敏感性要高，因此开展培养技术有利于及时发现传染源。一般大、中量排菌的患者均能引起患者及其周围人的注意，而排菌量小，直接厚涂片阴性的患者则不然，此种情况下分枝杆菌的培养就有利于及时发现传染源，对疫情控制有重要价值。分枝杆菌培养可用于各类标本，包括痰液、胸腔积液、腹水、脑脊液、尿液和脓液等。然而培养技术报告结果时间通常需要 2~8 周，这一特点降低了其诊断效率。另外，培养技术的操作相对复杂，并且需要相应的生物安全防护设施，也限制了其在基层实验室的普及。

（一）原理

分枝杆菌培养是按照分枝杆菌的生物学特性，根据分枝杆菌对营养和代谢需要的条件，在特殊培养基上营造有利于分枝杆菌生长而抑制其他细菌生长的环境，达到分离的目的。分离培养检查用于检测样本中存活的分枝杆菌，灵敏度较涂片检查高，是目前诊断肺结核的"金标准"。

（二）技术方法

分枝杆菌培养的操作步骤主要有：标本前处理 - 接种 - 孵育 - 观察 / 监测 - 结果判读与报告。依据分枝杆菌培养基的不同，分为固体培养和液体培养两种方法。固体培养根据前处理方式的不同分为直接法及中和离心法两种。分枝杆菌因细胞壁较厚、脂质成分丰富、耐受酸碱的特点，能耐受碱性消化液的处理，消化处理后的样本直接接种于固体培养基上或液体培养基中，在适宜的温度和营养条件下，通过人工肉眼观察分枝杆菌生长情况（固体培养）或仪器检测分枝杆菌生长过程产生的化学信号等变化观察分枝杆菌生长情况。

结核分枝杆菌是兼性需氧菌，但是具有富氧，微氧和缺氧下生长的代谢系统，在适宜温度下可在试管内生长。由于宿主组织内实际上属于缺氧的环境，因此含 5%~10% 的 CO_2 大气可能促进原代培养物的初期生长。培养法是以结核分枝杆菌在试管内的生长为基础的。结核分枝杆菌生长的最重要特点是生长缓慢，这也成为结核病细菌学诊断严重滞后临床诊断和化疗监控要求的主要原因。结核分枝杆菌在液体培养基倍增的时间在 15~20h 之间，并显示出生长速度的因株而异的异质性特征。临床标本原代培养的时间也受标本中含菌量多寡，对营养成分的要求影响了细菌在培养基中生长调整期和生长丰度。

临床标本，尤其是痰标本中有大量其他细菌存在，如果标本没有处理或处理效果不佳，那么在分枝杆菌培养过程中会出现其他细菌和真菌快速生长，导致培养发生污染。另外，临床痰标本中结核分枝杆菌常包裹在坏死组织或是支气管分泌物中，在分离培养前需要对痰样本进行预处理，水解糖蛋白，稀释痰液便于游离出包裹的结核分枝杆菌。由于分枝杆菌细胞壁富含脂质，因此其能够抵抗较强酸或碱的杀灭作用，细菌的这一特点被用于去污染的过程，目的是杀死普通的细菌和真菌，但保留分枝杆菌的活力。目前最常用的去污染的方法是 N 乙酰半胱氨酸和 2% 氢氧化钠法，这种处理方法对分枝杆菌也有一定程度的杀伤作用，因此应严格掌握使用的酸碱浓度和处理时间，处理结束后立即接种或立即进行中和等处理，以此减少前处理对样本内分枝杆菌的损伤作用对培养的成功率至关重要。除此之外，罗氏培养基中添加的孔雀绿，在米氏 7H9 培养基中添加抑菌剂又进一步降低了培养发生污染的可能。然而，培养操作中去污染效率和对分枝杆菌的损伤是互相矛盾的过程，一般以临床实验室的分离培养污染率来作为调整处理的依据。污染率高于 5%，提示前处理强度不足，若污染率低于 2% 则提示前处理过强。

（三）分枝杆菌培养技术的类别

最常用的培养分类方法是依据使用的培养基的不同进行分类。分枝杆菌培养依据使用的培养基的差异分为固体培养和液体培养。目前最为常用的罗氏培养基和与自动培养系统结合的米氏 7H9 培养基。

1. **罗氏培养基**（L-J medium） 由于罗氏培养基制备简单，价格便宜，并且能够用于分枝杆菌初次分离培养、传代培养、菌落观察、保存菌种、药物敏感性测定及初步菌种鉴定等，因此是目前使用最为广泛的一种培养基。

罗氏培养基是一种经典的固体培养基，主要成分有天门冬素、KH_2PO_4、$MgSO_4 \cdot 7H_2O$、枸橼酸镁、甘油、鸡卵液等，通过凝固器加热对培养基进行凝固。在我国临床实验室采用最为常用的固体培养基是改良罗氏培养基。其变型酸性培养基弃用淀粉和加大酸性磷酸盐量增强了对抗碱性处理的能力，常用于氢氧化钠前处理标本。丙酮酸钠培养基中用丙酮酸钠和葡萄糖替代罗氏培养基中甘油作为碳源，更利于牛分枝杆菌和耐药结核分枝杆菌的生长。此类培养基均以鸡卵为支持剂和营养的组分之一。在此培养基上结核分枝杆菌形成淡黄色褶皱，无明确边缘的菌落。此类培养基制作较为繁杂，但价格较为便宜，并有较琼脂平板更易于长期保存的优点。

去污染处理结束后可直接将处理过的标本接种于酸性罗氏培养基，也可在采用大量的中性磷酸盐缓冲液中和碱处理标本后，再经过离心的方法收集沉渣接种至缓冲能力弱的中性罗氏培养基、琼脂培养基和液体培养基。前者被称为简单法，后者被称为离心法。离心法理论上能够富集分枝杆菌，提高阳性率，但已有数据提示，当离心力未达到 3 000g 的相对离心力和离心时间不充分时，反而影响了培养的阳性率，这是因为增加了离心步骤也增加了分枝杆菌丢失和死亡的可能。

罗氏培养基接种后 4d、7d 需观察是否有快速生长的分枝杆菌。生长者在抗酸染色证实后以次代培养证实为快速生长分枝杆菌。此期间未见生长的斜面继续培养，每周观察结果直至菌落出现。除了快生长非结核分枝杆菌外，常见的致病性的分枝杆菌培养阳性的标本大约在 2 ~ 5 周可以获得阳性结果，但报告培养阴性需要在 8 周以后。结核分枝杆菌复合群在罗氏培养基上培养后，呈现乳白色或米黄色颗粒，表面粗糙、边缘不整齐、较为干燥坚硬、形似花菜状。报告阳性培养结果前需做镜检证实为抗酸染色阳性后，方可报告抗酸杆菌培养阳性。阳性结果有多种报道的方式，我国常规分离培养基采用罗氏培养基斜面，其结果报告以生长菌落占据斜面 1/4、1/2、3/4 和全部划分为 1 + ~ 4 + 。这样的半定量指标可供临床医生在考虑患者的病情、传染性和化疗过程中疗效判定参考。

2. **液体培养** 液体培养目前已经与现代先进的仪器设备、技术进行了结合，较固体培养灵敏度高而所需时间短，但需要设备昂贵和耗材成本较高，以及操作相对复杂、较易发生污染等不利因素限制了其在不发达国家和地区的使用。大量的研究已经证实，液体培养的阳性率高于固体培养的阳性率 10% 以上，而且阳性结果多在 1 ~ 3 周内报告，报告阴性结果则在培养满 6 周后，总体较固体培养缩短了 2 ~ 3 周的报告结果时间。鉴于液体培养基较罗氏培养基培养更易于发生污染，因此当液体培养系统报告培养阳性时，需要进行涂片显微镜检查以证实有抗酸杆菌存在，同时要接种血培养平板，判断杂菌污染的存在。

液体培养最常使用的培养基为米氏 7H9 培养基，市售的商业化试剂大大简化了配制过程，也有利于培养技术操作的标准化。液体培养基相对于固体培养基营养成分更为丰富，分枝杆菌在液体培养基中能够更广泛地接触营养成分，因此在液体中生长相对较快，临床标本的阳性检出率也较固体培养基要高。使用液态培养基的主要缺点是不能根据肉眼观察菌落形态，另外培养基污染机会较多，需涂片染色镜检判断结核分枝杆菌是否生长。此外，液体培养基相比罗氏培养基，对结核分枝杆菌的选择倾向性较低，更易于培养出 NTM。

液体培养根据自动化分枝杆菌培养系统检测原理的不同又分为通过监测液体培养管中消耗氧气的量来判定是否有细菌生长（BACTEC™MGIT™960 分枝杆菌培养监测系统）、通过监测液体培养管中释放 CO_2 的量来判定是否有细菌生长（BacT/ALERT 3D 微生物检测系统）及通过压力感应器感应培养瓶内压力变化来判断是否有细菌生长（Versa TREK/ESP 培养系统）。

WHO 在全球范围内推荐使用液体培养，在发达国家和地区，液体培养已基本普及。液体培养虽然较固体培养报告结果的时间缩短，然而仍不能满足临床需要在患者就诊期间及时获得实验室结果的要求，并且技术操作复杂、价格较昂贵、易于发生污染等特点导致此项技术还不能在经济欠发达地区广泛使用。

（四）结果解读

从患者的标本中培养出结核分枝杆菌即可确定患者罹患结核病，因此培养阳性结果是结核病确诊的依据。此外，结核分枝杆菌培养阳性还表明患者标本中一定存在活菌，因此培养也常用于患者疗效判定。鉴于培养的灵敏度很高，结核菌培养阴性结果大概率提示标本中没有大量活菌存在，而连续的培养阴性可以反映患者体内荷菌量较低或是患者已经不排菌。

日常工作中，固体培养在一周内即报告阳性结果，或是液体培养 2 ~ 3d 便获得阳性结果，这时候要考虑可能有快生长非结核分枝杆菌的存在。此外，罗氏培养基能够看到菌落的形态。结核分枝杆菌和多种 NTM 的菌落常呈现表面粗糙的乳白色或淡黄色、边缘不整齐的菌落，相互之间不易鉴别。对于一些表面光滑、黏稠状，或是呈现特殊颜色的培养菌落，要考虑 NTM 的存在。另外，环境中存在的 NTM 有可能导致培养发生污染，但由污染导致的培养阳性往往仅在培养基上出现很少量的菌落。如果固体培养基上有大量 NTM 菌落存在，则由污染导致的可能性非常小。相比较而言，液体培养更易于培养出非结核分枝杆菌，因此对于 NTM 分离率高的地区，应常规考虑对阳性培养物进行 MTBC 和 NTM 的鉴别。

虽然培养一直被认为是结核分枝杆菌检测最灵敏的技术之一，但根据多项研究的综合报道，推测罗氏培养基对排菌的分枝杆菌感染患者的敏感性可能仅在 85% 左右。由于在标本的收集、运输和保存过程中，在标本的去污染和离心过程中，很多步骤会导致细菌的丢失和活力降低甚至死亡，因此涂阴培养的情况时有发生。另外由于细菌在体内长期生存面临着复杂的生存环境，包括免疫压力和药物压力，使细菌对生存环境有较高的要求，也是导致培养失败的一个重要原因。罗氏培养基虽然就敏感性而言还属于一个很好的技术，但操作较为复杂、对生物安全设施有较高的要求、报告结果的时间较长等因素，大大降低了此项技术的敏感性优势。

三、药物敏感性试验

结核分枝杆菌对抗结核药物发生耐药是一种普遍现象。关于敏感株的定义是"从未接触过抗结核药物的野生株，它们以相同的方式对抗结核药物反应"；而耐药株则是"某一浓度的药物曾经能够抑制甚至杀灭结核菌的母代细菌，目前细菌获得了在这一浓度的存活并且生长的能力，且这种能力能够传代给子代细菌"。当存在上述实验室含义时，可能会出现患者临床反应性下降。耐药结核分枝杆菌的出现带来了对测定结核患者临床分离株药物敏感性的临床需要。因此，20 世纪 60 年代进行了多次国际会议确定了药物敏感性测定。1961 年 WHO 在制订药物敏感性测定时就指出，药物敏感性测验的目的是：①指导开始治疗药物的选择；②治疗不能得到满意效果时，证实耐药性的出现，并指导进一步治疗药物的选择；③观察和测定社会中耐药结核分枝杆菌的流行。

（一）检查原理

通过在含有一定浓度抗结核药物的培养基表面或培养基内结核菌生长和存活情况，测定抗结核药物在体外对结核分枝杆菌有无杀菌或抑菌的方法。

（二）技术方法

细菌药理学检测药物敏感性的方法通常是测定最低抑菌浓度（minimum inhibitory

concentration，MIC），最低杀菌浓度（minimum bactericidal concentration，MBC），和血清最大稀释度（maximum diluta concentration，MDC）等指标表明细菌对药物的敏感程度。为了适应临床实验室的可操作性，简化实验程序，临床实验室一般采用临界药物浓度的方法。虽然菌群中个体之间对药物敏感性存在一定程度上的差异，但可选择一个覆盖绝大部分野生株的药物浓度（即可抑制 99％ 以上未接触过药物的菌群）作为判定敏感或耐药，即为临界药物浓度，而此临界药物浓度应该在血峰范围内。超过此临界浓度时，耐药性结核分枝杆菌感染患者的临床表现显示"临床反应性下降"。

在判定临床耐药时还需要另一个耐药菌个体在全菌群中的比例的临界数值。宿主体内是药物和宿主因素协同的环境，并非每一个突变都会导致整体的疗效下降，需要一定数量的耐药菌株出现，才会在药物选择性淘汰敏感菌群，留下的耐药菌通过扩增成为优势菌群。超过此比例的耐药菌即可引起临床反应性下降，此比例即成为耐药菌群的临界比例。目前大多数学者将此比例定为 1%。每个药物的临界浓度和临界耐药菌比例都是在限定的条件下求得的，不能随意地套用。特别是固体和液体是两个完全不同的环境，具有不同的最低抑菌浓度，其临界药物浓度是完全不可混淆的。

由此可见，任何一个临床耐药性检测方法必须在细菌学技术的基础上，依照临床反应来制订。但是，临床疗效是个复杂的综合效应现象。特别是目前的多药方案，使得寻找单个药物的临界药物浓度和临界耐药菌比例成为一个非常繁杂和困难的过程。因此，目前临床耐药标准往往是带有经验性色彩的协议性和行政性的结果。

（三）药敏试验表型检测的分类

目前临床药物敏感性（药敏）测定方法按照判定标准分为绝对浓度法和比例法。按照标本类型分为直接法和间接法的药敏试验。直接法是指将临床标本进行前处理后，根据涂片镜检的菌量进行稀释，再直接接种到对照和含药培养基上的药敏试验方法，它适用于经显微镜验证含菌量较多的标本。而间接法则是首先对临床标本进行分离培养，待得到肉眼可见的细菌纯培养物后再进行药敏试验。直接法的优点是分离培养和药敏试验同时进行，可以比间接法提前 3 ～ 4 周报告结果，缺点是接种量不易量化、难以控制污染。与之相反，间接法报告结果较慢，但基于纯培养物的操作相对容易控制菌量、结果比较准确污染率较低，因此在实际操作中以间接法更为常用。

常规的药敏测验存在着报告结果延误和临床上常发现耐药而临床治疗有效的局限。后者的原因是多样的，其一，药物在试管内的作用和体内药物的作用有着不全相同之处，体内药物的作用是和宿主的免疫防御机制以及其他药物协同作用的结果；其二，在宿主体内结核分枝杆菌处于不同的代谢和生理状态。因此，试管内测验结果有时和临床表现不完全相符，但是大体上可提示体内可能存在的敏感程度状态。

1. **药敏试验绝对浓度法**　药敏试验绝对浓度法（absolute concentration method for

DST）由 Meissner 于 1963 年提出，采用一或数个临界药物浓度作为敏感或耐药的临界浓度。我国采用罗氏培养基上的两浓度的绝对浓度法间接法（图 4-1）。

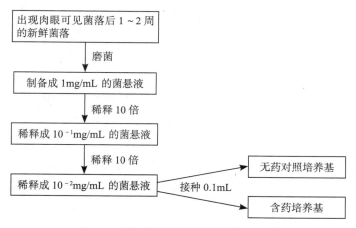

图 4-1　绝对浓度法间接法操作流程图

间接法要求接种活化态菌体，一般需要将培养 2～3 周的次代培养物研磨成均匀菌悬液后每管接种 10^3cfu，35～37℃培养 2 周，在无药对照管满斜面生长的情况下，在含药斜面上生长超过 20 个菌落时，即可认定被检菌的临床耐药性。在绝对浓度法中临界耐药菌比例是以 10^3cfu 菌群中出现 20 个耐药菌落的比例来确定的，大体也是一个 1% 比例法的简化，见表 4-1。

表 4-1　我国的双绝对浓度法的临界药物浓度（罗氏培养基）

单位:μg/mL

药物	绝对浓度法药物浓度	
	低度耐药	高度耐药
异烟肼	1	10
利福平	50	250
链霉素	10	100
乙胺丁醇	5	50
对氨基柳酸	1	10
卷曲霉素	10	100
卡那霉素	10	100
乙硫异烟胺	25	100
氨硫脲	10	100

2. **药敏试验比例法** 药敏试验比例法由 Canetti 于 1963 年提出，采用了临界药物浓度和临界耐药菌比例两个切值来限定有临床意义的耐药性（图 4-2）。比例法需要接种两个菌量相差 100 倍的菌悬液来确定耐药菌在整个菌群中的实际比例。比例法的临界耐药菌比例几经变化，目前大体确定在 1% 水平上，即如果在所限定的临界药物浓度培养基上能够生长菌落数超过了整个菌群的 1% 比例时，可能意味着在未来数月内由于药物选择效应，此 1% 比例的耐药菌将成为宿主体内优势菌群。

间接比例法同样要求次代培养物标化接种量，同时接种相差 100 倍的接种菌量于含药和无药斜面上。培养后读取含药和无药斜面上菌落数，计算被检菌群的耐药菌比例。一般在间接法中两个接种菌量是 10^{-3} 和 10^{-5} 或 10^{-2} 和 10^{-4}cfu/ 管。或接种麦克法兰比浊度管菌悬液，1∶100 稀释菌液为对照管。当对照管生成指数（growth indicator，GI）≥ 30 时，含药管生长指数超过 1∶10 稀释管时，可判定为 1% 耐药。间接法需要 2 月左右。

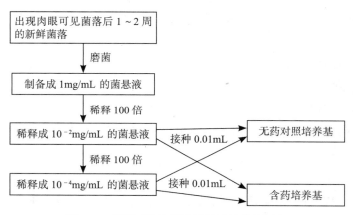

图 4-2　药敏试验比例法间接法操作流程图

（四）临床结果的解读

常规药敏测验是一种以生长为基础的表型测验，试验操作过程的标准化、规范化直接影响了结果的可靠性和可比性，如标准化药物、含药培养基制备、保存和使用，标准化的接种物生理状态，接种量和培养条件等。理论上讲，只需要调整中性培养基中的药物的成分和浓度，就可以确定细菌对不同药物的敏感性，然而吡嗪酰胺除外。由于吡嗪酰胺仅在 pH 为 5.5 左右的酸性条件下才能转化为具有杀菌作用的吡嗪酸，而结核分枝杆菌在酸性条件下生长很差，甚至不生长，容易获得假耐药结果。虽然目前已经有基于液体培养的吡嗪酰胺药敏试验上市，但由于价格昂贵，需要贵重设备，且结果可重复性相对较低，因此应用并不普遍。

绝对浓度法和比例法均为国际上不同国家采用，往往和习惯有关，孰优孰劣并无定论。我国进行的耐药菌流行病学监测中出于资料的国际可比性，采用比例法进行。一些临床株的比较研究显示绝对浓度法和比例法的结果存在较小比例的差异，但对存在差异菌株的 MIC 浓度检测显示这些菌株的 MIC 值一般接近液体药敏试验的阈值。一般来讲，比例法对耐药的诊断较绝对浓度法更为宽泛，针对同一批病例可能比例法诊断耐药的人数更多，至于差异结果哪一个更可靠，需要对相应病例进行疗效评价和预后追踪，才有可能获得令人信服的结论。但鉴于药敏试验表型检测选定临界浓度的原则是尽可能把耐药株筛选出来，因此，药敏试验表型检测诊断敏感的可靠性要高于诊断耐药。

结核分枝杆菌的药敏试验表型检测是一个比较复杂的体系，多种因素都可能影响到最终的结果，比如选取的方法、细菌生长状态、接种菌量、药物的种类、培养基中药物稳定性等，由此导致结核分枝杆菌药敏结果存在差异具有普遍性。临床医生在解读药敏试验结果时需要非常慎重，对于出现的不一致情况，更应该结合患者的病史、用药情况、治疗反应等做出综合判断。一般认为，以固体培养基为基础的 DST，诊断利福平和异烟肼耐药的准确性最高，链霉素和乙胺丁醇次之，而一些临界浓度与药物 MIC 接近，或是临床疗效不显著的药物（如二线抗结核药物）的药敏试验结果需要慎重解读。目前认为，二线药物中喹诺酮类药物和二线注射类药物的药敏试验表型检测结果相对可靠。

四、分枝杆菌初步菌种鉴定

结核病的病原菌是结核分枝杆菌复合群，群内包括多个成员，彼此有很高的基因组同源性，常规方法很难鉴别。由于复合群中有些菌种对人类致病概率很低，如田鼠分枝杆菌、山羊分枝杆菌等，还有些菌种虽然可致人类疾病，但在我国的流行率很低，如牛分枝杆菌和非洲分枝杆菌，因此，从患者标本中分离到的属于结核分枝杆菌复合群的细菌，直接推定为结核分枝杆菌，并无鉴定至菌种的必要。然而，几年来 NTM 的存在和发病率的逐步提高，增加了结核病控制的难度和复杂性。在历次的全国结核病流行病学调查中，NTM 分离率持续走高，最近一次调查中高达 22.9%（2010 年），而东南沿海地区可达到 30%。依照流行病学发展规律，随着结核病在一个国家或地区控制程度的不断提高，NTM 病在分枝杆菌相关疾病中所占的比例将逐步提高。目前很多发达国家，如美国、法国、荷兰等，由 NTM 引起的疾病患者数甚至超过了结核病。准确诊断和鉴别诊断结核病与 NTM 病，对制订合理有效的针对性治疗方案起关键作用。

（一）检测原理

依据细菌生长的表型特点，将 MTBC 和 NTM 初步区分。

（二）技术方法

传统的生化鉴定技术包括一系列的生化试验，通过细菌生长过程中的菌落形态、生长速度、色素产生，以及对多种化学试剂的反应来鉴别分枝杆菌的菌种。由于技术烦琐、鉴别能力低，传统的生化鉴定技术基本已被弃用。目前仍然在用的生化检测的方法仅有鉴别培养基法。

（三）对硝基苯甲酸（PNB）鉴别培养基法

用于鉴别结核分枝杆菌和非结核分枝杆菌。在改良罗氏培养基的基础液中加入PNB，使培养基终浓度为0.5g/mL，即成PNB鉴别培养基。根据不同的报道，98%～100%的结核分枝杆菌复合群在含500μg/mL的罗氏培养基上不能够生长。而NTM中除个别种的分枝杆菌，或个别种中的少量菌株外，都能够耐受500μg/mL的PNB，在固体培养基上生长良好。液体培养基情况类似，但所使用PNB临界浓度多在250～500μg/mL之间。PNB选择性培养基法以其简单、廉价，相对可靠而在全球广泛使用，然而也存在明显的缺点，即需要时间长。通常应用PNB选择性罗氏培养基鉴别NTM的试验与临床药敏试验同时进行，而临床药敏试验要求四周方能报结果。

（四）结果的解读

尽管各级医疗机构对NTM的认识逐步提高，临床工作中也分离到越来越多的NTM。NTM在环境中分布范围广，尤其在水源和土壤中，非常常见，因此对从临床标本中分离到的NTM，也要考虑在标本留取和处理过程中NTM污染的可能。快生长非结核分枝杆菌为环境中常见的细菌，一般是条件致病菌，在机体抵抗力低下时致人体发病。快生长非结核分枝杆菌（特别是脓肿分枝杆菌）可引起肺部疾病，但也可仅一过性感染和短暂寄居即可恢复。

第二节　分子生物学诊断技术

鉴于传统技术的缺陷，结核病细菌学诊断水平普遍偏低，而对耐药结核病的诊断严重不足。新兴的分子生物学技术是结核病实验室诊断未来的发展方向，新技术克服了传统实验室技术在敏感性、特异性、报告结果时限等方面的不足，为结核病的诊断和耐药结核病的诊断带来革命性改变。分子诊断技术依据检测目的可以分为结核病分子诊断技术和耐药结核病分子诊断技术，有些上市产品也将二者结合，在单反应管中通过一个反应实现结核病诊断和耐药结核病诊断两个目的。此外，NTM菌种鉴定的技术也实现了临床应用，能够将分枝杆菌菌种鉴定至种水平。

一、结核病分子诊断技术

（一）原理

针对结核病诊断常选取的结核分枝杆菌靶基因片段包括 *IS6110*、*rpoB*、*gyrB* 等，通过基因扩增及靶片段的检测，来判断样本中是否存在这些目的 DNA，从而实现对结核病的诊断。也有针对 RNA 靶标检测的技术用于结核病的诊断，通过逆转录酶介导的体外特异性扩增 rRNA 直接进行检测。

（二）技术方法

对基因片段的扩增放大技术常用的有聚合酶链反应、连接酶链反应、荧光环介导等温扩增法和实时荧光聚合酶链反应等。常规检测步骤包括标本前处理、核酸提取、基因扩增及扩增产物分析等。不同公司的技术选择的靶标、扩增方法、检测手段等可能都会有一定差异，但不同产品的检测基本原理是一致的。结核病分子诊断技术除了关注技术的诊断效率之外，不断提高操作过程的自动化水平是技术发展的方向。各种类型的分子生物学技术的发展目标都是成为快速检测技术。

（三）分子检测技术分类

1. **核酸扩增试验** 核酸扩增试验（nucleic acid amplification test，NAAT）通常也称为聚合酶链反应（polymerase chain reaction，PCR），以其敏感、快速等优势在临床检验中广泛使用。对应用市售 NAAT 试剂的诊断结核病的 Meta 分析显示，不同试剂的诊断效率差异很大，与培养相比敏感性在 0.85（范围：0.36～1.00），特异性在 0.97（范围：0.54～1.00）。不同报道的敏感性和特异性的差异除了反映研究纳入病例和样本数量差异外，也表明 NAAT 技术尚不具备取代传统技术的可能，而且其敏感性尚有待提高。此外，鉴于 NAAT 技术多选用 MTBC 特异性靶标，且敏感性要高于涂片镜检，因此当涂片阳性而 PCR 阴性时，要考虑 NTM 的可能。NAAT 技术在实际应用中也暴露出一些局限性，如操作较为复杂、对硬件设施和实验室布局有较高的要求，且易于发生污染导致假阳性结果。目前应用 PCR 技术或以 PCR 技术为基础的分子生物学技术辅助进行结核病临床诊断在我国已经比较普遍，诊断试剂也基本国产化。

2. **环介导等温扩增** 环介导等温扩增（loop-mediated isothermal amplification，LAMP）LAMP 是日本学者 Notomi 等人在 2000 年发明的一种基因恒温扩增新技术。LAMP 技术特点是针对靶基因的多个区域设计了多条特异引物，利用一种链置换 DNA 聚合酶——Bst（bacillus stearothermophilus）DNA polymerase 在恒温（65℃）的条件下反应 1h 即可完成核酸扩增反应，通过荧光染色直接目测比色就可以得到清晰的反应结果。与传统的 NAAT 技术相比，该技术的优点为扩增反应效率高，时间短产物量大，不需昂贵的仪器，操作简单等优势。但在实际应用过程中发现，LAMP 技术易于发生污染，因此在临床应用过程中时刻要考虑假阳性的问题。

3. **EasyNAT 结核分枝杆菌复合群核酸检测技术**　通过检测结核分枝杆菌复合群特异性的 IS6110 插入序列，来定性检测人痰液等样本中的结核分枝杆菌 DNA。其反应体系通过 6 条特异性扩增引物、1 条特异性荧光探针以及具有高活性的链置换特性的 DNA 聚合酶，在恒定温度条件下，一次性完成结核分枝杆菌复合群 IS6110 片段的特异扩增过程，荧光信号被适配仪器探测到并自动生成实时荧光曲线。基于该技术开发的分子 POCT 结核快速诊断系统，集成核酸提取、扩增及检测一体化，实现全封闭"一管式"自动化检测，"样本进，结果出"，结核分枝杆菌检测全过程可在 60min 内完成。该技术的检测性能与国际主流技术 GeneXpert 一致性较好，产品可及性好，是一种适合用于活动性结核病诊断的适宜分子诊断技术，在病理诊断中也发挥着积极的作用。

4. **RNA 检测**　结核分枝杆菌 RNA 检测是基于检测结核分枝杆菌特异性的核糖核酸序列，定性或定量检测样本中是否存在结核分枝杆菌的方法。由于 RNA 在环境中极易降解，一般在排除样品留存环节的污染 RNA 后，检测结果阳性可视为标本中存在活菌，以结核分枝杆菌特异的 16S rRNA 为靶标开展检测，快速检测出样本中是否有结核分枝杆菌活菌存在。基于检测的原理，即 RNA 来源于活体细菌且 RNA 在环境中具有不稳定性的特点，如果 RNA 检测阳性可以提示患者标本中存在活菌，表明患者的结核病仍处于活动状态。然而，由于在实际操作中，提取 RNA 时不能完全避免 DNA 污染，因此会出现假阳性问题，同时也无法避免 RNA 检测技术自身灵敏度不够或是 RNA 降解造成的假阴性问题，因此对于结果的判读仍应充分考虑上述情况。

（四）结果解读

分子检测技术的应用大大提高了结核病的病原学诊断水平。即便如此，对于少菌的临床标本，现有分子诊断技术仍存在灵敏度低的问题，需要通过增加分子检测次数提高阳性率。理论上说，以单拷贝基因为检测靶标的方法的灵敏度会低于以多拷贝基因为检测靶标的方法，但要注意少部分结核分枝杆菌菌株中 IS6110 拷贝数较低甚至缺失，可能导致假阴性。临床标本核酸检测阳性，应首先考虑标本中含有结核分枝杆菌，即病原学阳性，但需要时刻关注分子诊断可能存在的假阳性的问题。

平行开展多项分子检查而结果不一致时，应首先考虑病标本中含有结核分枝杆菌，即病原学阳性。但需要时刻关注分子诊断可能存在的假阳性的可能，必要时重复检查寻求更多的证据。当涂片阳性而核酸检测阴性时，首先要分析核酸扩增是否正确（或内对照是否阳性），如阳性，可考虑为 NTM 的可能；如阴性，核酸检查结果可能为假阴性，应重做。当核酸检验结果为低度或极低度阳性时，要结合临床进行分析，必要时重做；当两次均为阳性，则判定为核酸阳性；如检测标本为无菌性样本，各级别的阳性均可作为病原学诊断依据。

由于无论是死菌还是活菌，甚至是已经破碎的细菌，都可以释放 DNA，且有时 DNA 可在病灶中长时间存在，因此 DNA 检测阳性不代表标本中有活菌存在。在临床治疗过程中，治疗反应良好的患者在应用可以对检测结果进行定量或半定量分析的检测方法时，常呈现出阳性级别快速降低直至阴性的变化。然而有些患者在结核病治愈后仍可出现 DNA 检测阳性结果，上述情况可长达数年，但阳性结果的级别往往处于较低或是非常低的级别。对于 RNA 检测阳性的结果，应首先考虑患者标本中仍有活菌存在，当阳性结果与临床和影像学检查结果不符的情况，建议重复检测或是参考同期培养结果；对于检测阴性的结果，除了考虑患者标本中不带活菌或是菌量处于比较低的水平外，还应该关注检测方法灵敏度低可能带来的假阴性的结果。可以通过重复 RNA 检测核实上述结果，或是参考同期培养结果。

二、耐药结核病分子诊断技术

（一）检测原理

对应选择不同抗结核药物的已知耐药基因中的突变热点区域，通过基因扩增及靶片段的检测，来判断样本中是否存在目标的基因突变，实现耐药结核病的诊断。

（二）技术方法

检测耐药相关基因的突变情况。PCR 扩增目的基因是前提。一般可以在标本获取后几个小时内完成检测。方法的灵敏度和特异度主要取决于被检测的耐药基因与耐药的相关性，但生产工艺也对结果的准确性至关重要。来自不同厂家的产品检测的原理一致，所不同的是结果的展示方式。

（三）分子耐药诊断技术的分类

1. **线性探针杂交技术**　线性探针杂交技术（line probe hybridization technique）是指将长度不同的 DNA 或 RNA 片段标记在一种特点基质上作为探针，再通过检测探针与待测样本中的 DNA 片段是否由于序列互补发生杂交而判断待测样本的核苷酸序列情况。结核病领域最早使用的耐药检测技术的线性探针杂交技术是来自德国的 GenoType® MTBDR，检测与利福平耐药有关的 *rpoB* 基因突变和与异烟肼的高度耐药有关的 *katG* 基因和 *inhA* 突变。此项线性探针杂交技术自问世以来即得到了广泛关注，并由 WHO 推荐用于 MDR-TB 的筛查。

线性探针技术可以在 1～2d 内获得结核分枝杆菌菌株对异烟肼和利福平的药物敏感性结果，这较以罗氏培养基为基础的药敏试验的 4 周有明显的时间优势，有利于及时调整耐药患者的治疗方案。该技术可以直接检测涂片阳性的痰标本，由此进一步缩短了获得药敏试验结果的时间，但在实际操作中，由于核酸扩增 - 杂交技术需要一定的原始菌量，因此从痰标本直接检查存在实验失败的可能。另外，探针杂交技术与传统技术相比价格较贵，另外对技术人员有更高的要求，并且在实验步骤中的标本处理过程烦琐，因此也限制了此项技术在基层实验室的应用。

2. **DNA 芯片技术**　基因芯片又称 DNA 或 cDNA 微阵列（DNA or cDNA microarray），是指在一个大约 1cm 的载体上点布多个不同的寡核苷酸或 DNA 探针，与带标记的待测DNA 或 mRNA 杂交，据产生信号强弱来判断靶 DNA 或 mRNA 中与芯片相应基因的变异或表达情况。基因芯片技术始于 20 世纪 80 年代，国内第一款用于结核病耐药诊断领域的芯片技术包括了异烟肼和利福平两个药物。基因芯片的工作原理与线性探针基本一致，所不同的是承载探针的基质不同，一个是硝酸纤维素膜，一个是硅，但就检测性能和技术特点，二者都非常类似。

3. **Xpert® MTB/RIF 技术**　GeneXpert® 全自动病原体快速检测系统是一套高度自动化的核酸检测系统，可进行多种病原体的快速检测。Xpert®MTB/RIF 是基于此系统的针对结核病的检测体系，能够同时用于检测标本中是否存在结核分枝杆菌并测定细菌是否存在利福平耐药相关基因 *rpoB* 的突变，具有敏感度高、快速和操作简单、生物安全风险低、对操作人员的技术要求低的特点。此项技术以分子信标法（molecular beacon）核酸扩增技术为基础，通过多条探针的设计，覆盖了利福平耐药相关基因 *rpoB* 的长度为 81 个碱基的耐药决定核心区。

4. **高分辨率熔解曲线分析**　高分辨率熔解曲线分析（high resolution melting analysis，HRM）是一种新型的检测单核苷酸多态性（single nucleotide polymorphism，SNP）及突变的技术，通过靶序列与探针杂交产物熔点的差异检测基因突变情况。该方法的检测原理是在 PCR 体系中加入荧光探针，在 PCR 过程中扩增出与探针序列互补的单链寡核苷酸序列，通过实时 PCR 技术检测荧光信号值的变化从而生成不同形状的溶解曲线来展示 PCR产物中存在的 SNP 差异。该方法可简单、快速和准确地判断突变，已广泛应用于结核耐药诊断。目前，基于 HRM 的结核耐药产品 MeltPrO/TB 已在临床上应用，可以检测的药物包括利福平、异烟肼、乙胺丁醇、链霉素以及喹诺酮类药物。MeltPrO/TB 基本实现了自动化检测，操作人员只需做简单步骤来手工提取临床样本中的 DNA，之后机器即可完成基因扩增（通过实时荧光定量 PCR 实时荧光定量 PCR）和结果判定，并且从处理痰标本到报告结果只需要 4h。MeltPro 在上述抗结核药物的耐药检测中表现出较好的诊断价值。研究发现在 1 541 例涂片阳性的痰标本中，以 MGIT960 药敏试验结果为"金标准"，MeltPro TB/RIF 检测 RIF 耐药的敏感性为 94.2%（262/278），检测 INH 的敏感性略低于RIF，敏感性为 86.7%（215/248）；检测喹诺酮类耐药的敏感性最低，为 83.3%（205/246）；MeltPro TB 检测上述 3 种抗结核药物耐药的特异性均很高（97.5% ~ 98.1%）。在诊断乙胺丁醇耐药上，在 222 例涂片阳性的痰标本中，MeltPro/TB EMB 和表型罗氏培养基药敏试验的总体一致性为 91.4%；以表型罗氏培养基药敏结果为"金标准"，MeltPro/TB EMB 的敏感性和特异性分别为 83.1%（49/59）和 94.5%（154/163）。在诊断链霉素耐药上，采用传统罗氏培养基药敏试验为"金标准"，MeltPro TB/STR 的敏感性和特异性分别为 88.8%（308/347）和 95.8%（679/709）。

（四）结果解读

鉴于分子药敏的工作原理，任何一种方法都无法检测出 100% 的耐药株。存在发生同义突变（silent mutation）或突变不引起耐药的情况。菌群中存在敏感菌与耐药菌的混合时，尤其在耐药菌比例较低时，比如低于 10%，分子药敏技术常无法检测出耐药，而比例法药敏试验能够检出 1% 菌群比例的耐药。耐药株药敏试验表型检测与分子药敏诊断的结果存在差异，理论上讲分子方法诊断的耐药可靠性要高于药敏试验表型检测。传统药敏试验自身存在很多问题，其结果也存在可靠性问题。

三、分枝杆菌菌种鉴定分子诊断技术

分离培养物的鉴定也可借助 DNA 探针杂交和 PCR 扩增技术，国内外均有商用试剂盒出售。探针杂交是以一结核分枝杆菌基因组特异性片段和被检临床分离培养物进行 DNA 杂交实验。如果被检分离株是结核分枝杆菌复合群或结核分枝杆菌，探针可与分离株 DNA 变性后的单链特异性结合，得到鉴定结果。探针杂交可在日内完成，但需要较多数量的 DNA 量，一般用于分离培养物的鉴定。而聚合酶链反应（PCR）可特异性扩增基因组 DNA 特异性靶位序列，因此可用于培养物早期复合群的鉴定。

（一）原理

该方法通过分析同源 DNA 序列组成差异将细菌鉴定至种水平，是目前菌种鉴定的"金标准"。

（二）技术特点

常用于分枝杆菌菌种鉴定的序列包括 16S RNA 编码基因（16S DNA）、16S-23S rRNA 基因间区（ITS）、RNA 聚合酶的 β 亚基（rpoB）和热休克蛋白 65（hsp65）编码基因，仅就鉴别能力来看，hsp65 优于 rpoB 和 ITS，而 16S DNA 的鉴别能力最低。联合应用不同的同源序列进行菌种鉴定，既可以弥补单一序列的鉴别能力的不足，也可以减少单一序列公用数据库不完整，或是数据错误引起的错误鉴定。

（三）菌种鉴定技术

目前上市的技术采用的是间接同源基因或序列比较方法，该方法设计针对特定同源基因或序列（如 16rDNA、ITS 等）的单核苷酸多态性位点的探针，并将探针标记在固相的基质上（如纤维素膜、芯片等），通过探针与待测序列的结合情况间接判断 DNA 序列的组成，从而达到鉴别菌种的目的。商业试剂盒简化了操作流程，适合于临床实验室开展应用。商业化菌种鉴定试剂盒具有操作相对简单、在医疗机构可独立完成、能够满足主要临床需求的优点。但由于纳入菌种数量有限，无法完全覆盖 NTM 高流行地区实际分离到的菌种类型，导致鉴定失败或错误。菌种鉴定技术在 NTM 分离率高的地区推荐常规开展，比如日常工作中 NTM 占全部分离的分枝杆菌的比例高于 10% 的地区，或是低分离率地区已通过初步菌种鉴定发现 NTM 的存在后，需要进一步的诊断和治疗时也需要做后续的菌种鉴定。

（四）结果解读

国内已上市的分枝杆菌菌种鉴定试剂盒能够鉴定十几种临床常见的分枝杆菌菌种，这样的鉴别能力基本能够满足我国大部分 NTM 病低流行地区的临床需求。对于 NTM 分离率比较高的地区，比如东南沿海省份，临床实验室分离出的菌种数量要远多于试剂盒包括的菌种数量。商业试剂盒通常在 DNA 探针设计方面，会包括针对分枝杆菌属的探针和针对不同菌种的特异性的探针。对于没有包括在可鉴别菌种内的其他 NTM 菌种，检测会获得分枝杆菌属探针阳性，但所包含的特定菌种探针检测均阴性的结果。当获得这样的结果时，需要应用其他分辨率更高的技术，比如直接基因测序法，对菌种进行进一步的鉴别。

第三节　免疫学诊断方法

临床工作中病原学阴性肺结核和肺外结核无法获得病原学诊断依据，基于病原菌和宿主互作的免疫学诊断技术已成为主要的结核病辅助诊断方法，结核菌素皮肤试验（TST）、结核杆菌融合蛋白（EC）皮肤试验和 γ 干扰素释放试验（IGRA）是结核病免疫学诊断技术。近年来，也有一些新的免疫学诊断标志物用于结核病诊断以不断完善菌阴结核病的诊断。

一、结核菌素皮肤试验

（一）原理

结核菌素皮肤试验（TST）是一种基于 Ⅳ 型变态反应的皮肤试验，检测原理为凡感染过结核的机体会产生致敏淋巴细胞，当机体再次暴露到少量的结核分枝杆菌或结核菌素时导致效应淋巴细胞释放出多种细胞因子发挥免疫学效应。

（二）技术方法

TST 的检测方法是在左前臂掌侧 1/3 处中央皮内注射 0.1mL PPD，于 72h（48～72h）检测反应，以皮肤硬结为准。

查验反应结果如下。

（1）硬结平均直径＜5mm 或无反应者为阴性。

（2）阳性反应（＋）：硬结平均直径≥5mm 者为阳性。

（3）硬结平均直径≥5mm，＜10mm 为一般阳性。

（4）硬结平均直径≥10mm，＜15mm 为中度阳性。

（5）硬结平均直径≥15mm 或局部出现双圈、水疱、坏死及淋巴管炎者为强阳性。

（三）技术分类

目前在我国注册上市 PPD 产品有结核菌纯蛋白衍生物（TB-PPD）及卡介菌纯蛋白衍生物（BCG-PPD），常用的有 20IU/mL 及 50IU/mL 两种规格。

二、重组结核杆菌融合蛋白（EC）皮肤试验

重组结核杆菌融合蛋白（EC）皮肤试验是以重组结核杆菌融合蛋白（EC）作为免疫原检测结核分枝杆菌感染的皮肤试验。

（一）原理

重组结核杆菌融合蛋白（EC），是由高效表达 MTB 的 *ESAT6-CFP10* 基因的大肠杆菌，经发酵、分离和纯化后制成。EC 皮肤试验反应的原理是迟发型细胞过敏反应，即 Ⅳ 型变态反应。*ESAT-6* 仅存在于致病性分枝杆菌中，所有 BCG 菌株及绝大部分环境分枝杆菌基因组均丢失该基因，不表达 *ESAT-6*，该蛋白与其他微生物的已知蛋白无明显同源性。

（二）技术方法

试验方法：在前臂掌侧皮内注射，每人皮内注射 0.1mL（5U）。

结果测量：注射后 48～72h 检查注射部位反应，测量记录红晕和硬结的横径及纵径的毫米数，以红晕或硬结大者为准。反应平均直径≥5mm 为阳性反应。凡有水疱、坏死、淋巴管炎者均属于强阳性反应。

三、γ 干扰素释放试验和其他细胞因子检测

（一）原理

γ 干扰素释放试验（IGRA）的检测原理是基于抗原刺激过的致敏 T 细胞再次暴露到同类抗原时可使效应 T 细胞产生 IFN-γ，其检测所使用的 MTB 特异性抗原主要是来自结核分枝杆菌 *RD1* 区基因编码的分泌蛋白，其中最常用的两种抗原是 *ESAT-6* 和 *CFP-10* 或抗原多肽。

（二）技术方法

受试者采集全血后，分离单核细胞，加入结核分枝杆菌特有的抗原刺激，在 37℃ 体外培养 16～24h 后，检测 T 细胞所产生的 IFN-γ 水平。

由于判读结果的方法不同，目前广泛应用的 IGRA 检测产品有以下两种。

1. **酶联免疫吸附试验**（enzyme-linked immunoadsordent assay，ELISA） 检测全血中致敏 T 细胞再次受到 MTB 特异性抗原刺激后释放 γ- 干扰素水平，称之为干扰素体外释放酶联免疫法。

2. **酶联免疫斑点试验**（enzyme-linked immunospot assay，ELISPOT assay） 测定在 MTB 特异性抗原刺激下，外周血单核细胞中能够释放 IFN-γ 的效应 T 细胞数量，称之体外酶联免疫斑点试验。

四、MPB64 蛋白检测

MPB64 蛋白是结核分枝杆菌复合群的早期分泌蛋白，由于在培养上清中大量分泌容易被检测，成为一个重要的靶标。近年来开始应用的 MPT64 抗原检测技术，也属于分枝杆菌初步鉴定技术，与液体培养技术结合，能够快速鉴定结核分枝杆菌复合群，从而促进了临床 NTM 病例的发现。MPB64 蛋白胶体金法简单、快速、廉价，不需要特殊设备，目前在临床上广泛应用于结核分枝杆菌复合群检测。

（一）原理

MPB64 抗原是结核分枝杆菌复合群在液体培养基中生长时主要的分泌蛋白之一，绝大多数非结核分枝杆菌培养滤液中并不存在此分泌蛋白，由此可以进行初步菌种鉴定。

（二）检测方法

检测方法为通过在硝酸纤维素膜测试条上标记与胶体金偶联的抗 MPB64 的鼠单克隆抗体，在液体培养结束后，滴加微量抗酸杆菌培养阳性的培养基至加样孔，15min 内通过

显色条带判定结果。对于在固体培养基上生长的分枝杆菌，也可通过配成细菌悬液进行检测。

（三）结果解读

质控条带和测试条带均显色，提示样本中含有结核分枝杆菌复合群。需要注意的是，一些结核分枝杆菌由于存在 MPB64 抗原的突变导致检测阴性，一些亚种的 BCG 由于培养时不分泌 MPB64 抗原而检测阴性，而海分枝杆菌检测呈弱阳性。

五、脂阿拉伯甘露聚糖抗原检测

脂阿拉伯甘露聚糖（lipoarabinomannan，LAM）是分枝杆菌细胞壁的特有成分，检测患者尿液中的 LAM 是一种无创的、床旁的、基于生物标志物的方法。由于其仅存在于活动性结核，与非结核分枝杆菌感染的交叉反应发生率低，并且检测简单、快速、廉价，因此被用于结核病的快速诊断。相比于痰标本，尿液检测的优势是便于收集和储存，不会产生痰标本收集过程中的气溶胶，因此生物安全风险小。

（一）原理

LAM 是结核分枝杆菌的细胞壁成分，结核病患者体内的结核分枝杆菌在代谢或降解过程中会被释放，并最终通过肾脏排出体外。通过制备针对结核分枝杆菌特异性的 LAM 表位的多克隆抗体对尿液样本进行检测。

（二）技术方法

LAM 抗原检测已经有商业化的试剂盒，基于金颗粒显色 LAM 方法，仅需要将 60μL 尿液滴在试纸条上，孵育 25min 后，可通过肉眼观察条带的有无及深浅来判定标本中是否有 LAM 抗原。在免疫功能正常的患者中该方法的灵敏度较低，但对于 HIV 阳性合并结核病的患者，尤其是当 CD4 细胞数 ≤ 100 个 /μl 时，其灵敏度为 40%～50%，特异度可达 90% 以上。此外，近年研发出一种更灵敏的基于银扩增显色的新型 LAM 方法，可显著提高质控条带和测试条带的可视性，检测灵敏度显著高于传统 LAM 方法。

（三）结果解读

2015 年，WHO 指南制定专家组在分析已有数据的基础上，制订了以下指导意见：①不推荐 LF-LAM 用于除 CD4 细胞减少的 HIV 感染者或是有重症表现的（具有以下疾病危重表现：呼吸频率高于 30 次 /min，体温高于 39℃，心率高于 120 次 /min，无法独立行走）HIV 感染者以外的结核病诊断；②当 CD4 细胞数 ≤ 100 个 /μl 的 HIV 感染者具有结核病的临床表现时，或是当艾滋病患者症状严重时，可以不考虑 CD4 细胞计数，用 LF-LAM 进行结核病的诊断。此建议可扩大范围至儿童患者；③不推荐 LF-LAM 用于结核病的筛查。

第四节　病理学诊断

病理学诊断是微生物学之外最重要的结核病准确诊断途径，在痰菌阴性的肺结核及肺外结核的诊断中发挥着非常重要的作用。近年来，分子病理学技术的快速发展，结核病的病理学检查可为临床提供更明确的诊断，如结核病与非结核分枝杆菌病的鉴别诊断及耐药结核病的诊断等。

一、常规病理学诊断方法

常规病理学诊断方法主要包括肉眼的大体观察和光镜水平的形态学观察。

（一）标本固定

取材后应尽快放入 10% 中性福尔马林固定液中，固定液量应为固定标本体积的 5 ~ 10 倍。大标本应切开固定，如常见的肺结核标本，应沿支气管束书页状切开。小标本的固定时间为 4 ~ 6h，大标本为 18 ~ 24h。

（二）大体检查

切除标本的肉眼观察非常重要，应当详细描述标本的大小、病灶所在部位、病变范围、切面颜色、质地、是否伴有干酪样坏死及空洞，空洞数量、大小、空洞壁厚度及内壁是否光滑。典型的灰黄色干酪样坏死对结核病的诊断具有提示作用。但结核病合并其他疾病，如肺结核合并肺癌在临床上也不少见，如果切面有质地细腻区域，应广泛取材，以免漏取。近年来，肺结核的手术切除标本已经比较少见。肺外结核的手术切除标本大体观察多为干酪样坏死及脓液，应取材坏死及脓液。

（三）组织学形态观察

病理组织最常用的染色方法是苏木精 - 伊红染色（hematoxylin and eosin staining，HE staining），苏木精染液为碱性，主要使细胞核内的染色质与胞质内的核酸着紫蓝色；伊红为酸性染料，主要使细胞质和细胞外基质中的成分着红色。该方法是目前病理学诊断最基本和最常用的方法。光镜下结核病病变为坏死性肉芽肿性炎，伴有不同数量的非坏死性肉芽肿。结核结节（tubercle）是结核性肉芽肿病变中形成的一种较特异的形态结构，结节中心常为干酪样坏死，坏死周边围绕类上皮细胞、散在多少不等的朗汉斯巨细胞，结节的外侧为淋巴细胞及少量反应性增生的成纤维细胞。

二、特殊染色

为了显示与明确组织或细胞中的正常结构或病理过程中出现的异常物质、病变及感染的病原体等，需要分别选用相应的试剂显示这些成分的染色方法。

（一）抗酸染色

1. **原理**　分枝杆菌细胞壁含脂质较多，其中主要成分为分枝菌酸，该成分具有抗酸性，染色时与石炭酸复红结合牢固，能抵抗酸性乙醇的脱色作用，因此抗酸杆菌能保持复红的颜色，达到染色目的。

2. **技术方法**　最常用的抗酸染色方法是齐-内染色。现在应用改良法，免去加热的步骤。抗酸阳性菌为红染的两端钝圆、稍弯曲、成串珠样的杆状菌，而背景为蓝色。抗酸杆菌常位于坏死区的中心或坏死区与上皮样肉芽肿交界处，也可以位于纤维渗出中，而上皮样细胞构成的肉芽肿中含菌量极少。需注意的是除了结核分枝杆菌，麻风分枝杆菌和非结核分枝杆菌也是抗酸阳性菌，肉眼很难分辨，需要进一步进行分子病理检测加以鉴别。

（二）网织纤维染色

1. **原理**　氨银液被组织吸附与组织中的蛋白结合，经甲醛还原成黑色的金属银沉积于组织内及表面。用氯化金调色后，再用硫代硫酸钠液洗去未还原的银盐，从而将组织内的网状纤维清晰地显示出来。

2. **技术方法**　网状纤维广泛分布在全身组织器官，利用网状纤维染色观察病变组织网状纤维的多少、粗细、疏密、有无断裂、塌陷等形态变化，对判断病变的性质、程度、发展、转归具有重要意义。由于干酪样坏死是一种彻底性坏死，因此与肿瘤的凝固性坏死不同，而仅仅通过 HE 染色对于坏死性质的判定可能出现一定的偏差。而网状纤维染色则可以对这两种坏死进行鉴别诊断，对结核病的诊断和鉴别诊断有一定的辅助作用，但不能明确诊断。

（三）六胺银（gomori methenamine silver，GMS）染色

1. **原理**　真菌的细胞壁基本结构成分是含有较多的黏多糖和蛋白质，这些物质经过适量的氧化剂氧化一定时间，就能促使糖类结构分子的乙二醇或氨羟基的碳键断开，生成醛类化合物，然后使暴露的游离醛基与银试剂进行结合，从而达到显示真菌的目的。

2. **技术方法**　真菌病是除结核病外最常见的感染性肉芽肿性疾病，往往可以表现为坏死性肉芽肿性炎，仅仅通过 HE 染色很难进行鉴别。GMS 染色和过碘酸雪夫（periodic acid-Schiff，PAS）染色是特殊染色中常用的真菌检测方法，是组织病理学检测真菌的重要手段。在临床实践中，我们发现六胺银的敏感性高，且能够清晰地显示真菌的形态，尤其是对含真菌量较少的病例，相比 PAS 染色，具有更好的显色优势。我们首先推荐使用。

（四）金胺 - 罗丹明荧光染色

1. **原理**　在于室温条件用金胺 - 罗丹明染色以及复染后，用含紫外光源的荧光显微镜检测，抗酸性菌呈亮黄色，而其他细菌及背景物质呈暗黄色。

2. **技术方法**　与传统抗酸染色相比，金胺 - 罗丹明染色后抗酸杆菌会发出蓝绿色荧光，在暗视野下更醒目，且可在高倍镜下观察，不需要使用油镜。该方法与抗酸染色相比，检出率更高。但该方法大多应用在涂片的抗酸杆菌检测，组织切片中应用较少，需要在荧光显微镜下进行观察，并且不能对抗酸杆菌进行定位，荧光切片也无法长期保存。

三、免疫组织化学染色

（一）原理

免疫组织化学法（immunohistochemistry，IHC）是指带显色剂标记的特异性抗体在组织细胞原位通过抗原抗体反应和组织化学的呈色反应，对相应抗原进行定性、定位、定量测定的技术方法

（二）技术方法

如抗 CD68 抗体可以帮助区分类上皮细胞与上皮来源细胞，有助于确认肉芽肿结构，但对于结核病的诊断没有很大帮助。第二种类型是针对结核分枝杆菌特异抗原的抗体。这类抗体可以在组织切片中显示结核分枝杆菌相关蛋白的表达，对提高结核病诊断阳性率很有帮助。目前报道的结核分枝杆菌相关抗体主要识别 BCG、MPT64、PstS1、Ag85B 等抗原。IHC 检查操作简便，阳性信号易于观察，不需要使用油镜，可以有效提高敏感性和工作效率。但该方法现阶段缺少第二种类型的高质量商业化 IHC 抗体及其判读标准，因此还需要加快研究成果向临床应用的转化进程。

四、分子病理学技术

基于基因检测的分子病理学新技术具有简单、快捷、特异、敏感及快速等优点，可有

效提高组织标本中 MTB 的检出率，可帮助鉴别结核病与非结核分枝杆菌病，还可以帮助诊断耐药结核病，为结核病病理学精准诊断提供更多的辅助手段。近年来，从石蜡组织标本中提取 DNA，采用分子病理技术检测结核分枝杆菌的特异基因片段，大大提高了结核病的明确诊断率，也很大程度缩短了确诊时间，成为临床诊断结核的重要途径。

（一）原理

通过检测结核分枝杆菌特异基因片段包括检测结核分枝杆菌特异基因如 *IS6110*，*16s rDNA*、*Mpt64*、*ropB* 等，通过基因扩增及靶片段的检测，来判断样本中是否存在这些目的 DNA，从而实现对结核病的准确诊断及耐药基因的诊断。

（二）技术方法分类

1. **实时荧光定量 PCR**（real time fluorescence quantitative PCR，RT-qPCR） 该技术原理为通过荧光染料或荧光标记的特异性探针，对 PCR 产物进行标记跟踪，实时在线监控反应过程，结合相应软件对产物进行分析。该技术是目前临床应用最为广泛的分子病理检测技术，其主要优势在于操作简便、成本低廉、快速及敏感等。结核分枝杆菌特异序列 IS6110 是目前最常见的检测靶点，该序列只存在于结核分枝杆菌复合群，且是多拷贝，对于结核病诊断的敏感度和特异度均较高，可用于鉴别诊断结核病与非结核分枝杆菌病。

2. **交叉引物核酸恒温扩增**（crossing priming isothermal amplification，CPA） 核酸扩增是核酸分子诊断的关键技术。根据核酸扩增反应中温度变化要求，可以将核酸扩增技术分为两大类：一类是 PCR 核酸扩增技术，另一类是核酸恒温扩增技术。PCR 技术是指通过控制温度的变化来实现 DNA 扩增的三个步骤：模板变性（如 95℃）– 引物杂交（如 58℃）– DNA 合成（如 72℃）。这种温度变化的循环重复（如重复 35 次）过程通常由精密而复杂的仪器（PCR 仪）来控制。核酸恒温扩增技术则是扩增反应的全过程均在同一温度下进行，不须像 PCR 反应那样需要经历几十个温度变化的循环过程。这一特点使得它们对扩增所需仪器的要求大大简化，反应时间大大缩短，因而具有巨大的应用价值，成为分子诊断行业发展中的热点。

3. **核酸杂交**（nucleic acid hybridization） 核酸杂交技术主要原理是与探针（probe）具有一定同源性和互补性的待测核酸分子在一定的条件下，可与探针通过氢键形成双链分子。这种双链分子经过同位素、荧光物质或生物素标记后，可通过放射自显影或显色反应检测出来。该技术比 PCR 技术具有更高的检测通量，一次实验可以检测多个基因位点。由于非结核分枝杆菌种类繁多，而不同非结核分枝杆菌治疗方案不尽相同，因此该技术在分枝杆菌鉴定中具有独特优势。另外，该技术可以实现一次检测多种抗结核药物的耐药相关基因突变，如通过检测 rpoB 基因突变筛选利福平耐药的 MTB，通过检测 katG、inhA、ahpC 等基因突变可筛选异烟肼耐药的 MTB 等。

4. **高分辨溶解曲线**（high resolution melting，HRM） HRM 技术主要原理是双链核酸分子热稳定性受其长度及碱基组成的影响，序列变化会导致升温过程中双链核酸分子解链行为的改变。由于所用的荧光染料只能结合双链核酸分子，因此通过实时检测双链核酸分子熔解过程中荧光信号值的变化，再借助专业性的分析软件，可以检测待测核酸分子的序列多态性。其特点是敏感度高、可检测单碱基差异、成本低且闭管操作等。该技术也可应用于分枝杆菌菌种鉴定及耐药结核病的诊断。

5. **宏基因二代测序**（metagenome next-generation sequencing，mNGS） 指直接从人类组织活检和体液样本中检测出微生物总 DNA 或 RNA，分析全部微生物组成，基于二代测序的宏基因组学，简称 mNGS。随着测序流程优化，成本降低，目前周期可缩短至 24h 之内，并且可以新发或再发病原体感染，可实现临床快速诊断及精准治疗，使得患者获益。现在大多研究表明 mNGS 技术对于诊断结核病具有较高的价值，敏感性高，显著优于传统的培养、Xpert 及抗酸染色等诊断技术方法，mNGS 尤其是肺组织中的敏感性较高。但上述研究的纳入标本为浆膜腔积液、新鲜组织、脓液、痰液及支气管灌洗液等，以石蜡标本为检测对象的相关研究较少。

（三）注意事项

PCR 的分子病理检测技术敏感度很高，外源 DNA 的污染容易造成假阳性，需要注意以下几点：①分子病理检测需在符合国家标准的临床基因扩增实验室中，由受过专门培训的执证专业人员按照规范化操作规程进行，以保证检测结果的准确性；②每次实验需设置阳性与阴性对照；③当检测结果出现阴性时，不能排除由于病原菌数量低于检测值而引起的假阴性结果；④实验耗材尽量使用无核酸、无核酸酶、无菌的一次性用品，尽量使用带滤芯吸头、防止气溶胶对加样器的污染；⑤建议分子病理检测使用专属切片机，不与其他常规切片机混用。每个标本应使用独立切片刀，以防交叉污染；⑥准备用于分子病理检测的白片应参照，并且注意捞片机中使用洁净水，此外用于分子病理检测的白片应避免烤片，避免刮片过程中因产生静电造成过多组织损失。

知识要点

1. 细菌学诊断方法是结核病实验室最传统的诊断，目前作为结核病诊断实验室的主要检查手段，分枝杆菌培养技术目前仍然被用作结核病实验室诊断的"金标准"。

2. 结核病分子生物学技术是结核病实验室诊断未来的发展方向，技术克服了传统实验室技术在敏感性、特异性、报告结果时限等方面的不足。分子诊断技术依据检测目的可以分为结核病分子诊断技术和耐药结核病分子诊断技术。NTM 菌种鉴定的技术能够将分枝杆菌菌种鉴定至种水平。

3. 病原学阴性肺结核和肺外结核无法获得病原学诊断依据，基于病原菌和宿主互作的免疫学诊断技术已成为主要的结核病辅助诊断方法。

4. 病理学诊断是结核病诊断的重要手段，尤其是对痰菌阴性肺结核和肺外结核，具有更加重要的临床价值。

5. 分子病理学技术的快速发展，病理学可以为临床提供更加明确的结核病诊断和耐药结核病诊断。

练习题

一、单选题

1. 结核分枝杆菌培养常用的固体培养基是（　　　）
   A. 罗氏培养基
   B. 7H9 培养基
   C. MH 培养基
   D. 血平板培养基

2. 我国结核分枝杆菌罗氏培养基报告阴性结果的时间为（　　　）
   A. 2 周
   B. 4 周
   C. 6 周
   D. 8 周

3. 下列哪个基因属于利福平耐药突变基因（　　　）
   A. *ropB*；
   B. *katG*；
   C. *inhA*；
   D. *gyrA*

4. 可以对结核分枝杆菌复合群和非结核分枝杆菌进行初步鉴定的选择培养基是（　　　）
   A. 7H10 培养基
   B. 对硝基苯甲酸培养基；
   C. 7H9 培养；
   D. 罗氏培养基

5. IFN-γ 释放试验检测的主要抗原包括 ESAT-6 和（　　　）

    A. KatG   B. inhA

    C. rpoB   D. CFP-10

6. MPB64 蛋白在以下哪种分枝杆菌中分泌（　　　）

    A. 结核分枝杆菌

    B. 鸟分枝杆菌

    C. 脓肿分枝杆菌

    D. 龟分枝杆菌

7. 下列结核病实验室诊断技术属于免疫学检测方法的是（　　　）

    A. 涂片

    B. IGRAs

    C. Xpert® MTB/RIF

    D. GenoType®MTBDR

8. 荧光镜检查分枝杆菌至少需要观察多少个视野（　　　）

    A. 10

    B. 30

    C. 50

    D. 100

9. 结核分枝杆菌在液体培养基中的倍增时间为多少（　　　）

    A. 1 ~ 5h；

    B. 6 ~ 10h；

    C. 10 ~ 15h；

    D. 20 ~ 24h

10. 可以区分人型结核和牛型结核的选择性培养基是哪一种（　　　）

    A. 7H10 培养基

    B. 对硝基苯甲酸培养基

    C. 7H9 培养

    D. 噻吩 -2- 羧酸肼

11. 病理学诊断中结核分枝杆菌最常用的特殊染色方法（　　　）

    A. 网织纤维

    B. 六胺银染色

    C. 齐 - 内染色

    D. PAS 染色

二、名词解释

1. γ 干扰素释放试验
2. 罗氏培养基
3. 结核结节

三、简答题

1. 简述结核分枝杆菌抗酸染色原理。
2. 简述结核菌素试验的结果判读标准。
3. 简述 Xpert® MTB/RIF 检测的优点。
4. 简述结核病病理学诊断的常用技术方法。

第五章
结核病影像学检查

学习目的

1. 了解结核病诊断中不同影像学诊断方法的应用。
2. 掌握临床诊疗中依据规范化诊断流程如何选择最适宜的影像学检查方法。
3. 掌握五类肺结核和常见肺外结核的诊断要点和分析思路。

由于肺部组织含有大量空气，具有良好的自然对比，即使是胸部透视或胸部 X 线片，也能获得清晰的图像，为疾病的诊断奠定了基础。随着科学技术的进一步发展，尤其是 20 世纪后期，Hounsfield 将电子计算机应用于体层摄影后，计算机体层摄影（computed tomography，CT）及螺旋 CT 等技术的迅速发展，以及现代数字摄影的广泛应用，影像医学在临床诊断中的地位越发重要，目前已成为胸部疾病诊断中不可缺少的重要方法。

第一节　肺结核影像学检查方法

目前，胸部疾病影像检查最常用技术包括胸部 X 射线透视、胸部 X 线摄影和胸部 CT 扫描。此外，磁共振成像（magnetic resonance imaging，MRI）也被用于部分胸部疾病诊断的研究与探讨之中。

一、X射线透视

X 射线透视是利用荧光屏在暗室中进行透视检查，随着电子技术的进一步发展，X 射线透视已逐渐普及。其原理是利用影像增强管装置，将荧光影像转换成电子影像，亮度远高于普通荧光屏的显像亮度，且图像清晰。因此可以在室内自然光线下进行检查。此外，较传统 X 射线透视明显减少了 X 线的照射量。

值得提出的是，当前 X 射线透视主要用于观察胸部手术后复张状况，或者用于胸腔积液和积气的穿刺定位等，而很少用于发现病变和诊断病变。

二、胸部 X 线摄影

胸部 X 线摄影包括普通摄影和高电压摄影。胸部高电压摄影是当前最常用的一项检测技术，其特点是：X 线波长较短，穿透力增强，组织吸收 X 线量减少，使不同组织的密度差减小，在影像上可以避免影像遮盖效应，增加影像信息量，因而提高了影像分辨能力。电压的增高相应使管电流减少，一般为 2～5mAs，若同时使用感绿屏、片，所应用的管电流可进一步减少至 1～2mAs，大大减少了 X 线对人体的损害，也进一步提高了影像的清晰度。

胸部高电压摄影优点包括：①胸部 X 线影像信息量增加，如胸部软组织及肋骨密度减低，其遮盖效应减少，肺纹理相应增多；②可清楚显示纵隔旁、肋膈窦及心影后处的病变；③有利于显示病变的内部结构，如病灶内的钙化、融解空洞等；④显示气管、主支气管及叶或段支气管内腔的状况。

三、计算机 X 射线摄影

计算机 X 射线摄影（computed radio-graphy，CR）的成像原理不同于传统 X 射线摄影，所摄取的 X 线影像信息记录在由钡氟溴化合物结晶（BaFX）构成的影像板（imaging plate，IP）上，并在这种辉尽性荧光物质中形成潜影，通过激光扫描，所激发出的辉尽性荧光被自动跟踪集光器收集，经光电转换成为电信号，并进一步放大，再转换成为数字化影像信号，经由计算机处理后形成可见影像，可以在显示器上直接阅读、分析，或者应用激光相机将影像记录在胶片上。

直接数字 X 射线摄影（direct digital radiography，DDR）系统，即数字 X 射线摄影（digital radiography，DR）系统，使用了电子暗盒和扫描阵列控制器等，所以其成像原理与记录信息的载体均与 CR 系统不同。当 X 线透过人体衰减后，可直接在电子暗盒的顶层电极形成电荷对，并在高压电场的作用下向两极扩散，正电荷移到集电矩阵并存在于电容单元中，即完成了影像的存储，集电矩阵中的信号读取后经 A/D 转换为数字信号，经计算机处理后得到数字图像。

CR 和 DR 技术在结核病诊断中的应用价值：①胸部 X 线影像层次丰富，图像清晰；②可清楚显示纵隔旁、肋膈窦及心影后处等普通胸部 X 线片上所谓隐蔽部位的病变；③显示气管、主支气管及叶或段支气管及其内腔的状况；④有利于显示结核病灶的内部结构，如病灶内小的钙化和局限融解空洞等；⑤可进行影像信息的数字化管理。

值得注意是，目前 DR 系统基本替代了 CR 摄影，成为肺结核发现和诊断最为简便的一种检查技术。

四、计算机体层摄影

计算机体层摄影（computed tomography，CT），又称为计算机断层扫描。CT 原理是应用高度垂直的 X 线束环绕人体某部按一定厚度的层面进行的断层，而这些穿过人体被组织吸收产生不同程度衰减的 X 线，由设置在 X 线管对侧的数千个探测器所接收，探测器将衰减的 X 线转换成电信号（即模拟信号），此信号再经过模拟数字转换器（A／D）转换成数字量再输入电子计算机，经电子计算机处理运算，最后由图像显示器将不同的数据用不同的灰度等级显示出来，即构成 CT 图像。

随着电子技术飞速发展，CT 机器由最初的第一代 CT 发展为现代的螺旋 CT。现代螺旋 CT 具有以下优点：①螺旋 CT 扫描速度快，以目前广泛应用的 64 排 CT 为例，仅 4～5s 即可完成一次胸部 CT 扫描，简便快捷；②螺旋 CT 扫描为容积扫描，真正做到了连续无间隔扫描，所获取的胸部图像完整全面；③影像清晰度高；④具有强大的重建技术，通常在连续 5mm 层厚容积扫描成像后，再自动拆薄重建为 0.625～1.25mm 的薄层图像，使 5mm 以下病变，尤其是磨玻璃密度结节等均能够清楚显示；此外，后处理工作站亦具有强大的重建功能，还可以提供多层面重建、虚拟内镜和血管结构等多种图像形式，从而更加清晰地显示病变的立体结构等；⑤静脉注射造影剂即增强 CT，可以增加病灶本身及与周围结构的密度对比，并通过不同时相扫描，观察选定部位的密度改变状况，有助于疾病的诊断与鉴别。

CT 在肺结核病诊断中的应用：①避免了影像的重叠，有利于发现胸部隐蔽区的病变；②可清楚显示各型肺结核不同时期的病变特点，如有无局限融解、小空洞和极少量积液等；③可更准确地显示肺门及纵隔淋巴结肿大及强化状况，对确定原发性肺结核更为有利；④可显示早期血行播散性粟粒结节影像；⑤可显示包裹性脓胸的脓腔及增厚胸膜的状况；⑥可显示结核性支气管狭窄、扩张；⑦可用于评价肺结核毁损肺的功能状况；⑧有助于胸部疑难病变的穿刺活检及定位引流等介入性诊疗技术的应用。

五、磁共振成像

磁共振成像（magnetic resonance imaging，MRI）基本原理是氢原子的质子共振作用。氢原子是人体内数量最多的物质，原子核内只含有一个质子最不稳定，最易受外加磁场的影响而发生共振现象。即在正常情况下，人体内氢质子呈杂乱无章地排列，磁矩方向不一，将这些自旋而混乱的氢质子置入一个强大均匀的外加磁场中，它们就顺着外加磁场磁力线方向重新排列，这时用特定的第二磁场的射频脉冲激发后，氢原子核从中吸收了能量而共振。因人体内遍布氢原子，MRI 正是利用氢质子作为"探针"和"收发报机"来收集和显示人体内部的 MRI 信号及其分布状况。

MRI 原理：将人体置于均匀高强度磁场中，使氢原子核的质子磁化定向排列，并以一定的频率围绕磁场方向进动，在其基础上使用与质子进动频率相同的射频脉冲激发质子磁矩，使其偏转，即质子则离开磁场平面按某一频率自旋共振。当电磁波切断后，已呈共振状态的质子，核自旋逐渐恢复原来的低能热平衡状态（即弛豫）。此时可自氢原子核放射出相同频率的电磁波称为共振电磁波。将此共振电磁波接收并通过电子计算机进行空间编码，以确定所测得原子核的空间分布，再用转换器重建成图像显示在监视器荧光屏上，即构成通常的 MRI 图像。

MRI 与 CT 同样是人体层面的数字图像，所不同的是 MRI 为多参数成像，即每个体素亮度的灰阶值与 T_1、T_2 以及流动液体参数有关。人体内不同组织及各种病变的性质，都有各自不同的 T_1、T_2 及质子密度值，我们通过调节脉冲序列中的重复时间（repeat time，TR）、回波时间（echo Time，TE），就可以得到某个组织特征参数的图像，这种有代表的图像称为加权图像，即通常将分别反映组织 T_1、T_2 弛豫时间和质子密度 N（H）特征的图像，相应的称为 T_1 加权、T_2 加权和质子密度 N（H）加权像。但事实上在 MRI 成像过程中，T_1 弛豫和 T_2 弛豫二者同时存在，只是在某一时间内所占的比重不同，以 T_1 差别为主的称 T1 加权像，以 T_2 差别为主的称 T_2 加权像，以质子密度差别为主的称质子密度 N（H）加权像。

MRI 在肺结核病变诊断中的应用：①分析 T_1 与 T_2 值的变化，可用于鉴别肺结核瘤和肺癌（但其信息的诊断价值没有超过 CT 影像）；②评价纵隔淋巴结肿大状况；③观察胸膜疾患及胸腔积液等病变；④有助于颅内结核病变的检出等；⑤鉴别肺结核瘤与肺部血管性肿瘤，在不注射造影剂情况下即可清楚显示。

第二节 肺结核的影像诊断

胸部 X 线检查和 CT 检查是肺结核最普遍的影像学检查手段，《结核病分类》（WS 196—2017）将活动性结核病分为肺结核和肺外结核，活动性肺结核被分为五个亚型，即：原发性肺结核、血行播散性肺结核、继发性肺结核、气管支气管结核和结核性胸膜炎，不同类型的肺结核有着相对特征性的临床、病理和影像学特点。

一、原发性肺结核的影像诊断

（一）儿童原发性肺结核的影像诊断

儿童原发性肺结核是结核分枝杆菌初次感染后发生的原发感染，包括原发综合征及胸内淋巴结结核。儿童结核有早期淋巴血行播散的特点，为肺外结核的起源。胸部X线平片和CT检查在发现病变、观察病灶的演变、判断疗效和病灶活动性以及估计预后等方面有重要作用。

1. **原发综合征**　原发综合征由4个部分组成，即肺部原发灶、支气管淋巴结结核、淋巴管炎及初染灶邻近的胸膜炎。原发灶是一种结核性肺泡炎，大小约 0.5 ~ 2.0cm。由于结核菌素影响，中心部发生干酪坏死，周边为上皮样细胞、朗格汉斯细胞以及淋巴细胞组成的结核结节。初染早期，一部分结核分枝杆菌即随病灶周围的淋巴管侵入肺门淋巴结引起结核性淋巴管及淋巴结炎。多数病例伴不同程度和范围的胸膜炎，大多为纤维素性，其中1/3有壁层胸膜结核存在。

（1）胸部X线表现

1）原发灶：原发灶可发生在肺的任何部位，据统计右侧多于左侧，上叶较下叶多见，好发于胸膜下。原发灶大小、形状依年龄和机体免疫状态不同而异。一般为小叶性病灶，呈云絮片状或小结节影。有时形成尖端向肺门的节段性楔形阴影，与肿大支气管淋巴结构成双极或哑铃状阴影，甚至侵占整个肺叶，呈结核性大叶性肺炎改变。

2）淋巴管炎：原发感染早期，病变即经过淋巴管向肺门淋巴结蔓延，引起淋巴管炎，表现为原发灶与淋巴结之间的一条或数条粗糙且模糊的条索影。

3）淋巴结炎：结核性淋巴结炎部位与原发灶位置有关，首先侵犯同侧肺门，上、下肺野病灶引起流至相应的肺门上、下组淋巴结。单侧多见。通过淋巴引流可相继侵犯其他组淋巴结，右侧气管旁淋巴结出现率较高。少数累及对侧肺门淋巴结。淋巴结肿大与周围渗出，婴幼儿较年长儿明显，多组淋巴结肿大融合也较多见。

4）胸膜炎：由于原发灶紧邻胸膜，易致胸膜炎改变。大多表现为局限性胸膜增厚，可侵犯肋胸膜、叶间胸膜及纵隔胸膜。当并发渗出性胸膜炎时，可将原发灶遮蔽，成为主要X线征象。一般胸膜反应可随病灶周围炎吸收，局限性胸膜增厚可长期存留。

（2）CT表现：CT为胸部X线检查的重要补充，能清晰地显示原发综合征的四个组成部分（图5-1），特别是较隐蔽和较小的病灶以及少量胸腔积液的检出，有利于早期诊断。

【病例1】原发综合征。男童，1岁，间断咳喘1个月余。

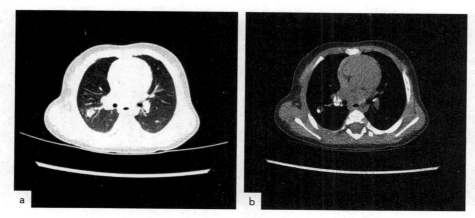

a—CT 肺窗；b—CT 软组织窗，显示原发灶位于右肺上叶，

右侧肺门淋巴结增大伴钙化，构成哑铃状影。

图 5-1　原发综合征 CT 表现

2. **支气管淋巴结核**　儿童支气管淋巴结核远较原发综合征多见，在原发性肺结核中占有重要地位。结核性淋巴结炎有渗出、增殖、干酪坏死、液化成脓肿和钙化等改变，不少患者伴淋巴结周围炎。

（1）胸部 X 线表现：支气管淋巴结核的 X 线所见除与机体过敏状态有关外，还与病变部位及病理性质和演变有关。

1）肿瘤（结节）型：淋巴结肿大且包膜完整无周围浸润者，表现为境界清楚的圆形或椭圆形结节影。位于气管、支气管旁或肺门区，向肺野突出。多数为孤立的结节，数个相邻肿大淋巴结融合构成分叶状阴影，为淋巴结肿大的直接征象。病变常为单侧性，以右肺门及右气管旁淋巴结肿大最多见。但也可扩展到对侧肺门，多组淋巴结肿大融合多见于婴幼儿。淋巴结一般呈中等密度，干酪化明显或早期钙化时密度增浓。

2）浸润（炎症）型：见于淋巴结周围炎，包膜不完整病例，此时淋巴结肿大反而不明显。多见于肺门区，X 线表现为肺门影增宽、增长，密度增浓，其内血管和支气管结构不清，边缘模糊（图 5-2），病变以单侧常见，有别于非特异性感染。

【病例 2】支气管淋巴结核。女童，1 岁 6 个月，发热伴咳嗽 1 周。

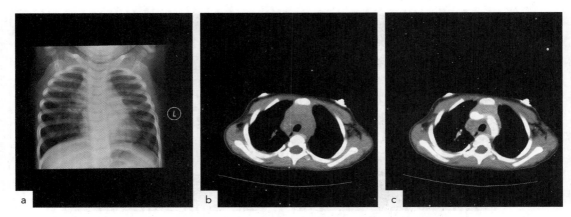

a—胸部 X 线片，示右侧肺门影增宽、增长，其内血管和支气管结构不清，边缘模糊；b、c—CT 平扫及 CT 增强，示右侧气管旁淋巴结增大伴钙化，增强后环形强化。

图 5-2　淋巴结核的影像学表现

3）其他间接 X 线征：①气管旁线消失，中间段支气管后壁加厚（＞ 3mm）；②肺门支气管显著征，因支气管周围淋巴结炎使局部支气管腔壁格外透亮清晰；③肺门邻近纵隔边缘模糊；④肺门区纹理结构紊乱、模糊伴叶间膜增厚；⑤上腔静脉增浓、外移，提示气管旁淋巴结肿大。

（2）CT 表现：在显示肺门及纵隔淋巴结增大方面比胸部 X 线片敏感。

1）淋巴结肿大：最常发生的部位依次为隆突下 96.9%，右侧气管旁 93.9%，右肺门 85.7%，右侧奇静脉食管窝 77.6%，左肺门 69.4%，右侧心缘旁 17.3%。CT 增强扫描示 85% 的肿大淋巴结呈环形强化，30% 的肺实变内可见局限低密度液化，29% 的患儿合并支气管播散病变。

2）病灶位置：右侧多于左侧。

3）大部分伴肺实质异常：最为多见的肺部异常为肺实变（80%），尤其呈团块样实变较多见，很少合并支气管气像。

4）气管、支气管病变：气管、支气管受压狭窄伴阻塞性病变在婴幼儿中非常常见，年龄越小发生比例及严重程度增加。淋巴气管支气管结核是儿童原发性肺结核的一种并发症，继发于淋巴结肿大压迫气道。特别是婴儿的气道小而柔韧，容易受到压迫。增大的淋巴结可能会压迫气道，导致支气管狭窄、肺不张、空气潴留或实变，肿大的淋巴结也可能侵蚀气道，引起淋巴支气管瘘型气管支气管结核，该型患者的胸部 X 线片可能是正常的，在某些病例中，淋巴结增大和气道狭窄可能仅在高千伏片上提示。

增大的气管旁淋巴结也可引起气管移位、单侧胸部恶性膨胀可能是淋巴结肿大导致支气管不完全阻塞的结果。在 X 线片上也可以看到多灶空气潴留和肺实变、肺叶肺段性不张，但在 CT 上更容易观察到。此外，CT 的优势在于能够识别气管、支气管狭窄（包括结核性淋巴结病）的病因，而这在 X 线片上往往看不到。CT 可显示继发于淋巴结受压或不规则管壁增厚的支气管平滑狭窄和继发于侵蚀性干酪样肉芽肿的黏膜不规则。三维容积重建 CT 比多平面 CT 重建和胸部 X 线片具有优势，因为它可以精确测量狭窄的长度，可以预测病变是支气管内、黏膜下还是支气管周围，对于计划支气管镜检查和手术更有帮助。

【病例 3】淋巴结结核伴支气管淋巴结瘘。男童，14 岁，反复发热咳嗽 10 个月（图 5-3）。

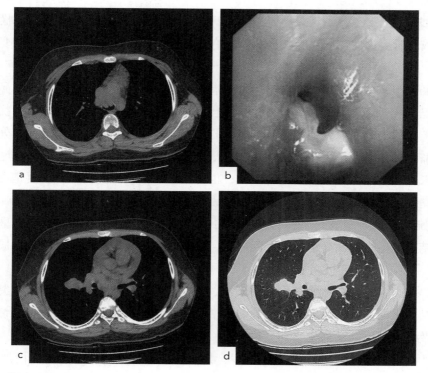

a、c—CT 扫描纵隔窗示 4R 区、右下肺门及 7 区淋巴结肿大，与周围组织界限不清，4R 区淋巴结突入气管腔内，局部管腔狭窄；b—纤维支气管镜可见气管隆突结节，表面覆盖白色干酪物质，管腔狭窄；

d—右中叶近肺门可见团块样原发病灶。

图 5-3 淋巴结结核伴支气管淋巴结瘘

3. 鉴别诊断

（1）肺炎：年幼儿原发综合征，淋巴结肿大不明显时，其大片浸润常需与肺炎鉴别。一般年幼儿肺炎以支气管肺炎多见，呈节段性炎变时其余肺叶常同时有炎变存在，此外肺炎合并症多见，短期随访变化较大。结合临床资料常有帮助。

（2）淋巴瘤：儿童支气管淋巴结结核侵犯多组淋巴结时，需与淋巴瘤鉴别。淋巴瘤最常侵犯前纵隔淋巴结和胸腺，纵隔常呈双侧分叶状增宽，如病变位于前纵隔有利于淋巴瘤的诊断。但如病变侵犯单侧纵隔和支气管淋巴结时，淋巴结环形强化有利于结核的诊断。

（二）成人原发性肺结核的影像诊断

成人原发性肺结核病变可出现并发症、继发性改变。肺内原发灶可成为干酪性肺炎；淋巴结干酪性坏死入支气管引起支气管结核和沿支气管播散；肿大淋巴结压迫或大量坏死物阻塞支气管可出现肺不张；早期菌血症或干酪性病变侵及血管可发展为血行播散性肺结核；可出现自发性气胸等。原发性肺结核病变也可完全吸收消失，可出现钙化灶。

1. **X 线检查**   X 线影像取决于病变类型和性质。胸部 X 线片可见肺内片状或斑片状影，肺门或气管旁淋巴结肿大，常为单侧。有时可见肺门或气管旁与肺门内病变有条索状影相连接，三者形成"哑铃状"改变，伴或不伴胸膜病变。

2. **胸部 CT**   与普通胸部 X 线片相比，胸部 CT 具有以下特点：①能较好显示原发结核灶及淋巴管炎；②CT 显示肺门及纵隔淋巴结肿大较准确，若密度均匀或环状增强有助于淋巴结结核的诊断与鉴别诊断。胸部 CT 平扫清楚显示肿大淋巴结的部位、分布及内部结构（干酪坏死及钙化），增强扫描可见肿大淋巴结呈周边强化，中心为低密度，较小的淋巴结尚未发生干酪坏死，可呈均匀强化；也可见肺不张或肺实变影，主要是由于肿大淋巴结压迫支气管引起完全性或不全性阻塞所致，胸膜受累时出现胸腔积液。

3. **鉴别诊断**   典型成人原发性肺结核的诊断并不困难，但肺结核表现常呈多样化，要做好肺结核的鉴别诊断必须详细询问病史，认真做好体格检查，结合各种实验室及胸部 X 线及 CT 等辅助检查进行综合分析。

当 X 线显示肺内病灶而肺门淋巴结肿大不明显时，需与各类非特异性肺炎相鉴别。胸内淋巴结结核需与中央型肺癌、结节病、淋巴瘤、组织细胞增生症及各种恶性肿瘤等引起的肺门及纵隔淋巴结转移相鉴别。

【病例 4】原发性肺结核。男童，4 岁，发热、咳嗽、乏力 1 个月，病情加重 2d（图 5-4）。

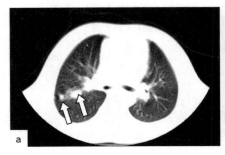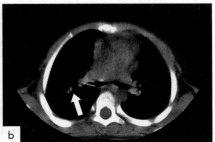

a、b—右肺上叶后段见结节影及斑片影（原发灶），右肺门见增大淋巴结，其间见细条状影（淋巴管炎）相连；

图 5-4   原发性肺结核

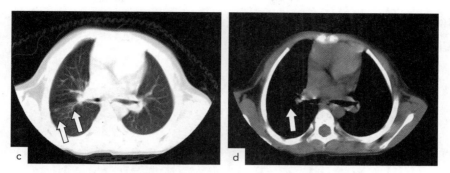

c、d—抗结核治疗 8 个月后右肺上叶病灶吸收，残余少许纤维灶，右肺门淋巴结缩小。

图 5-4（续）

【病例 5】原发综合征后遗症，支气管结石，阻塞性肺炎。男性，48 岁，咳喘 10 年余，病情加重 3d。30 年前患肺结核，治愈后间断咳嗽，多次 X 线片提示"右下肺炎症"（图 5-5）。

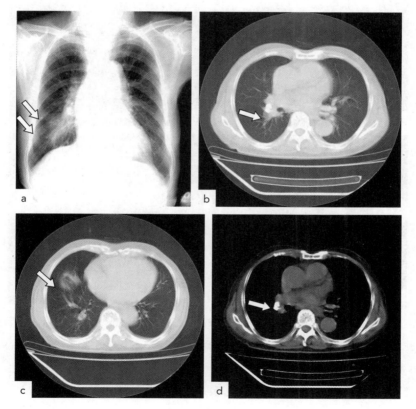

a—胸部 X 线片，右肺门增大，内见多个结节状钙化灶，右下肺见浅淡斑片影；b～d—CT 检查，右肺门可见多个钙化淋巴结，右肺中叶阻塞性炎症。

图 5-5　支气管结石、阻塞性肺炎

【病例6】原发性肺结核。男性，17岁，咳嗽、盗汗2个月，喘憋、乏力1d。结核抗体阳性（图5-6）。

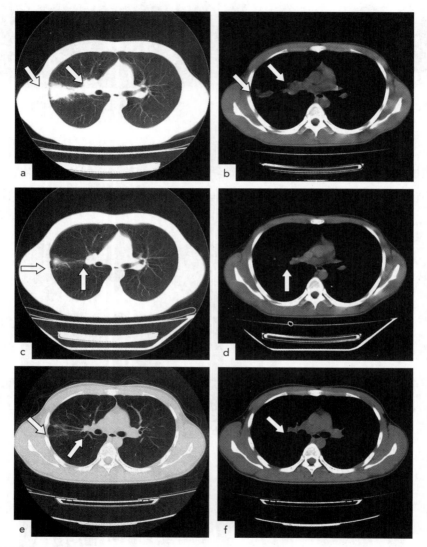

　　a、b—右肺门见软组织结节影，右肺上叶后段外带片状影，边界模糊，其间见斑片条索影相连，形成"哑铃征"；c、d—抗结核治疗3个月复查：右肺门淋巴结缩小，肺内病灶吸收，肺门与肺内病灶之间仍可见少许纤维条索影，"哑铃征"仍可见；e、f—抗结核治疗9个月复查，右肺门淋巴结进一步缩小，肺内病灶吸收后以纤维灶为主。

图5-6　原发性肺结核

【病例7】艾滋病合并原发性肺结核。男性，40 岁，HIV 抗体阳性 1 个月，ART 半个月，发热、咳嗽 10 余天，以夜间发热、盗汗、咳嗽为主。痰抗酸杆菌快速培养阳性（图 5-7）。

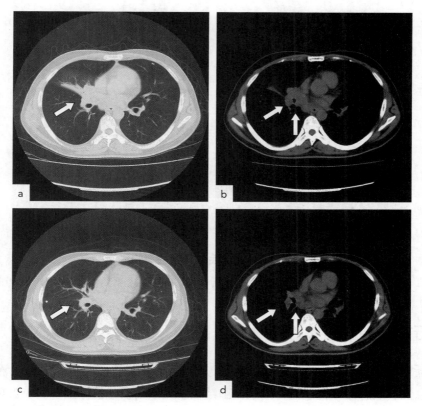

a、b—右肺门及隆突下淋巴结肿大，右肺中叶支气管狭窄，远端肺组织部分不张；c、d—抗结核治疗 6
个月复查，右肺门及隆突下淋巴结缩小，右肺中叶支气管通畅，肺内病灶已吸收。

图 5-7　艾滋病合并原发性肺结核

【病例8】艾滋病合并原发性肺结核。女性，43 岁，HIV 抗体阳性 3 年，反复发热 4
个月，咳嗽、喘憋 10 余天，痰抗酸杆菌涂片（＋）（图 5-8）。

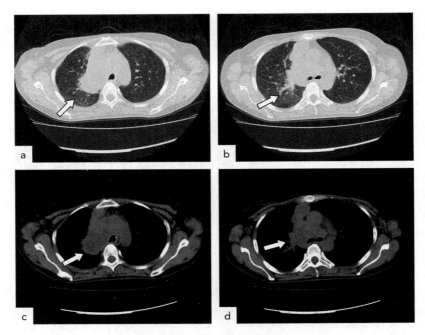

图 5-8　艾滋病合并原发性肺结核

注：CT 检查，右肺门及纵隔淋巴结肿大，部分融合，内见低密度坏死区，肺内可见播散灶。

二、血行播散性肺结核的影像诊断

血行播散性肺结核又称粟粒型肺结核，是由于结核分枝杆菌进入淋巴血液循环而引起，包括急性、亚急性和慢性血行播散性肺结核。大量结核分枝杆菌一次或极短期内大量进入血循环时发生急性血行播散性肺结核（acute disseminated tuberculosis，ADTB），而结核分枝杆菌少量多次间断进入血循环，且机体免疫状态较好时则引起亚急性或慢性血行播散性肺结核。

（一）胸部 X 线表现

1. 急性血行播散性肺结核（acute hematogenous disseminated pulmonary tuberculosis，ADTB）发病初期，ADTB 胸部 X 线可表现为正常或两肺弥漫透光度减低，胸部 X 线检查的敏感性为 59% ~ 69%，特异性 97% ~ 100%。因此，很大一部分 ADTB 患者，由于在发病初期胸部 X 线片正常而延误诊断，发病 2 周后的胸部 X 线片表现为双肺弥漫分布的、不可计数的粟粒结节影（结节直径 < 3mm）。在大部分文献中，ADTB 的胸部 X 线片表现被描述为结节大小、分布和密度均匀，即"三均匀"，大部分患者上肺野分布略较下肺野密集，部分患者可见弥漫网状影；合并有急性呼吸窘迫综合征（acute respiratory distress syndrome，ARDS）患者，胸部 X 线表现包括弥漫小结节（直径 < 10mm）、气腔实变、

磨玻璃影和网状影。有肺部基础疾病的患者（老年患者多见），因肺部瘢痕性病变的影响，如肺纹理扭曲、肺气肿、支气管扩张等，胸部X线片上结节分布多不均匀，误诊率较高，常需行高分辨率CT（high resolution CT，HRCT）检查并结合临床症状及化验综合分析。

2. 亚急性及慢性血行播散性肺结核亚急性和慢性血行播散性肺结核的影像报道较少。理论上，亚急性及慢性血行播散性肺结核为少量结核分枝杆菌多次入血播散入肺形成，病灶以增殖性结核结节为主，渗出较少见，边界较清晰，病变进展时，结节边缘可模糊；结节累及双肺各叶，分布不均，大小由1mm至数毫米不等。

（二）胸部CT表现

1. **成人血行播散性肺结核**　CT的敏感性显著高于胸部X线检查，能够更早地发现直径2mm以下的结节。能够很好地观察分析肺结节的大小、分布及边缘特点，显著提高胸部弥漫结节病变的诊断正确率。急性血行播散性肺结核的CT有以下表现。

（1）粟粒结节：96%的患者表现为双肺弥漫分布的粟粒结节影，直径约1~3mm，大小及分布均匀，呈随机分布。即：与肺组织各解剖结构无特定分布关系，大部分结节边缘清楚，小部分边缘模糊。不治疗时约5%~10%可增大至5mm左右，结节形态可不规则，并可见融合呈局灶性或肺叶肺段实变影。

（2）磨玻璃影：92%的ADTB患者肺内合并局限磨玻璃影，临床上合并ARDS的患者，可见双肺广泛磨玻璃影，结节边缘模糊。

（3）小叶间隔增厚及小叶内网状影：见于73%的ADTB患者，是由于急性期肺泡间隔充血水肿形成的影像，多合并存在磨玻璃影，多数患者治疗后可消失，少数患者治疗后形成不可逆的网状纤维化改变。

（4）簇集分布的薄壁囊腔影：少数患者可在病变进展期出现，有报道为可逆性改变。

（5）小叶中心分支影及"树芽征"：ADTB未及时治疗或治疗不当时，病变进展，结核病灶形成的干酪物质累及肺泡腔并经支气管播散时，可以见到双肺随机分布结节间伴局限分布的小叶中心分支影及"树芽征"，边界可清楚或模糊。

【病例9】男性，33岁，双肺急性血行播散性肺结核，"影像表现为三均匀"（图5-9）。

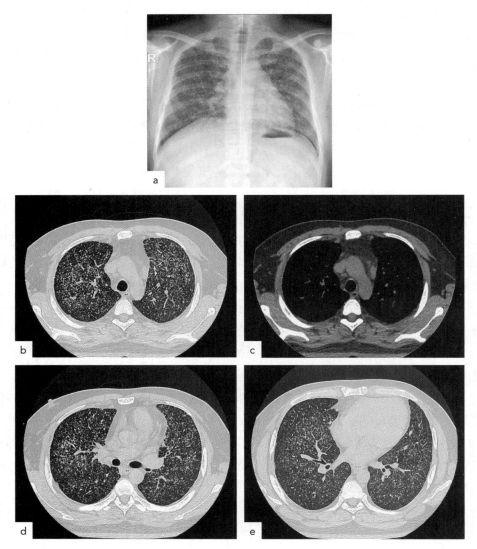

a—胸部 X 线片，后前位胸部 X 线片双肺弥漫粟粒结节影，肺透过度减低，结节大小、密度及分布均匀；
b、d、e—CT 肺窗，示双肺弥漫粟粒结节影，随机分布，大小、密度及分布大致均匀，边缘模糊，肺透过度减低；c—CT 纵隔窗 6 区（主动脉弓背）淋巴结略肿大。

图 5-9　急性血行播散性肺结核

【病例 10】女性，20 岁，慢性血行播散性肺结核，3 个月前出现发热（图 5-10）。

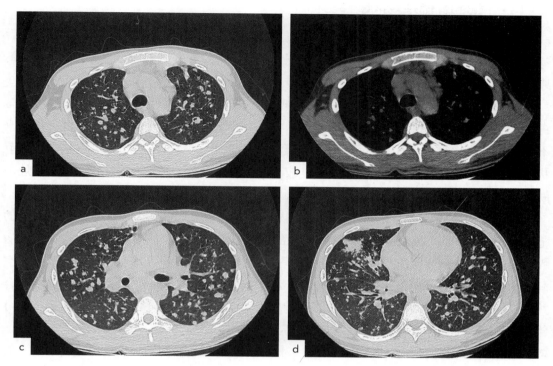

a、c、d—CT 肺窗，示双肺弥漫随机分布的大小不等的粟粒结节及微结节影，并可见"树芽征"影，大部分结节边界清，左上叶见一小结节伴空洞，右中叶可见融合实变；b—纵隔窗可见多发肿大淋巴结。

图 5-10　慢性血行播散性肺结核

2. **儿童急性血行播散性肺结核**　儿童急性血行播散性肺结核约占儿童肺结核的 8.08% ~ 26.70%。

儿童 ADTB 的 CT 表现与年龄有一定相关性，婴幼儿（< 3 岁）ADTB 影像表现多不典型，大部分肺内结节直径大于 2mm，相互融合，形态不规则，大小不等，少数病例可见结节合并空洞。相关报道中，ADTB 患儿 100% 合并纵隔和 / 或肺门淋巴结肿大，增强 CT 扫描，多数肿大淋巴结呈典型的环形强化，有助于 ADTB 的诊断。较大儿童 ADTB 患者肺内典型"三均匀"表现相对多见。

三、继发性肺结核的影像诊断

继发性肺结核是肺结核病中的一个主要类型。也是肺结核中最常见的类型。继发性肺结核是指发生于原发性肺结核后任何时期的肺结核病，主要见于成年人，又被称为成人肺结核。继发性肺结核的临床表现个体差异很大，与感染结核分枝杆菌的数量、毒力及机体免疫反应和变态反应状态有关，也与病变的发展阶段有关。

（一）浸润性肺结核的影像表现

1. 病变分布可局限也可多肺段受累，局限病变好发于肺上叶尖后段、下叶背段、后基底段，多发或广泛病变的优势分布与局限病变好发部位相同。约 5% 的病例仅发生于不典型部位，如上叶前段、中叶及前基底段等。

2. 影像特点呈多形态表现，即同时呈现渗出、增殖、纤维和干酪性病变，也可伴有钙化。渗出性病灶表现为云絮状影，呈斑片状、小片状或片状密度增高影，密度可均匀或不均匀，边缘模糊，斑片状影可以发生融合成为片状影。增殖性病灶为斑点状、小结节状、斑块状影及纤维索条及条带影，密度较高，边缘较清楚。增殖性病灶很少出现病灶之间发生互相融合趋向。

3. 易合并空洞空腔，常见于实变区域内，也可能是多灶性的结节伴空洞，空洞壁的范围从薄而光滑到厚而结节状，9%～21% 的结核空洞出现气-液平面。肺结核在不同病程时期，可以表现为无壁空洞、厚壁空洞、薄壁空洞、张力空洞及净化空洞等，实变内空洞多形态不规则，表现为"虫噬样"空洞，结节空洞多为偏心空洞，大部分内壁光滑，合并曲菌球时可见洞壁结节及裂隙样空洞。病变周围可见斑点状、小结节状及索条影，也可伴小斑片影，称为"卫星病灶"。

4. 多伴有支气管播散灶，胸部 X 线片上约 20% 的继发性肺结核病例可见明确的支气管传播病变，表现为多发性、边缘模糊的直径 5～10mm 结节，呈肺叶肺段分布，远离空洞部位，通常累及下肺叶。HRCT 上约 95% 的患者可见约 2～4mm 小叶中心结节和边缘明显的线性分支影及"树芽征"影，病变早期结节边缘模糊，大小不均匀，其他表现依次为直径 5～8mm 界限不清的结节、小叶实变和小叶间隔增厚、支气管受累约占 2%～4%、上叶和段实质阴影或肺叶肺段不张。

5. 可伴胸膜增厚与胸腔积液。

6. 浸润性肺结核中后期多为多种形态的边界清楚的不同形态病灶，易发现钙化灶和纤维增生性病灶。

【病例 11】男性，27 岁，右肺继发性肺结核（图 5-11）。

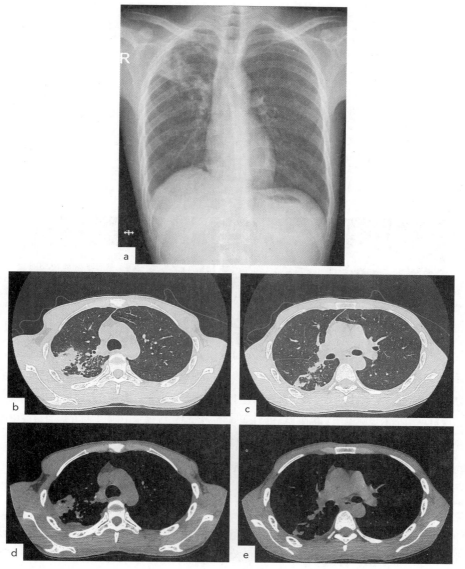

a—后前位胸部 X 线片，示右中上肺叶斑片、结节及索条影，呈肺叶肺段分布，密度不均，病变远端与胸膜粘连，局部胸膜增厚。右侧膈肌轻度抬高；b、c—同一患者胸部平扫 CT，肺窗示右上叶后段及右下叶背段多发斑片实变、小叶中心微结节及索条影，远端与胸膜粘连；d、e—CT 纵隔窗，示病变密度不均，实变及部分结节内可见点状钙化灶。病变远端与胸膜粘连，右上胸膜增厚。

图 5-11   继发性肺结核

【病例 12】女性，34 岁，左肺继发性肺结核，伴多发空洞（图 5-12）。

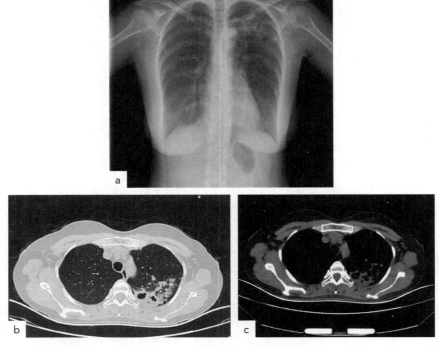

a—后前位胸部 X 线片，左上肺叶斑片实变、结节及索条影，实变密度不均，内可见低密度透亮区；b、
c—同一患者平扫 CT，主动脉弓上层面，肺窗示左上叶尖后段多发斑片实变、微结节、"树芽征"影，边
缘模糊，内可见两个不规则空洞；纵隔窗示右上叶实变密度不均，实质内见空洞及局限略低密度影，空
洞内壁光滑。

图 5-12 继发性肺结核

（二）结核球的影像表现

结核球，又称结核瘤，是指肺部结核干酪性病灶被纤维组织所包围而成的球形病灶，
称为结核球或结核瘤，当直径小于 2cm 时称为结核结节。以结核球为主要表现的继发性
肺结核约为 3% ~ 6%。结核瘤的影像表现有以下特点。

（1）好发部位为上叶尖后段及下叶背段。多为单发，也可为多发。

（2）直径 2 ~ 4cm 者多见，大于 5cm 者不超过 5%。

（3）以圆形及椭圆形为多见，亦有长圆形、多边形及不规则分叶形等。X 线上多表现
为边缘光整的球形病灶，边缘可见"幕状""兔耳状""线状"胸膜粘连，易误诊为恶性病
变的胸膜凹陷征。

（4）结核球多为密度较低的类似囊性密度的球形病灶，囊壁均匀，增强 CT 上结核球
的强化包括无强化囊肿样密度、包膜样环形强化、极少数为均匀强化。少数结核球为软组
织密度。较陈旧性结核球密度高，可见同心圆形钙化或小灶性钙化。

（5）空洞及引流支气管：结核球与支气管相通时形成空洞，大部分内壁光滑，少数可见洞壁结节，其形状可呈圆形、长圆形、半月状或镰刀状，多为偏心性空洞（靠近引流支气管侧）。空洞近端可有引流支气管，引流支气管的管壁增厚时CT上表现为"双规征"。

（6）85%的结核球周围可见"卫星病灶"。

【病例13】男性，39岁，右上叶结核球，伴左侧结核性胸膜炎包裹积液（图5-13）。

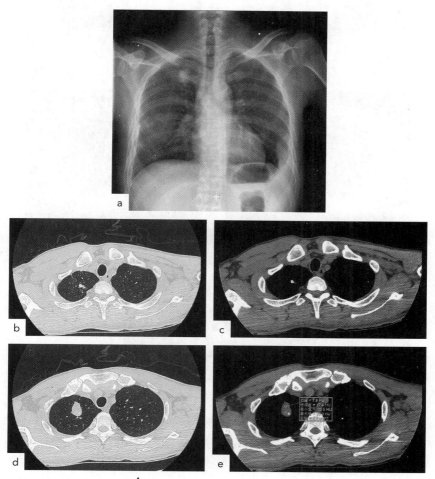

a—后前位胸部X线片右上肺野第一前肋肋骨头部位结节病变，边界清，边缘较光滑，密度不均，双上肺尖及右中肺野外带胸膜下散在小结节影，边界清，密度较高；双侧胸膜增厚，左下胸膜可见"D"字形高密度影凸向肺野，左下肋膈角钝；b~e—同一患者CT，肺窗示右上叶尖段实性结节影，约1.8cm×2.5cm大小，边界清晰，边缘较光整，可见稀疏毛刺征；平扫纵隔窗示结节密度不均，大部分为液体密度（CT值7.9HU），并可见小点状钙化灶。肺尖层面见小钙化灶及索条影，即"卫星病灶"。

图5-13　结核性胸膜炎

【病例 14】女性，79 岁，左上叶结核球，包膜环形强化（图 5-14）。

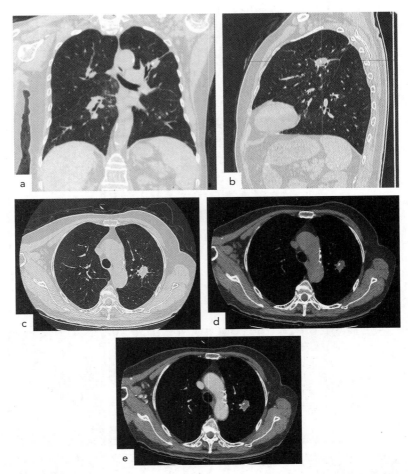

a、b—病灶层面冠状及矢状位重建 CT 图像肺窗，左上叶尖后段不规则结节影，边界清晰，约
2.2cm×1.6cm 大小，边缘毛糙，可见稀疏粗长毛刺与胸膜粘连，近端纹理聚拢；c—横轴位 CT 肺窗示病
灶边缘欠光整，后缘见长索条与叶间胸膜相连，叶间胸膜被牵拉移位；d—平扫纵隔窗示病灶密度不均，
内见低密度液化及点状钙化灶；e—增强扫描纵隔窗示结节环形强化，液化区无强化，壁较均匀。

图 5-14　结核球

（三）结核性大叶性肺炎和干酪性肺炎

结核性大叶性肺炎是继发性肺结核的一种不常见的类型之一，也有人称为支气管肺炎
性结核。发病机制为大量结核分枝杆菌在短期内进入人体肺部，在肺泡着床、感染、繁殖
后所产生的一种特异性炎症。病变主要以渗出性病灶伴增殖性病灶为主，肺泡结构尚未遭
到不可逆性破坏，多不伴空洞，经过积极合理的抗结核治疗后，病变吸收较快。

1. **结核性大叶性肺炎影像学表现**

（1）肺叶肺段性实变：多位于结核好发部位，X 线片上呈大片状阴影，占据一个肺段或一个肺叶，甚至一侧肺野，边缘模糊不清，似大叶性肺炎表现。大片状实变影内可见含气支气管影，实变内含气支气管管腔扩张，分支减少。大片状实变影内或边缘处可见较小低密度半透明区或较小透亮区，提示病变发生了较小的干酪性坏死或溶解，CT 对于显示大片阴影内及其周边的较小增殖性病灶、大片状影内或边缘处发生较小的低密度溶解灶方面高度敏感。当实变位于非结核好发部位时易误诊为大叶肺炎。

（2）支气管播散灶：结核性大叶性肺炎多伴有支气管播散病灶，表现为病变同侧或对侧肺野内发现散在的多形态的斑点状、小结节状或斑片状的结核病灶对诊断有帮助。可与大叶性肺炎相鉴别。

（3）病变进展较快，因此影像在短时间内可见到有所变化。由于病灶的浸润与周围炎形成，病灶常发生融合。

【病例 15】女性，83 岁，双肺继发性肺结核，左肺结核性大叶性肺炎（图 5-15）。

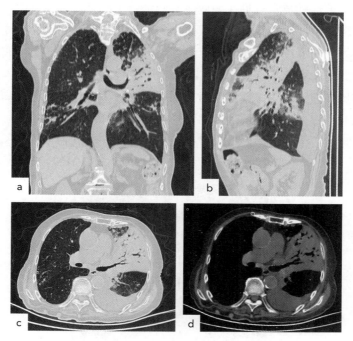

a、b—胸部 CT 肺窗冠状位及左肺矢状位重建图像，左肺上叶前段及舌段扇形大叶性实变，前缘模糊，下后缘贴叶间胸膜，实变内可见充气支气管征，近端支气管无阻塞；双肺多发斑片、磨玻璃影、小叶中心分支影及"树芽征"影，边缘模糊；c、d—同一患者轴位肺窗及同层纵隔窗 CT，左上叶支气管开口层面示，左上叶前段及舌段扇形实变影，密度较均匀，内可见充气支气管征，部分支气管扩张。左侧胸腔少量积液。

图 5-15　肺结核伴结核性大叶性肺炎

2. **干酪性肺炎影像学表现** 干酪性肺炎是继发性肺结核中最为严重的一种类型。发病机制为大量结核分枝杆菌在短期内通过支气管侵入人体肺部，由于机体免疫力低下，对结核分枝杆菌抗原超敏感的患者，导致病情迅速进展恶化，引起肺部大叶或小叶性干酪样坏死性肺炎。部分干酪性肺炎是由结核性大叶性肺炎渗出性病变迅速发生干酪性坏死所形成。

（1）干酪性肺炎胸部 X 线片表现为大片浓密实变影，内见不规则"虫噬样"（又称蚕食样）透亮区，以肺上叶多见，可局限于一个肺叶或肺段，也可为多个肺叶或肺段，单侧或双侧分布，实变影边缘模糊不清，内见不规则扩张含气支气管，分支减少。同侧或对侧肺野可见支气管播散病灶。

（2）CT 表现为实变密度不均匀，大片实变区内可见液化坏死，伴多发的、大小不一的、多种形态的无壁空洞；部分患者可表现为实变区大面积破坏，形成不可逆的巨大不规则空洞时称为毁损肺。近端支气管管壁增厚，形态不规则，管腔扩张。实变周围及其他肺野多可见斑片、结节、"树芽征"影，边缘模糊，常见多发空洞。

（3）小叶性干酪性肺炎常可见在一侧或两侧肺上中部呈多发性，散在分布的小片状、结节状、点状阴影，小片状阴影可融合成片状阴影。尤其是在片状、小片状、结节状病灶内可以见到大小不一、不规则的干酪坏死溶解灶，出现低密度半透明区或透亮区。此征象对诊断有很大意义。

（4）中后期因肺组织发生广泛或严重破坏引起肺叶体积缩小，相邻胸膜增厚。

（5）多伴胸膜增厚及胸腔积液。

【病例 16】男性，36 岁，双肺继发性肺结核伴左肺干酪性肺炎（图 5-16）。

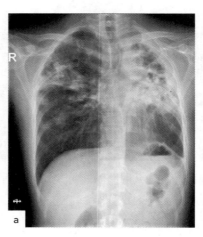

a—后前位胸部 X 线片，纵隔轻度向左侧移位，双肺多发斑片实变、结节及索条影，左侧中上肺野肺叶肺
段分布，实变密度不均，内可见不规则无壁空洞，左心缘模糊，左侧胸膜增厚，肋膈角钝。

图 5-16 肺结核伴干酪性肺炎

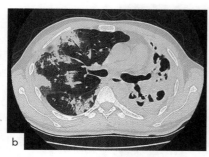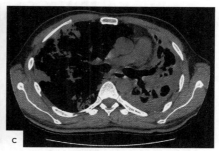

b、c—同一患者平扫 CT，左上叶支气管开口层面。肺窗示左肺上叶及左下叶背段扇形软组织影，肺体积略缩小，实变密度不均，内见"虫噬样"空洞及充气支气管影；右肺多发斑片实变、磨玻璃、小结节及"树芽征"影，边缘模糊；左侧胸膜增厚。

图 5-16（续）

（四）慢性纤维空洞性肺结核影像学表现

1. 在锁骨上、下区即上叶尖后段或下叶背段可见形状不规则的纤维性空洞，周围有广泛的条索影，局部肺部容积缩小，常使患侧肺门上提，肺纹理表现为垂柳状，气管纵隔向患侧移位。

2. 同侧或对侧上中肺野常见新老不一的结核病变，即渗出性、增殖性、干酪性、空洞性、纤维性及钙化性病灶同时存在一个患者的肺部。空洞可单发，经常可见数个大小不一，形状各异的透亮区。病灶内可见斑点状、索条状或小斑片状钙化灶。空洞壁上经常可见点状或线条状钙化灶。

3. 患侧中下肺及对侧肺叶常见支气管播散病灶。

4. 未被累及的肺叶呈代偿性肺气肿。CT 可发现普通透视、照片观察不到的肺大疱，表现为肺叶里或肺边缘处的壁非常薄的气泡。

5. 患侧上部胸膜长时间受侵出现胸膜增厚粘连，引起局部肋间隙变窄，胸廓塌陷。同时由于肺上部容积缩小和胸膜增厚粘连牵拉作用，导致上部纵隔及气管明显的弧形患侧移位。

6. CT 对发现和明确继发性支气管扩张明显优越于常规 X 线检查，多表现为多发薄壁较小的气泡，呈蜂窝状改变。

【病例 17】男性，56 岁，慢性纤维空洞型肺结核，右上叶空洞合并曲菌球（图 5-17）。

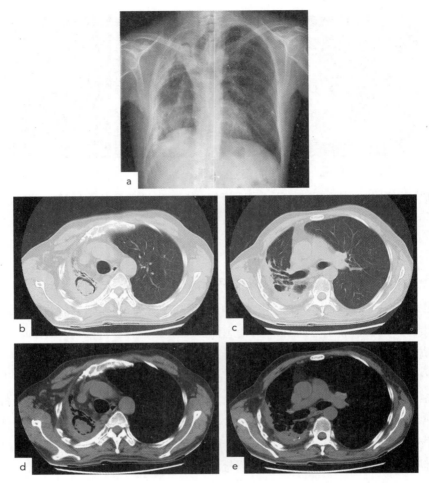

a—后前位胸部 X 线片，气管 1 纵隔向右侧移位，右肺上叶体积缩小，可见扇形致密阴影，内见裂隙样含气透亮区及团块样阴影，右肺下叶纹理模糊，透过度减低；右侧肺门上提，右下叶纹理呈"垂柳状"；右侧胸膜增厚，右下胸膜可见钙化；b、c—CT 肺窗，纵隔右移，左上叶尖段肺不张伴空洞，空洞内见团块样影，空洞周围及右上叶后段可见肺纹理聚拢及迂曲扩张支气管；d、e—CT 纵隔窗，右上叶空洞内团块密度低于软组织，内见点状透亮区；右侧胸膜明显增厚伴局限钙化，与肺内病变无法分界，胸膜外脂肪增厚。

图 5-17　慢性纤维空洞型肺结核

（五）不典型分布微结节为主的肺结核影像表现

在 HRCT 上，肺多发粟粒结节及微结节被认为有 3 种分布方式，即随机分布、淋巴管周围分布和小叶中心分布。一些不符合以上分布特点的结节被称为不典型分布的微结节，HRCT 表现为非肺段分布的粟粒样结节影及索条影，较少发生融合实变及空洞，结节间可见多发点状及管状含气细支气管影。主要见于肉芽肿病变，如结节病、肺尘埃沉着病和继发性肺结核。CT 征象包括簇集征、星系征、反晕圈征（又称环礁征、仙女征），同一患者可以见到两种以上征象，晕圈征中心区可见细小结节影，提示为肉芽肿结节，区别于机化性肺炎光滑的反晕圈征。病变可局限分布，也可为广泛分布。

【病例18】男性，36岁，继发性肺结核，簇集分布结节型（图5-18）。

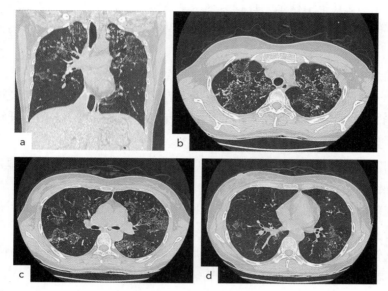

a—CT扫描冠状位重建肺窗，双肺多发簇集分布粟粒大小微结节，双肺上叶分布为主，其间可见少许"树芽征"影；b～d—同一患者轴位肺窗，双肺广泛多发粟粒结节影，簇集分布，并可见中心密度低周边密度高的"反晕圈"征。

图5-18 簇集分布结节型

【病例19】男性，40岁，簇集分布结节型（图5-19）。

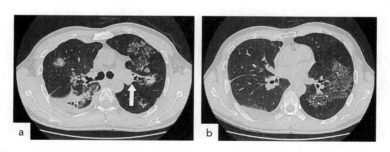

a—右上叶支气管开口层面及下肺静脉层面CT肺窗，双肺上叶前段、双肺下叶背段及左下叶前内基底段多发簇集分布粟粒结节影，结节之间见含气细支气管及点状透亮区；左上叶尖后段见软组织密度结节，内见含气支气管，结节边缘环绕粟粒结节灶，即"星系征"（图a中箭头处所示）。b—右下叶背段局限融合实变影，右侧胸腔见少量胸腔积液。

图5-19 簇集分布结节型

四、气管、支气管结核的影像诊断

气管及支气管结核是指发生在气管、支气管的黏膜、黏膜下层、平滑肌、软骨及外膜的结核病。气管、支气管结核是一种特殊临床结核病类型，属于下呼吸道结核。活动性肺结核患者常合并气管、支气管结核，尤其是菌阳结核患者，气管、支气管结核患者多见于青、中年女性。

1. X线检查　普通X线检查一般表现为肺结核改变，也可无明显异常。气管及支气管结核引起的气管重度狭窄，支气管闭塞可表现为阻塞性不张、局限性肺气肿等。

2. CT检查　气管、支气管结核的CT检查表现可分为4型：Ⅰ型，纤维狭窄型；Ⅱ型，管壁增厚型；Ⅲ型，不张型；Ⅳ型，肿瘤型。主要影像学表现：

（1）早期镜下可仅表现为黏膜水肿，CT显示正常，进一步发展支气管管壁增厚，内壁小结节状凸起。

（2）病变范围广泛，在单一支气管可为长范围的狭窄及扭曲，也可同时侵犯多支支气管，常可见到主支气管与叶、段支气管同时受侵。

（3）支气管病变与肺内病变并存，多数病例可见肺内播散，一侧或两侧中下肺野可见斑点状、树芽状、小斑片状"支气管播散病灶"。

（4）支气管管腔狭窄多为不规则、节段性狭窄，部分引起支气管阻塞，导致肺段或肺叶的肺体积缩小，甚至肺不张。病变区内支气管可出现串珠样或蜂窝状支气管扩张，支气管腔呈不同程度的扩大，支气管壁增厚及支气管内壁不光滑，有时呈锯齿状改变。

（5）支气管增厚的管壁内可见点状或线状钙化。

【病例20】女性，41岁，反复咳嗽咳痰半年余，纤维支气管镜活检抗酸染色（强＋），结核分枝杆菌荧光PCR（＋）（图5-20）。

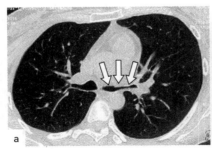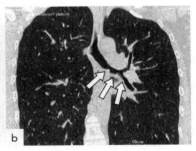

a、b—胸部CT曲面及多平面重组，示左主支气管内膜结核，管壁增高，见结节状凸起，管腔不规则狭窄。

图5-20　支气管结核

【病例21】男性，61岁，咳嗽、胸闷1月余，纤维支气管镜活检抗酸染色（强＋）（见图5-21）。

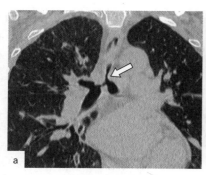 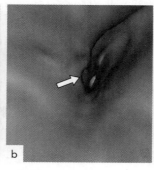 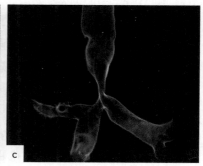

a～c—CT仿真支气管镜，示气管、右主支气管管壁增厚，见结节状凸起，容积再现重建示气管下段、右主支气管管腔不规则狭窄。

图5-21 支气管结核

五、结核性胸膜炎及胸壁结核的影像诊断

影像学在发现胸膜病变，了解病变的范围及严重程度，诊断及鉴别诊断以及治疗后的疗效评价等方面发挥着重要的作用。胸部X线片可见发现胸腔积液，CT除了能显示胸部X线片不易发现的极少量胸腔积液，还有可能发现胸膜增厚、胸膜下肺实质内的改变及纵隔淋巴结肿大等。结核性胸膜炎可分为干性胸膜炎、渗出性胸膜炎和结核性脓胸。有时候可以形成胸膜结核瘤。

（一）干性结核性胸膜炎

干性胸膜炎可发生于胸膜的任何部位。系指不产生明显渗液或仅有少量纤维渗出的胸膜炎。多数患者继续发展而出现胸腔积液。

根据发生部位，称为肋骨胸膜炎、膈肌胸膜炎、纵隔胸膜炎、叶间胸膜炎、肺尖胸膜炎、广泛性干性胸膜炎。多发生于肺尖部及胸下部。X线可无异常发现。早期CT检查也常无异常发现，当有少量纤维渗出或胸膜肥厚粘连时，CT能敏感显示出胸腔积液影或肥厚的胸膜呈弧线状较高密度影。

（二）渗出性结核性胸膜炎

渗出性结核性胸膜炎根据渗出液量的多少以及渗出液存在于胸腔内的位置与状态等而表现不同。主要为胸腔积液，胸膜增厚、粘连、钙化，有时候可出现胸膜结节及胸膜结核瘤；相应的继发性改变如肺膨胀不全、压缩性肺不张如合并其他肺结核、肺外结核，亦有相应的表现。单侧胸膜炎多见，约90%。

1. **胸腔积液** 胸腔积液的量与位置无特异性，既可以为游离积液，也可为局限积

液。胸腔积液的量可以为少量、中量，也可以大量。

（1）游离胸腔积液（图 5-22）

1）少量胸腔积液，在正位胸部 X 线片上仅表现为肋膈角变钝。此时若旋转至斜位，或侧位胸部 X 线片观察时方可显示。

2）中量胸腔积液，在正位胸部 X 线片上，表现为典型的渗液曲线，即外高内低，上淡下浓的弧线状阴影，约平第 4 前肋间隙高度。在侧位胸部 X 线片上，可见在前后胸壁形成与正位胸部 X 线片一样的两个外高内低的渗液曲线阴影。

3）大量胸腔积液，在正位胸部 X 线片上，表现为一侧胸腔均匀的致密阴影，上缘约平第 2 前肋间隙高度，有时仅肺尖部可见一小部分稍透亮的、被压缩的肺组织。患侧肋间隙增宽，气管及纵隔心影向健侧移位等。侧位胸部 X 线片上亦呈均匀的致密阴影。

CT 能够敏感地显示积液的量及部位，CT 值约为 0 或 ±15Hu。在纵隔窗上表现为后胸壁内侧与胸壁平行一致的弧形窄带状、新月形液体密度影，边缘光滑整齐。如积液量多，可压迫邻近肺组织形成膨胀不全或压缩性肺不张。大量胸腔积液时肺组织受压可被压缩于肺门呈软组织影，有时很像肿块，其内有时可见支气管影。还可见横膈下降、膈肌倒转征，纵隔可向对侧移位。

【病例 22】女性，34 岁，左侧结核性胸膜炎（图 5-22）。

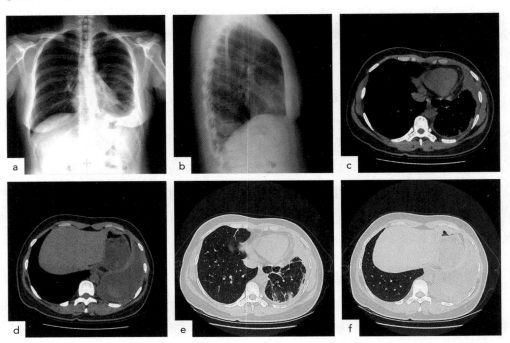

a、b—正侧位胸部 X 线片；c、d—CT 纵隔窗；e、f—CT 肺窗，左侧少量游离胸腔积液，左下肺压缩性
肺不张，左侧胸膜增厚、粘连。

图 5-22　结核性胸膜炎

（2）胸腔内局限积液：胸腔内局限积液是游离的液体被局限、包裹，分布于粘连的胸腔内所形成。肋胸膜容易形成局部包裹积液、球形肺不张并具多发性及移动性。

1）胸壁包裹性积液（图 5-23）：一般多发生于下部胸腔的侧壁和后壁，少数发生于上部胸壁或前胸壁。在胸部 X 线片上，非切线位表现为片状阴影，边缘不清。切线位表现为凸向肺内的"D"字征，即呈半圆形均匀密度增高阴影，宽基底紧贴胸壁，边缘光滑锐利，与胸壁夹角呈钝角。在 CT 纵隔窗上侧胸壁的包裹性积液清晰显示。

2）叶间积液：视液体积聚于叶间的部位而不同。水平叶间积液时，正侧位均表现为边缘光滑的梭形阴影。斜裂叶间积液时，正位胸部平片无一定的形态特点，但侧位上呈边缘光滑的梭形阴影。在 CT 肺窗上，表现为叶间少血管区呈片状或带状的高密度影，有时呈梭形或球状高密度影。在 CT 纵隔窗上，少量叶间积液可不显示，积液量多时可形似肿瘤，易误诊为肺内实质性肿块，但其两端的叶间胸膜常有增厚，结合上下层面了解整个形态及其位于叶间裂位置上，密度均匀近似水密度，诊断多可明确。

3）纵隔包裹性积液：液体聚集在纵隔胸膜与脏层胸膜之间。

4）肺底积液：为胸腔内游离液体积聚于肺底与膈面之间的胸膜腔而成。在正位胸部 X 线片上主要表现为膈肌位置升高；"膈"顶弧度不如正常者自然，较平坦，其最高点比正常者偏外；在右侧"膈肌"与水平裂或肺门之间距离缩短，在左侧"膈肌"与胃泡间距离增宽；两下肺血管纹理因肺受压略密集或稍呈水平走行。

若怀疑"肺底积液"，可在透视下嘱患者向患侧尽量倾斜并深呼气，可将肺底积液倒出来；或取卧位透视，使肺底积液流向后胸壁，可见患侧透过度减低；取患侧向下的侧卧水平投照，使液体沿侧胸壁分布，即使是少量积液亦能分辨。

CT 能清楚地显示肺底积液。膈附近液体密度影，CT 检查可以通过膈征，膈角移位征，界面征，裸区征做出胸腹水的鉴别。

【病例 23】男性，56 岁，左侧结核性胸膜炎（图 5-23）。

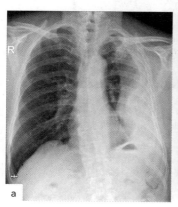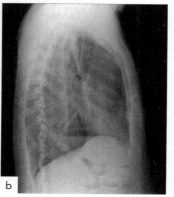

a、b—正侧位胸部 X 线片；

图 5-23 结核性胸膜炎

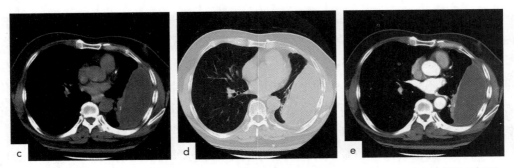

c～e—CT 纵隔窗、肺窗：左侧包裹积液，左侧胸膜增厚伴局部钙化，邻近左下肺局部受压不张。

图 5-23（续）

2. **胸膜增厚、粘连、钙化**　一般肋胸膜增厚多见，纵隔胸膜及叶间增厚少见，大多数胸膜面光滑，胸膜增厚大多数小于 1cm。正常时壁层胸膜在 CT 上不显示，因此 CT 上一旦显示壁层胸膜就表明胸膜有肥厚。肋胸膜斑片状或带状、线样增厚多见，脏层胸膜和壁层胸膜光滑增厚伴少量积脓时，可表现为胸膜"分裂"征（"split-pleura" sign）。胸膜增厚表现为胸壁下方的局限性、带状、广泛性高密度影像，厚薄不均匀，与肺的交界面可见小的粘连影。粘连常与肥厚同时发生，广泛的粘连导致胸廓塌陷或肺被牵拉，并影响呼吸功能。钙化是陈旧胸膜肥厚的表现，多呈点状、带状或块状的极高密度影，CT 值接近骨骼。多见于结核性胸膜炎，也可见于脓胸及胸腔出血后机化。结核性胸膜炎后期出现胸膜肥厚、粘连、钙化，好发于后胸壁及侧胸部（图 5-24）。

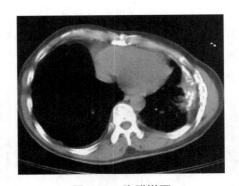

图 5-24　胸膜增厚

注：CT 纵隔窗—双侧非活动性胸膜炎，双侧胸膜增厚钙化。

3. **胸膜结节及胸膜结核瘤**　结核性胸膜炎可以出现胸膜结节，但相对少见，多发者少见。短期内部分患者胸腔积液很难完全吸收消散，可发生胸膜结核瘤。

胸膜结核瘤是指发生于胸膜结核性病变中逐渐出现纤维结缔组织增生、胸膜粘连以及干酪样坏死灶，最后局部病变吸收浓缩成为纤维组织包裹的干酪性团块。病理为肉芽肿性炎和凝固坏死或干酪样坏死伴有淋巴细胞类上皮细胞、朗格汉斯细胞及纤维组织增生为主的结核性改变。

【病例24】男性，27岁，左侧结核性胸膜炎，左侧胸膜结核瘤，合并左上肺肺结核。5个月前发热，左侧胸腔积液，抗结核治疗，发现左上肺团片状影入院，穿刺活检为胸膜结核瘤（图5-25）。

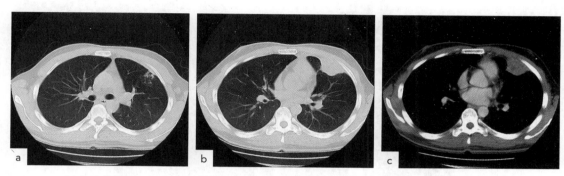

a~c—CT肺窗及纵隔窗：左侧胸膜结节，与肺交界面清楚、较光滑，增强扫描不均匀强化，内见多发低密度坏死区，左上肺少许斑片、结节影。

图5-25　胸膜结核瘤

胸膜腔结核瘤在影像上，根据其发生部位可分为4种类型：胸壁型、肋膈窦型、叶间型和膈上型。单发多，多见2~4cm，胸壁型最多，尤其右下胸腔。其主要影像特点与局限包裹积液所形成的"D"字征相似，可呈乳头状、D字形、圆形、椭圆形、不规则。多钝角，边缘多光整，可轻度分叶，紧贴胸壁或膈面，与肺之分界大多数光整，若与肺之分界面毛糙时，可能为部分病变侵入肺实质。CT扫描显示病变密度可以均匀或不均匀，增强扫描典型特征为边缘强化或不均匀强化伴有多发灶性坏死。可伴胸膜尾征，胸腔积液，胸膜增厚、粘连。多有结核性胸膜炎胸腔积液病史，且多于病程半年内出现。部分病变可以引起邻近胸壁的病变。必要时可在CT定位下经皮行胸膜腔病灶穿刺活检进一步确诊。

（三）结核性脓胸

结核性脓胸是由结核分枝杆菌或干酪物质进入胸腔特异性化脓性疾病，有时合并其他细菌感染。它最可靠的X线征象是胸膜分离征，增强CT扫描示，壁层胸膜增强明显，形成"脏层壁层胸膜分离征"，后期胸膜往往有钙化。还可以通过扭曲的支气管或环绕病灶周围的肺血管识别被压迫的未受累的肺组织。当出现脓气胸时，要考虑支气管胸膜瘘的可能。

【病例25】左侧结核性包裹性脓气胸，合并支气管胸膜瘘（图5-26）。

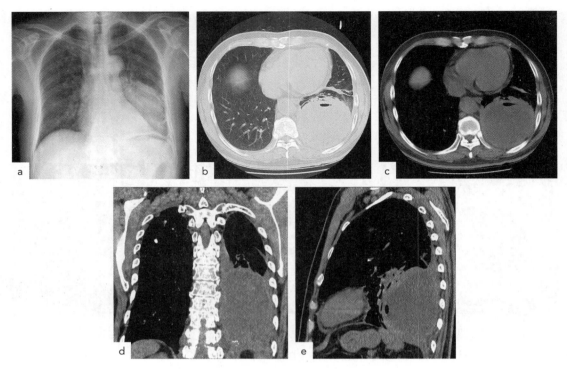

a—胸部正位片；b～e—CT 肺窗、纵隔窗：左侧胸腔包裹性积液，并见少许气体及气液平面，左侧胸膜增厚，局限钙化，邻近肺组织轻微受压。

图 5-26　包裹性脓气胸

（四）胸壁结核

结核分枝杆菌可引起胸壁软组织或感染，形成胸壁结核。

CT 检查尤其是增强 CT 能很好地显示出胸壁结核的影像学特征，反映其病理基础，同时能发现肺部、胸膜及纵隔内的结核感染证据，故 CT 检查对胸壁结核的诊断有十分重要的临床价值。平扫 CT 可清楚显示胸壁肿块影，单发肿块约占 3/4。包块可呈梭形、不规则形或类圆形软组织或囊性，病变最大长径可达 16cm，内部密度相对较低，其 CT 值 6～37HU，可伴有钙化。部分累及邻近肋骨、胸骨、胸锁关节或肩胛骨等，导致溶骨性破坏，并导致骨膜增生硬化，少部分病例可形成窦道。增强 CT 扫描，大多数肿块可见周边囊壁环形线样强化，边缘较光滑连续，而内部低密度区呈不强化的囊腔，也可表现为不均匀强化。多同时发现肺实质和 / 或胸膜以及纵隔内伴有结核灶。

有文献依据病变形态学特征、软组织及骨骼受累程度及病变分布等可分为 4 种类型：Ⅰ型，单纯骨质破坏或以骨质破坏为主；Ⅱ型，胸壁结核性脓肿；Ⅲ型，胸壁全层受累，以实质性成分为主；Ⅳ型，壁层胸膜结核球。

【病例 26】女性，19 岁，左侧胸壁结核（图 5-27）。

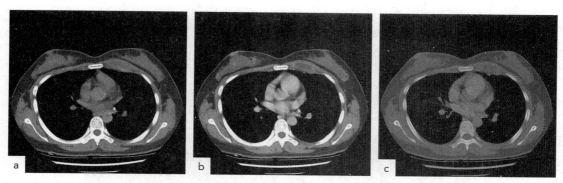

a ~ c—CT 纵隔窗示左前胸壁肿块影，增强扫描呈边缘厚环形强化，内部为液性密度无强化，邻近肋骨骨皮质连续，未见骨质破坏。

图 5-27　胸壁结核

第三节　常见肺外结核的影像诊断

肺外结核患病部位较多，本节仅介绍结核性脑膜炎、腹部盆腔结核病、骨关节结核病、淋巴结结核病等几种常见结核病影像诊断。

一、结核性脑膜炎及脑结核的影像诊断

颅内结核影像学分为 3 种基本类型：脑膜结核、脑内结核型（脑实质结核）和混合型颅内结核。脑膜结核（meningeal tuberculosis）指结核病灶累及脑膜，包括硬脑膜、软脑膜、基底池脑膜及室管膜等；脑实质结核（brain parenchymal tuberculosis）指结核病灶累及脑实质，包括结核结节、结核瘤、结核性脑炎和结核性脑脓肿等；混合型颅内结核（mixed intracranial tuberculosis）指同一病例同时存在脑膜结核和脑实质结核。

（一）脑膜结核

1. 脑膜增厚

（1）CT 表现：基底池、侧裂池和软脑膜的增厚，CT 平扫脑裂和脑沟的脑膜增厚表现为脑脊液腔隙内被高于脑脊液的密度充填（部分或者全部）。发生在基底池时表现为基底池脑膜的增厚，可以有点状钙化。增强扫描明显强化，延迟 5min 扫描强化效果最佳。对于软脑膜的增厚，延迟 5min 扫描时，增厚的脑膜强化程度增加，而脑沟内的血管密度减

低，从而更好地确认软脑膜的增厚。CT 平扫图像上增厚的室管膜密度高于脑脊液，且明显强化。延迟 5min 的扫描强化效果最佳（图 5-28，图 5-29）。

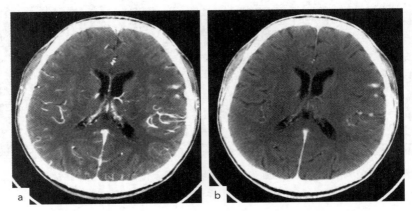

a—CT 增强 28s 图像，脑沟内的血管和增厚的脑膜不易区分；b—延迟 5min 图像，脑沟内血管的密度降低，而增厚的软脑膜密度增高。

图 5-28　脑膜结核

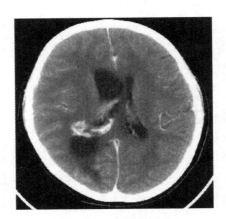

图 5-29　室管膜结核

注：增强后延迟 5min 图像，增厚的右侧室管膜明显强化，同侧侧脑室梗阻扩张，中线结构移位，左侧侧脑室受压变形。

（2）MR 表现：基底池、侧裂池和软脑膜的增厚是脑膜炎性渗出和增殖导致的脑膜增厚的反应，表现为基底池、脑裂和脑沟内的脑脊液信号被增厚的脑膜部分或者全部替代，T_1WI 表现为高于脑脊液且与脑实质相仿的信号，T_2WI 表现为低于脑脊液但等于或者略高于脑实质的信号，表面欠光整，增强扫描后呈明显强化，均质或不均质强化，或者线样强化。软脑膜的增厚可以是薄线样，也可以是不均匀的增厚（图 5-30）。脑膜增厚的邻近脑实质可出现炎性水肿，表现为不强化的长 T_1 长 T_2 信号。外侧裂脑膜的增厚常包绕大脑中动脉水平段，引起供血区域的继发的脑缺血以及梗死表现。基底池的病灶可造成脑脊液流动障碍，导致继发性脑积水。室管膜的改变表现为室管膜的增厚，在 T_1WI 高于脑脊液，T_2WI 等于或略高于脑脊液，与正常脑实质相仿，增强扫描明显强化，室管膜粘连时可见不同程度的脑室扩张及扭曲变形（图 5-31）。

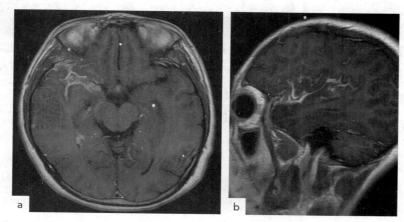

a—增强横断 T_1WI；b—增强矢状 T_1WI，右侧外侧裂及邻近脑沟内脑膜增厚。

图 5-30　脑膜结核

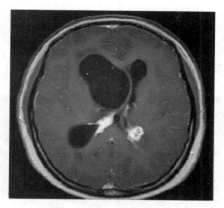

图 5-31　室管膜结核

注：增强 T_1WI，增厚的室管膜明显强化，以及由此导致的侧脑室体部扩张。

2. 脑膜结核瘤

（1）CT 表现：结核瘤直径较小时增强 CT 表现为结节样高强化，结核瘤直径较大时，增强 CT 表现为呈低密度的干酪样坏死中心和高密度的肉芽肿环。结核瘤常与增厚的脑膜融合在一起，成簇分布（图 5-32），也可以单发。

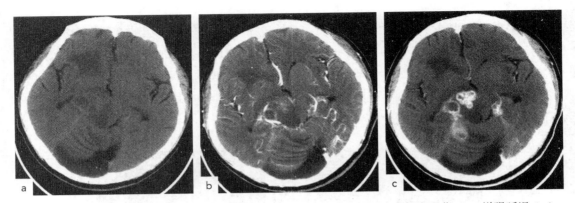

a—CT 平扫，环池部分被软组织密度填塞；b—CT 增强 28s 图像，环池有轻度强化；c—增强延迟 5min 图像，多个环状强化的结核瘤成簇状分布，与增厚的脑池脑膜融合在一起。

图 5-32 脑膜结核瘤

（2）MR 表现：脑膜结核瘤由肉芽肿的环和干酪样坏死的中心构成，为圆形或不规则形态，很少独立存在，多与增厚的脑膜融合在一起。T_2WI 表现为等或略高信号，大部分病灶难以分辨出干酪样坏死的中心，因而在非增强的 T_1WI 中常与增厚的脑膜混在一起，难以分辨是不规则增厚的脑膜还是结核瘤。干酪样坏死中心在 T_1WI 表现为低信号，T_2WI 可为高信号（完全液化）或低信号（未液化），也可以是混杂信号（部分液化）。增强后的 T_1WI 上，肉芽肿环明显强化，干酪样坏死中心则不强化。无论未液化还是液化的干酪样坏死，因为不导致水的扩散障碍，所以在弥散加权成像（diffusion weighted imaging，DWI）上均呈低信号（图 5-33）。基底池与外侧裂的结核瘤常与增厚的脑膜融合在一起；软脑膜的病灶可为单纯的环状病灶，也可与增厚的软脑膜融合在一起；有时可以看到邻近的脑组织水肿。

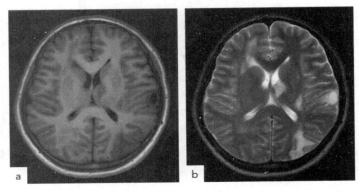

a—T_1WI，左侧脑沟内结核瘤的肉芽肿呈环状等信号，干酪样坏死呈中心低信号；b—T_2WI，中心液化的干酪样坏死呈高信号，左侧基底节及左枕叶出现片状高信号。

图 5-33 混合型颅内结核

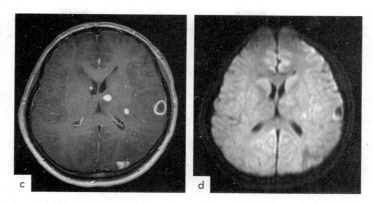

c—增强 T₁WI，左侧脑沟内肉芽肿呈环状强化，中心干酪样坏死不强化，左侧基底节及左枕叶可见结节
样强化；d—DWI，左侧脑沟内结核性肉芽肿内的中心坏死无扩散障碍，呈低信号。

图 5-33（续）

3. 硬膜下或硬膜外结核性脓肿 硬膜下脓肿 MR 表现为颅骨内板下新月形病灶，硬膜外脓肿则表现为颅骨内板下双凸透镜形态的病灶。脓腔在磁共振 T₁WI 表现为低信号，T₂WI 表现为高信号；脓肿壁在 T₁WI 和 T₂WI 均表现为等或略高信号。增强扫描时脓肿壁明显强化，脓腔则不强化。由于脓液扩散受限，DWI 表现为高信号。

（二）脑实质结核

1. 结核结节与结核瘤

（1）CT 表现：当结核瘤直径较小时，CT 平扫可无异常发现，或表现为略低密度灶，增强扫描尤其是延迟 5min 后扫描，可见明显强化的肉芽肿环和不强化的干酪样坏死中心。当结核瘤直径较大时，强化前可分别呈低密度的干酪样坏死中心和等密度的肉芽肿环，增强后肉芽肿环明显强化，干酪样坏死中心不强化。病灶常成簇分布，体积较大或者成簇分布时可看到病灶外的低密度水肿带。

（2）MR 表现

1）当结核结节直径较小的时候，尤其是 < 3mm 时，MR 大多数表现为实性的结节灶（有文献把 ≤ 3mm 的病灶称为粟粒样），可以单发、多发，也可以成簇分布。T₁WI 呈等或略低信号，T₂WI 呈等或略高信号，在高场强的 MRI 中，可看到中心为低信号（可能代表干酪样坏死的中心），在 T₂WI 和 FLAIR 图像上病灶周围可见高信号的水肿带；增强扫描可见病灶明显强化，周围水肿带不强化。

2）当直径较大或者干酪样坏死所占比例较大时，表现为环形病灶（代表病理上肉芽肿的环和干酪样坏死的中心），常为多发，可成簇分布，也可与结节灶并存。肉芽肿的"环"和干酪样坏死的中心呈多种信号改变。T₁WI 中心为低信号，肉芽肿环呈等信号或略高信号，周围可见低信号水肿区。T₂WI 上，当干酪样坏死（未液化的凝固性坏死）的中

105

心表现为低信号时，肉芽肿环为高信号，周围可见高信号水肿区，水肿与肉芽肿环之间可见细线样低信号间隔；当干酪样坏死中心（液化的干酪样坏死）为高信号时，肉芽肿的环则表现为低信号，外周被高信号的水肿区包绕。二者的肉芽肿环增强后的 T_1WI 均表现为明显强化。当中心干酪样坏死部分液化时，T_2WI 呈混杂信号。当成簇分布而且肉芽肿环较厚时，T_1WI 和 T_2WI 均表现为等信号，只有增强扫描才能分辨出明显强化的肉芽肿环与不强化的干酪样坏死中心。结核瘤内的干酪样坏死虽然在未液化和液化之间有信号差异，但是在 DWI 上均表现为没有扩散障碍，呈低信号（图 5-34）。

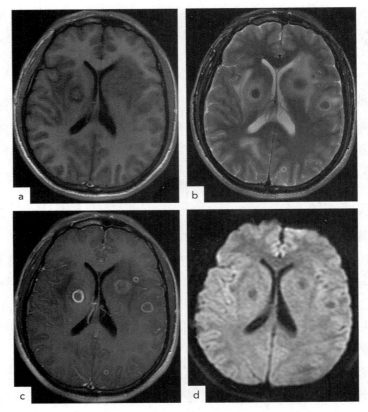

a—T_1WI，右侧基底节中心干酪样坏死呈等信号，环绕的肉芽肿为低信号，左侧基底节区及左侧额叶见片状低信号；b—T_2WI，多个结核瘤的中心呈低信号，肉芽肿环呈略高信号，周围可见高信号水肿；c—增强 T_1WI，环形肉芽肿明显强化，中心干酪样坏死无强化；d—DWI，中心干酪样坏死呈低信号。

图 5-34　脑实质结核瘤

2. 结核性脑炎

（1）CT 表现：平扫表现为手掌样低密度，边缘模糊，增强扫描低密度影不强化。

（2）MR 表现：手掌样形态的异常信号，T_1WI 为低信号，T_2WI 为高信号，有占位效应，多数病灶本身不强化，有时可见脑回样强化或片状强化，其内无强化的结核结节或结核瘤。

3. 结核性脑脓肿

（1）CT 表现：平扫呈混杂密度，增强 CT 呈环形强化，中心密度较低无强化。

（2）MR 表现：脑实质内的环状病灶，T_1WI 脓腔表现为低信号，脓肿壁为等或略高信号；T_2WI 脓肿壁为等或略高信号，外缘可见线状低信号包绕，周围为大片高信号的水肿区。这与常规自旋回波序列（SE 序列）中中心液化的结核瘤的表现不易区分，即使是增强扫描也难以分辨。DWI 可用来鉴别中心液化的结核瘤与结核性脑脓肿，结核瘤的液化中心无扩散障碍，表现为低信号；结核性脑脓肿的脓腔内液体扩散受限，表现为高信号，脓腔表观的扩散系数（apparent diffusion coefficien，ADC）值减低（图 5-35）。

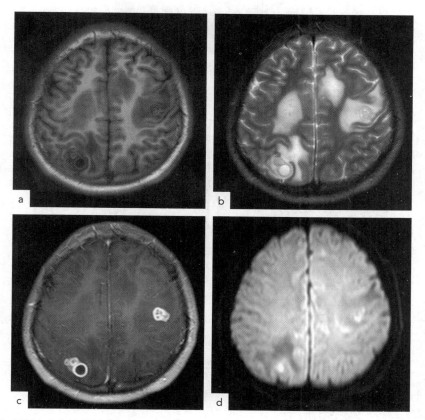

a—T_1WI 右枕叶脓肿壁为等信号环，中心低信号为脓腔，周围低信号水肿包绕；b—T_2WI，脓肿壁为等信号，中心脓腔为高信号，周围水肿为高信号；c—增强 T_1WI，脓肿壁明显强化，脓腔无强化，周围见多个环形强化的结核瘤；d—DWI，脓液扩散受限呈高信号。

图 5-35 结核性脑脓肿

（三）混合型颅内结核

脑膜结核和脑实质结核影像学表现在同一例患者中出现，命名为混合型颅内结核。有时可能有所侧重，或以脑膜病灶为主，或以脑实质病灶为主（图 5-36、图 5-37）。

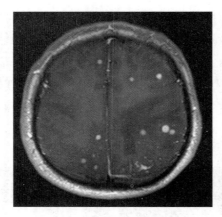

图 5-36　混合型颅内结核

注：增强 T_1WI，脑实质内以及软脑膜均可见大小不等的明显强化的结节灶。

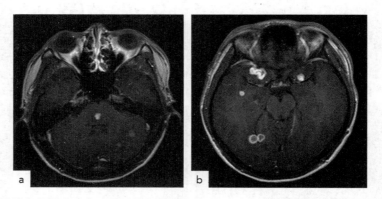

a—增强 T_1WI，桥脑和左侧小脑半球明显异常强化病灶；b—基底池脑膜和脑实质内环状强化的结核瘤，部分成簇分布。

图 5-37　混合型颅内结核

二、腹腔结核影像诊断

（一）腹膜结核

腹膜结核病理改变分为渗出型、粘连型、干酪坏死型，临床上，以渗出型最多见，粘连型次之，干酪型较少见，与之相对应的影像表现为湿性 - 腹腔积液型、纤维粘连型和干酪型，即腹腔积液，腹膜增厚、粘连，网膜、肠系膜增厚、粘连，腹膜结节伴或不伴干酪，在病变发展过程中，影像表现亦会随着病理改变而变化，常常几种征象重叠出现，称为混合型。

（二）腹腔脏器结核

腹腔实质脏器结核多数为继发性结核，多由血行感染结核分枝杆菌所致。主要病理变化为结核性肉芽肿形成，可干酪样坏死、液化坏死、纤维组织增生及钙化等。

1. **肝结核和脾结核** 肝、脾结核 影像表现依据病理变化主要分为粟粒型、结节型，当病变形成结核性脓肿时，可称为脓肿型；较多钙化时可称为钙化型；极少数肝结核由于干酪结核病灶或结核脓肿溃破入胆道，可形成结核性小空洞而称为肝内胆管型。

（1）CT 表现：粟粒型肝、脾结核可见多发粟粒状低密度灶，或肝肿大伴密度减低，细小病灶（相对早期，< 2mm）CT 平扫显示不清。结节型肝、脾结核表现为单发或多发结节，CT 平扫为低密度结节影或混合密度结节，圆形、卵圆形和花瓣形等，其中"花瓣形"较有特征性，常为多个粟粒结节聚集呈"簇状"排列，对提示结核性肉芽肿具有重要的指导意义。文献报道"中心粉末状钙化"是肝结核典型的 CT 表现，比较少见。脾结核稳定期出现"花瓣状或羊毛状"钙化影。

（2）MRI 表现：肝、脾结核表现为粟粒或结节状稍长 T_1、稍长 T_2 信号，边缘欠光滑，当病变进展，其内出现干酪或液化，抑或脓肿形成时，病变中心出现不均匀信号，T_2 加权像上表现明显，呈等、低或高信号，边缘稍高信号。

增强扫描有助于病变的显示；病变可表现为无强化、轻中度边缘强化、中心干酪坏死不强化，液化坏死形成脓肿时呈边缘厚壁强化、中心区不强化，MRI 较 CT 软组织分辨率高，增强扫描可以观察到更多细微影像征象，例如粟粒病变可轻度强化或强化不明显，如 MR 机分辨率足够高时，无明显强化的病变边缘可能观察到轻度强化。

2. **肾上腺结核** 肾上腺结核双侧多见，增大肾上腺多呈结节状相互融合而表现形态多样，三角形、卵圆形或不规则结节状，结核性肉芽组织增生合并新生毛细血管形成及周围纤维组织包裹。CT 平扫呈软组织密度，均匀或不均匀，可见小囊状低密度，典型表现增强后周边强化，呈"单环征"及"分隔征"，环厚薄不均；病变出现钙化与病程较长、病变相对静止有关。MRI 平扫呈稍长 T_1、稍长 T_2 信号，中心出现干酪坏死及液化时信号不均，T_2 加权像上呈等、低或高信号，增强扫描病变可均匀强化，但以环形强化较具特征性；病变出现钙化时大多数呈低信号，不强化。

3. **胰腺结核** 胰腺结核病变较小时，影像表现不典型，最常见的典型表现是胰腺内局灶型蜂房状强化的肿块。CT 平扫病变呈等、低密度影，边界不清，中心低密度以小灶样坏死多见；MRI 平扫多数病变呈不均匀异常信号，T_1WI 上呈等低信号，T_2WI 上呈等或稍高信号伴点片中高信号。胰周和门脉周围的淋巴结肿大伴环形强化以及其他部位结核灶可辅助诊断，胰腺结核多侵犯胰腺实质，胰管较少受累可作为与胰腺癌等病变鉴别依据。

4. **肾结核** 肾结核是泌尿生殖系结核最常见的部位。病理学分为病理型肾结核阶段及临床型肾结核阶段，影像仅能发现临床型肾结核，表现为肾的体积增大、正常或缩小，外形分叶状或正常，肾髓质多发空洞或脓腔形成，常呈囊状影并围绕肾盂似"花瓣状"排列。继而肾皮质局部或普遍萎缩变薄，肾盂、输尿管及膀胱壁增厚，管腔狭窄或扩张，肾盂积水或积脓，肾功能损害，自病灶内逐渐出现沙砾状、弧线状、斑片或结节样钙化。典型的 CT 表现为肾内多发低密度灶，增强后静脉期呈花瓣样强化，不对称性肾积水、多发钙化、肾盂肾盏输尿管及膀胱壁的增厚，伴随肾周筋膜模糊。MRI 上病变呈稍长 T_1、稍长或混杂 T_2 信号，钙化在 MR 上显示不敏感，呈低或等信号，增强扫描病变区边缘强化多与邻近强化的肾实质高信号重叠显示不清，仅可见无强化表现，伴随的肾盂及输尿管壁增厚部可见轻度强化。

三、盆腔结核

盆腔结核包括生殖系统结核及盆腔腹膜结核，两者往往并存，主要是女性生殖系统结核多见，发病一般是性成熟期及育龄期妇女。

（一）女性生殖系统结核

女性生殖系统结核是指由结核分枝杆菌引起的生殖器炎症，包括卵巢结核、输卵管结核、子宫内膜结核、宫颈结核、阴道和外阴结核、盆腔腹膜结核。输卵管被认为是女性生殖系统结核的始发部位，几乎所有生殖系结核均累及输卵管，双侧居多，易伴发盆腔腹膜结核，累及宫旁韧带，其余部位结核相对少见。在结核病变的不同发展时期，渗出、增生粘连及干酪样坏死三类病变常混合存在，影像上常常表现双侧附件区边缘不清的包块影，呈囊性、实性、囊实性，增强扫描可见囊壁或实性部分强化，肠管与附件、肠系膜根部等的粘连，子宫、附件与前后腹壁粘连移位，炎性包块与周围结构分界不清，甚至部分包块将肠管包裹在内，可以伴有钙化和淋巴结增大。当输卵管积液积脓时 CT 上可见管状或迂曲扩张的低密度影，MRI 上呈不均匀长 T_1、长 T_2 信号，脓液在 DWI 上呈高信号。MRI 平扫较 CT 平扫更容易发现干酪物质，T_1WI 及 T_2WI 上均呈低信号。盆腔积液以限制性为主，密度可较一般液体密度高，CT 值常 > 20HU，子宫直肠窝最常见，结核性盆腔炎脓腔内见短 T_2 信号提示干酪样坏死。子宫内膜结核少见，表现为内膜增厚，较重者可伴有干酪结节形成。

（二）男性生殖系统结核

根据解剖部位分为前列腺结核、精囊结核、睾丸结核、输精管结核、阴茎结核。临床上最常见的是附睾及睾丸结核和前列腺结核。

1. **附睾及睾丸结核** 主要病变为结核性肉芽组织、干酪样变和纤维化。影像表现取决于病变程度及病理成分，可分为结节型和弥漫型。结节可呈实性和囊实性，增强扫描实性病变可见强化，囊实性病变呈环形强化；弥漫型可见附睾明显肿大，可伴结节，可完全或部分干酪样变，其结构模糊不清，输精管可以增粗变硬，呈串珠状。出现脓肿时，CT上表现为低密度，MRI上呈长 T_1、长 T_2 信号，不强化。睾丸结核同附睾结核相似，早期睾丸结构完整，晚期可有脓肿形成。CT 有助于发现病变内钙化灶，细小钙化 MRI 常不敏感，较大钙化 MRI 呈明显低信号区。可伴少量鞘膜积液。

2. **前列腺结核** 结核分枝杆菌进入前列腺后腺管中形成结核结节，进一步发展，破坏腺体上皮，形成结核肉芽肿、干酪化，最后干酪区液化或形成脓肿，坏死组织排出后可形成空洞，修复时可纤维化。影像上可分为结节型和弥漫型，病变大多同时侵犯双侧，中央叶和周围叶均可受累，表现为前列腺体积增大，CT 上呈稍低密度影，边界欠清，常可见到中心更低密度小灶样坏死；MRI 上，T_1 加权像上病变呈稍低信号，T_2 加权像上呈极低信号，与闭孔内肌信号相似或略高，弥漫型病变 T_2 加权像上可见多发片状或弥漫信号减低，可伴条纹状改变，磁共振波谱代谢正常；当形成结核性脓肿时，T_2 加权像上可见高信号。精囊腺受累可以见到精囊腺管扩张，囊壁增厚，囊内容物 T_2WI 呈低信号，增强扫描囊壁强化。

【病例 1】男性，22 岁，腹膜结核（图 5-38）。

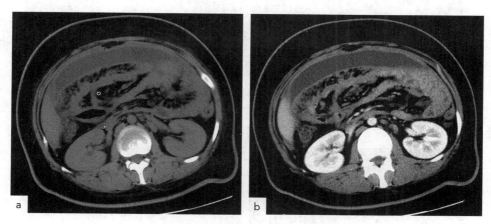

a、b—壁腹膜光滑增厚，腹腔包裹性积液。

图 5-38 腹腔包裹性积液

【病例 2】男性，28 岁，腹膜结核，腹膜结核瘤（图 5-39）。

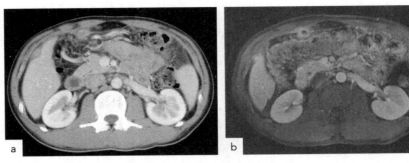

a、b—CT 及 MRI 增强扫描显示腹膜增厚，多发结节状影呈环形强化，中心呈低密度或低信号，肝脏Ⅵ段边缘弧形受压改变。

图 5-39　腹膜结核

【病例 3】男性，18 岁，肝结核，腹膜结核（图 5-40）。

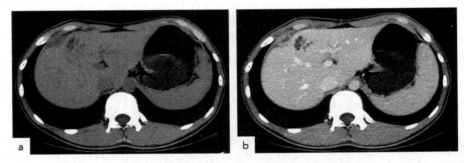

a、b—CT 平扫肝实质内多发低密度影，增强扫描边缘轻度强化，病变簇集排列。同层面显示腹膜梭形低密度影，增强扫描病变区见环形强化结节，邻近腹腔少量积液。

图 5-40　腹膜结核

【病例 4】男性，17 岁，脾脏结核，腹膜结核（图 5-41）。

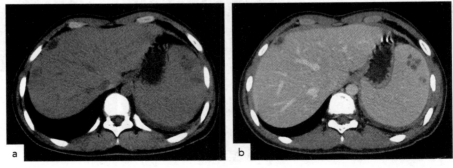

a—CT 平扫，示脾脏体积增大，实质内见多发低密度影，边缘模糊，病灶内见等密度分隔；b—增强扫描病灶边缘及分隔轻度强化，部分病灶聚集排列，呈"花瓣样"。同层面显示肝右叶前外侧腹膜局限梭形低密度影，增强扫描未见强化。

图 5-41　脾结核

【病例 5】女性，40 岁，双侧肾上腺结核（图 5-42）。

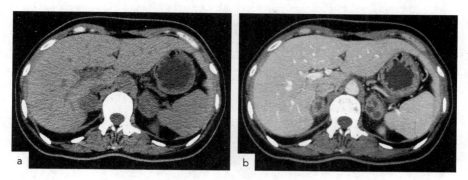

a—CT 平扫，示双侧肾上腺呈结节及团块状低密度影，密度不均匀；b—增强扫描病变边缘强化，左侧病
变呈多发环形强化影聚集呈团。

图 5-42　肾上腺结核

【病例 6】男性，59 岁，胰腺结核（图 5-43）。

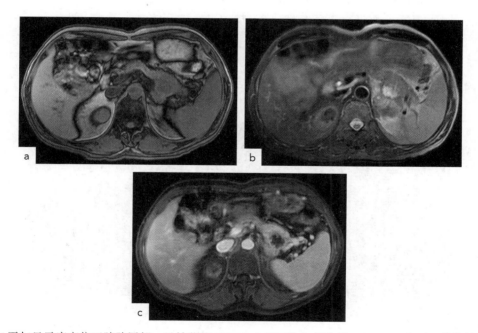

a—MRI 平扫显示病变位于胰腺尾部，呈结节状，T_1WI 上呈不均匀低信号；b—T_2 fs 序列呈等信号伴高信
号；c—增强扫描病变边缘强化呈稍高信号，中心呈低信号，胰管无扩张。

图 5-43　胰腺结核

【病例 7】女性，28 岁，左肾结核（图 5-44）。

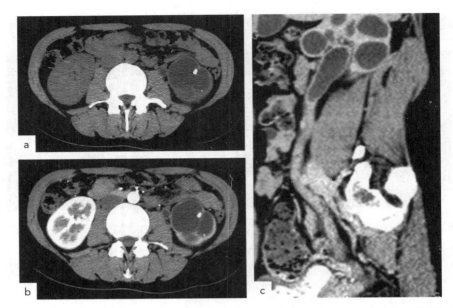

a—CT 平扫显示左肾见低密度影，主要位于肾盏走行区，可见分隔及点片中钙化；b—增强扫描边缘强化，邻近肾实质变薄，左侧输尿管中下段管壁增厚，上段输尿管扩张；c—斜矢状位重建图像，清晰显示输尿管及肾脏病变。

图 5-44　肾结核

【病例 8】男性，59 岁，右肾结核（图 5-45）。

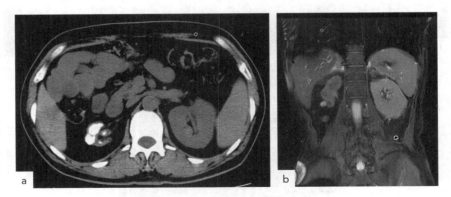

a—CT 平扫轴位；b—MRI 冠状位平扫，显示肾脏体积明显缩小，病变区多发钙化。

图 5-45　肾结核

【病例 9】女性，27 岁，盆腔附件结核（图 5-46）。

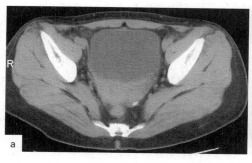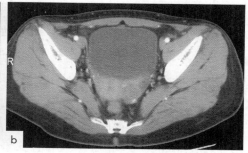

a—CT 平扫，显示病变位于左侧附件区，呈囊实性病变；b—增强扫描轻度强化，边缘强化为主，病变左后边缘部见小斑片状钙化。

图 5-46 盆腔结核

【病例 10】男性，21 岁，前列腺结核（图 5-47）。

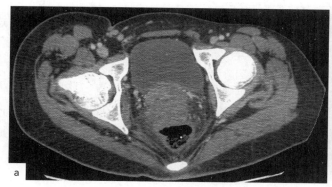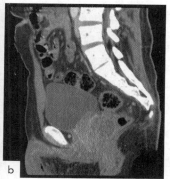

a—CT 矢状位平扫；b—轴位增强扫描，示前列腺病变突破包膜，累及直肠前脂肪间隙，平扫呈不均匀低密度影，边缘模糊，增强扫描病变不均匀轻度强化，内见多发低密度区，局部与直肠前壁界限欠清。

图 5-47 前列腺结核

四、骨关节结核的影像诊断

骨关节结核分为脊柱结核、关节结核和骨结核。脊柱结核（spine tuberculosis）指结核病灶累及脊柱；关节结核（articular tuberculosis）指结核病灶累及关节；骨结核（tuberculous osteomyelitis）指结核病灶累及四肢长骨或短管状骨。在多发病变中，可以同时存在上述两种或三种类型。在病理组织学中，骨关节结核以干酪样坏死、增生病变为主。在影像学中，前者主要表现为死骨及寒性脓肿的形成，后者主要为肉芽组织形成，二者常同时存在。

（一）脊柱结核

脊柱结核占骨关节结核的 50% ~ 70%，好发于胸腰段，依最先发生骨质破坏的部位，分为椎体结核和附件结核。椎体结核占比约 90%，可分为边缘型（包括韧带下型）和中心型，以边缘型为多见，主要表现为骨质破坏及死骨、椎间隙狭窄 / 椎间盘破坏、椎旁寒性脓肿、脊柱后凸畸形等。

（1）X 线表现：X 线片所能显示的征象多为晚期结核的表现。

1）部位：相邻两节或两节以上椎体受累，少数情况下，可呈跳跃性多椎体受累。

2）骨质破坏：边缘型椎体结核表现为椎体边缘首先发生溶骨性骨质破坏，特别是椎体前角区域；椎体终板不完整或终板下骨质破坏；逐渐向椎体中央发展。中心型椎体结核则表现为椎体内骨质破坏。X 线片常难以显示死骨，死骨多位于椎体上、下缘区域。典型脊柱结核灶伴有周围骨质疏松改变，但由于病程较长，因此更多表现为周围骨质不同程度的硬化改变以及椎体塌陷导致的骨密度增高。但通常情况下，不会形成骨赘样骨质增生，这是结核性脊柱炎有别于布氏菌性脊柱炎的地方。

3）椎间隙狭窄：随疾病发展，结核分枝杆菌可侵蚀椎间盘，形成脓液组织，导致椎间隙狭窄，可表现为全间隙或部分间隙的狭窄（图 5-48）。此为结核重要的 X 线片征象，是鉴别结核与肿瘤的较可靠影像依据。

4）周围软组织肿胀及脓肿：颈椎结核可表现为咽后壁软组织增厚、脂肪间隙消失；胸椎结核可表现为脊柱周围软组织梭形肿胀；胸腰段或腰椎结核可表现为腰大肌肿胀。

5）脊柱后凸畸形：因椎体前部破坏最为严重，且累及相邻多个椎体，因此在后期多发展为后凸畸形、纤维或骨性强直。

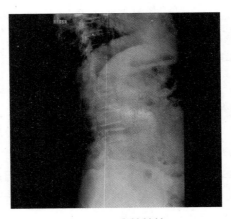

图 5-48　脊柱结核

注：X 线侧位片，腰 3、腰 4 椎间隙狭窄，椎体前缘小灶性骨质破坏，伴周围骨质硬化。

（2）CT 表现：大致同 X 线片表现，但 CT 图像能显示更多的骨质破坏细节，有助于发现较早时期的病变；能更容易显示死骨、脓肿，有助于结核的明确诊断；能更明确显示结核病灶对骨外组织的侵犯。

1）骨质破坏及死骨：起始时，椎角发生溶骨性骨质破坏，破坏灶较小，但通常已经伴有皮质破坏。终板下骨质破坏常沿终板方向走行（图 5-49）。于 CT 图像中，常容易发现破坏灶周围骨质硬化，表现为骨破坏灶边缘的骨质硬化最致密、内缘光滑，离病灶越远，硬化程度越轻（图 5-49）。死骨于 CT 图像显示最佳，典型结核灶的死骨较细小，呈泥沙状或砂粒状（图 5-50）。同时，少数病灶中存在孤立的骨碎片，亦为结核性骨破坏较特殊的表现。

2）椎间盘改变：由于结核分枝杆菌缺少蛋白溶解酶，因此在脊柱结核早期，椎间盘常不受累或仅边缘轻微受累，在 CT 图像中并无椎间盘破坏或高度减低的征象。然而，在发生病理性骨折后，椎间隙会出现局部增宽。随疾病发展，椎间盘才逐渐发生高度减低。这与化脓性脊柱炎表现不同。

3）周围软组织肿胀及寒性脓肿：寒性脓肿是脊柱结核的重要特征，典型者具有壁薄、周围组织水肿轻微的特点，中央脓液呈液性低密度区，增强后，边缘（脓壁）环状强化。脓液可以存在于骨破坏灶内、椎间盘内及椎旁软组织内。椎旁脓肿可以在前纵韧带下、后纵韧带下蔓延，还可以破溃入腰大肌内或椎管内，其范围大于 3 个椎体节段是脊柱结核的特点之一。部分脓肿壁可发生点状、条线状钙化，也是脊柱结核的特点之一。

4）骨外 - 淋巴结病变：椎体前方多发淋巴结肿大。

5）骨外 - 其他系统结核：胸椎、腰椎 CT 扫描经图像扩建后可显示肺部、泌尿系、消化道是否存在结核病灶。因骨关节结核绝大多数是继发性结核病，其他系统结核灶的发现对骨关节结核的诊断及鉴别诊断具有重要的参考价值。

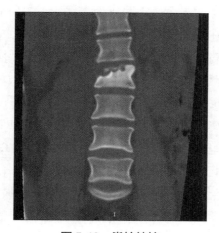

图 5-49　脊柱结核

注：CT 冠状面骨窗图像，腰 2 椎体上终板形态不规则，终板下横行溶骨破坏，伴周围骨质硬化，离溶骨区越近、硬化越明显；腰 1 椎体右下角局限性密度减低。

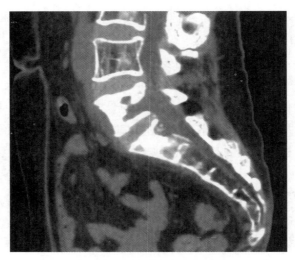

图 5-50　脊柱结核

注：CT 矢状面软组织窗图像，腰 5、骶 1 椎体后角骨质破坏，骶 1 破坏灶内含有砂粒状死骨；椎间盘高
度基本保留。

（3）MR 表现：MRI 对骨质破坏细节、死骨的显示不如 CT，但对骨髓水肿、破坏成分、周围软组织改变、椎管内结构的显示明显优于 CT，能最早显示脊柱结核改变。

1）部位：于 MR 脂肪抑制 T_2WI 等液体敏感序列，可发现更多的病灶。

2）骨质改变：MRI 对骨质异常的显示具有很高的敏感性，但不具有诊断特异性。在结核的炎性渗出阶段，CT 图像中尚无明确溶骨破坏时，MRI 即可显示病灶处骨髓水肿及周围软组织水肿，仍以椎体边缘改变为著。溶骨破坏区呈 T_1WI 低信号，因所含成分复杂而于 T_2WI 图像呈混杂信号，增强后，肉芽成分强化，多数呈环状、结节状，少数情况下呈团块状（图 5-51）。常存在周围骨髓水肿，但范围较小。

3）椎间盘改变：在疾病早期，椎间盘高度不变，椎间盘信号可显示为正常或不同程度的 T_2WI 高信号，一般不具有诊断意义。只有当椎间盘被破坏，特别是内部出现脓液样信号时，才能支持结核的诊断。

4）周围软组织水肿及寒性脓肿：寒性脓肿的特点于 MRI 表现得最为充分。在平扫中，脓肿壁于 T_1WI 图像可呈线状稍高信号（相比肌肉）、于 T_2WI 图像可呈线状高信号，内部脓液因所含成分不同而于 T_2WI 图像呈混杂性偏高信号；增强后，脓肿壁为环状薄壁强化，除此以外，有时还存在少量分隔强化，但内部脓液无强化（图 5-52）。周围软组织水肿，但范围较小。脓肿在前纵韧带下、后纵韧带下蔓延时，前纵韧带、后纵韧带大体保持完整。

5）椎管内改变：脓肿累及椎管内时，多数沿后纵韧带下蔓延。但也可同时发生结核性脊髓神经炎，脊膜改变类似于脑膜结核。

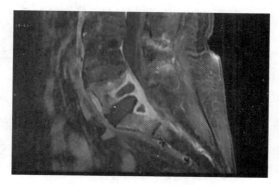

图 5-51　脊柱结核

注：MR 增强后冠状面脂肪抑制 T_1WI 图像，腰 5、骶 1 骨破坏周围的肉芽壁环状强化，内部的脓液无
强化。

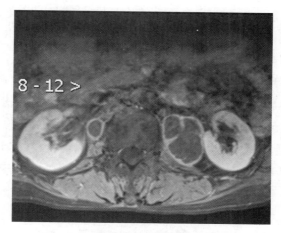

图 5-52　脊柱结核

注：MR 增强后横断面脂肪抑制 T_1WI 图像，椎体两侧腰大肌内脓肿，脓壁呈窄环状强化，左侧并有少量
分隔强化，但脓液无强化。

（二）关节结核

关节结核可分为单纯滑膜结核和全关节结核，以后者多见，并且前者可以发展为后者。关节结核多发生于髋关节、膝关节、肩关节、肘关节等四肢大关节，大多数为单关节受累。主要表现为关节滑膜增生及积液、关节边缘骨质破坏及死骨形成、关节间隙进行性狭窄、周围骨质疏松等。

1. **滑膜结核**　影像学表现不具有诊断特异性。

（1）X 线表现

1）关节改变：关节肿胀，可能伴有关节间隙增宽（积液所致）。关节肿胀表现为关节周围软组织增厚，周围脂肪层被推挤或密度增高、模糊化。

2）骨质改变：早期多无改变，典型者表现为关节周围骨质疏松。

（2）CT 表现

1）关节改变：关节滑膜增厚、关节积液，增强后，典型者呈边缘环状强化，厚度不均，但相对较薄。关节周围组织轻度水肿。

2）骨质改变：关节周围骨质疏松。

3）骨外 - 淋巴结表现：扫描范围内的腘窝、腹股沟等区域存在多发淋巴结。

4）骨外 - 肺部表现：肩关节 CT 扫描常能显示肺部上叶情况，多能显示是否存在陈旧性肺结核或活动性肺结核。

（3）MR 表现

1）关节改变：滑膜增生、关节积液。关节滑膜呈不同程度增厚，于 T_2WI 图像中呈混杂偏低信号，局部为条片影、结节影或团块影。因结核病灶可较早出现纤维化改变，因此，更低 T_2WI 信号的条状影可能具有更大的诊断价值。关节积液于 T_2WI 图像常呈不均匀高信号，因为内部常含有渗出物、坏死脱落的滑膜组织等。并且还可含有"米粒体"，为多发的大米粒形颗粒物，"米粒体"的形成可能与滑膜坏死有关，最常见于类风湿关节炎、结核性关节炎。增强后，典型者表现为边缘环状强化，厚度不均，但相对较薄（图5-53）。关节外软组织常呈轻度水肿。与关节腔相通的滑囊、腱鞘具有类似改变。

2）骨质改变：关节内骨端无明确破坏，但可存在程度不剧烈的骨髓水肿。

3）关节外寒性脓肿与窦道：寒性脓肿表现同脊柱结核。但相比脊柱结核，关节结核更容易形成窦道，于脂肪抑制 T_2WI 图像表现为皮下脂肪内索条状高信号，边缘毛糙并伴有周围脂肪轻度水肿。

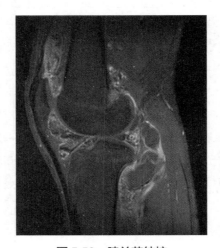

图 5-53　膝关节结核

注：MR 增强后矢状面脂肪抑制 T_1WI 图像，膝关节囊内滑膜增生伴后方脓肿，关节囊呈不均强化，局部呈线状强化，后方脓肿壁呈线状强化，伴有周围组织轻度水肿。

2. **全关节结核**   全关节结核可由滑膜结核或骨结核发展而来，既存在关节滑膜改变又存在关节内骨与软骨破坏。关节滑膜改变的影像表现同滑膜结核，以下仅述及关节内骨与软骨的影像改变。

（1）X线表现：在疾病早期，并无关节内骨或软骨的破坏，随疾病发展才逐渐出现。

1）骨质破坏：小灶性骨质破坏首先出现于关节骨端的非承重面，典型者呈上下骨端的"对吻性"破坏，逐渐向承重面发展，甚至部分骨端可以完全消失、关节脱位（图5-54）。在疾病晚期，溶骨破坏灶周围可出现骨质硬化。部分病灶内可出现死骨，典型关节结核的死骨较细小，呈泥沙状或砂粒状，但在尺骨近端等髓腔宽大的解剖结构内可出现块状死骨。如果全关节结核是由骨结核发展而来，还可观察到长骨干骺端的骨破坏灶。

2）关节间隙狭窄：代表着关节软骨的破坏程度。通常情况下，狭窄程度不均匀，并呈进行性狭窄。

3）周围骨质疏松：相比脊柱结核，关节结核更多表现为周围骨质疏松。

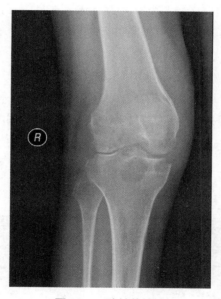

图 5-54   膝关节结核

注：X线正位片，股骨远端、胫骨近端非承重面多发性骨质破坏，股骨与胫骨的外缘破坏呈对吻状。

（2）CT表现：骨与软骨破坏的影像表现大致同X线片，只不过，CT在以下几点具有优势。

1）能更容易、更清晰显示骨质破坏的细节。骨破坏灶与关节相通，边界较清晰、边缘多无硬化或硬化轻微（图5-55），内部的肉芽成分较多时，于CT增强图像表现为明显强化，而内部的脓液无强化。软骨下骨的表面凹凸不平，存在虫蚀状破坏。

2）能更容易发现死骨、骨碎片及显示死骨的形态。

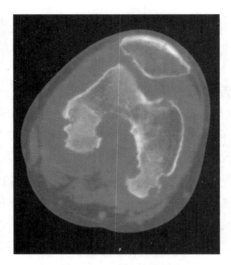

图 5-55　膝关节结核

注：CT 横断面骨窗图像，股骨内、外踝多发性小灶性破坏，与关节相通，边界清晰、边缘无硬化或伴有
轻微硬化；髌骨外侧面及股骨滑车外侧软骨下骨毛糙、虫蚀状破坏。

（3）MRI 表现

1）骨质破坏：因骨破坏灶内所含成分不同，T_2WI 信号不同，多数为混杂性偏高信号。软骨破坏后，软骨下骨形态毛糙、凹凸不平。骨破坏灶周围骨髓水肿。

2）软骨破坏：因结核分枝杆菌缺少蛋白溶解酶，因此在疾病早期，软骨保持完整，随后出现关节软骨水肿、毛糙、不均变薄、剥离、丢失等破坏征象，甚至软骨下出现脓液样 T_2WI 高信号（图 5-56）。

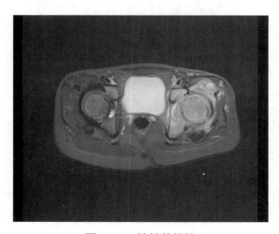

图 5-56　髋关节结核

注：MR 横断面脂肪抑制 T_2WI 图像，左侧股骨头软骨水肿、局部裂隙状破坏，髋臼及股骨骨髓水肿，关
节积液，周围软组织轻中度水肿。

3. **骨结核** 骨结核相对少见，可分为长骨结核和短管状骨结核。长骨结核多发生于骨骺与干骺端。短管状骨结核又称骨气臌，好发于近节指骨。

（1）X线表现：长骨结核无论是先发生于骨骺或干骺端，均常跨越骺板，早期表现为局限性骨质疏松、周围软组织肿胀；典型表现为不规则形局灶性溶骨破坏，体积相对较小，边界多较清晰，边缘多无明显硬化，骨膜反应轻微（图5-57）。骨气臌的早期表现为患指周围梭状软组织增厚、骨质密度减低；典型表现为患病指节膨胀性改变，溶骨破坏呈多房状、沿骨干发展，皮质增厚，伴有较薄的层状骨膜反应。

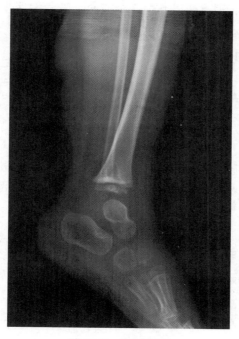

图 5-57　胫骨结核

注：X线侧位片，胫骨远侧干骺端小灶性溶骨破坏，累及骺板，边界清晰，周围无明显硬化，无骨膜反应。

（2）CT表现：大致同X线片表现，相比而言，CT更易于显示可能存在的沙粒状死骨、脓腔。除此外，CT可显示骨气臌破坏灶内可能残留的髓腔脂肪。

（3）MR表现：更易于显示病灶内的脓液成分、周围骨髓水肿、周围的软组织水肿或脓肿等。

五、颈淋巴结结核的影像诊断

颈部淋巴结结核是常见的肺外结核之一。其感染途径常见有3种：①口咽等原发结核病灶直接经淋巴结播散至颈部相应淋巴结群；②肺内病灶直接蔓延至颈部、锁骨上窝淋巴结群；③血行播散至颈部淋巴结群等。

颈部淋巴结结核淋巴结体积增大。颈部正常淋巴结直径一般在 0.3～1.0cm，咽后组正常淋巴结直径多小于 0.7cm。颈部淋巴结结核病理基础是炎性渗出、结节增生和干酪样坏死，可出现纤维化、钙化。病理分型可分为 4 个阶段（4 种分型）：①淋巴组织增生、形成结节或肉芽肿；②淋巴结内部干酪样液化坏死；③淋巴结包膜破坏，互相融合，并有淋巴结周围炎；④干酪物质穿破至周围软组织，形成冷脓肿或窦道。

病程中同一病例各种病理改变以其中一个或两个阶段病理改变为主，各种阶段病理改变混合存在，其病理学特点决定影像学淋巴结改变多样的特点。淋巴结结核病理学特点为其影像学与其他各种原因所致淋巴结肿大提供鉴别诊断的依据。

（一）颈淋巴结结核的 CT 诊断

1. CT 检查的优点

（1）检查方便快速，无需特殊准备。

（2）发现临床上难以触及的深部淋巴结，如咽后组、椎前组淋巴结等。

（3）明确淋巴结的大小、形态和数目，对触诊判断为肿块的病变明确是单个肿块还是多个淋巴结融合。

（4）判断淋巴结的性质，是结核或转移等。

（5）被膜外（结外）浸润对预后有影响，根据 CT 扫描的形态，密度及周围脂肪间隙的情况。增强 CT 可间接反映颈部淋巴结结核的病理改变。

2. CT 表现分类

（1）Ⅰ型（结核结节和肉芽肿型）：平扫密度均匀，增强后呈均匀等密度强化类似肌肉密度。

（2）Ⅱ型（干酪样坏死型）：平扫密度均匀，增强扫描病变呈不均匀强化，边缘呈环形强化，周围脂肪间隙存在。

（3）Ⅲ型（淋巴结周围炎型）：平扫密度不均匀，增强扫描病变呈不均匀强化，边缘呈环形强化，周围脂肪间隙消失。

（4）Ⅳ型（脓肿及窦道型）：脓肿破溃，干酪样物质进入周围组织，CT 平扫密度不均匀，增强扫描脓肿壁边缘不规则，边缘呈环形强化，周围脂肪间隙消失，窦道形成者可达皮肤表面。各型单独存在者称为单纯型，多种形态同时存在者称为混合型。

（二）颈淋巴结结核的 MRI 诊断

MRI 具有良好的软组织分辨力，能多方位、多平面直接成像，MRI 较 CT 更能全面、客观反映颈淋巴结结核不同病理阶段的特征，尤其是对病理变化发展的第二、三阶段明显优于 CT。对颈淋巴结结核诊断、分期和指导治疗具有显著的实际运用优势。MRI 与 CT 检查相比无射线辐射，MRI 对比剂过敏的潜在危险性小。MRI 表现依据不同病理阶段 MRI 特点分为 4 型。

（1）Ⅰ型（Ⅰ期或第一阶段）：结核结节及肉芽肿形成。MRI 表现病变淋巴结正常或略肿大，界面光滑，T_1WI 略低 T_2WI/DWI 及 T_2STIR 高信号，增强呈明显均匀实性强化。MRI 表现为信号均匀的长 T_1、长 T_2 信号影，DWI 及 T_2WI-SPAIR 均呈高信号；增强后明显均匀强化。

（2）Ⅱ型（Ⅱ期或第二阶段）：淋巴结干酪样坏死。淋巴结包膜未坏死，无粘连，周围脂肪间隙清晰。此期出现淋巴结结核较为典型的 MRI 表现：无周围侵犯、中央坏死区无强化，周边呈环状强化的结节。MRI 表现为中心呈 T_1 低 T_2 及 T_2STIR 高信号，周边环状等、稍低信号。病灶周围脂肪间隙尚清晰。增强扫描均呈环状强化。中心无强化的坏死区较平扫清晰。T_1WI 呈均匀稍低信号，T_2WI 上呈不均匀高信号，即高信号的结节或团块中心可见更高信号的坏死区，增强扫描呈环形不均匀强化。

（3）Ⅲ型（Ⅲ期或第三阶段）：浸润型，病变淋巴结结构消失，中央大片干酪样坏死区。周边炎性反应及粘连，活动受限。MRI 增强后不同于Ⅱ型的是病灶周围脂肪间隙消失。淋巴结包膜破坏、融合粘连，周围可见炎性浸润，脂肪间隙模糊、消失。MRI 表现同Ⅱ型相似。内部结构更加混杂，各淋巴结间信号融合，周围间隙模糊伴片状炎性渗出信号，增强呈环形融合状强化。T_1WI 呈均匀稍低信号，T_2WI 上呈不均匀高信号，即高信号的结节或团块中心可见更高信号的坏死区，增强扫描呈环形不均匀强化。增强后边缘环状强化，其周围脂肪间隙消失。

（4）Ⅳ型（Ⅳ期或第四阶段）：脓肿型，病变中心软化，相互融合呈团块状影。MRI 表现为肿大融合且信号混杂的淋巴结，周围炎性浸润、脓肿及窦道形成，坏死区 T_2STIR 明显高信号，增强可显示边缘厚且不规则的强化的环壁及窦道，部分呈多房状及分隔状强化。淋巴结干酪样坏死破溃并向周围侵犯。淋巴结干酪样坏死破溃，侵犯周围组织并形成窦道及冷脓肿。MRI 表现为肿大融合且不均匀信号的淋巴结，作为结构和皮下脂肪内炎性浸润、脓肿及窦道形成，以增强显示最佳。Ⅳ型为脓肿型，肿大的淋巴结中心软化，病变相互融合呈团块状影。MRI 表现为混杂信号，坏死区 T_2WI-SPAIR 呈明显高信号，根据坏死程度不同 DWI 信号不同，多数呈等或低信号，少数呈高信号。增强扫描可见边缘厚且不规则的环状强化，淋巴结正常结构消失，周围脂肪间隙消失。脓肿自破或切开引流，创口长时间不愈形成窦道。

【病例 11】男性，17 岁，发现左颈部包块 1 个月。术后病理：慢性肉芽肿性炎伴坏死，诊断颈部淋巴结结核（图 5-58）。

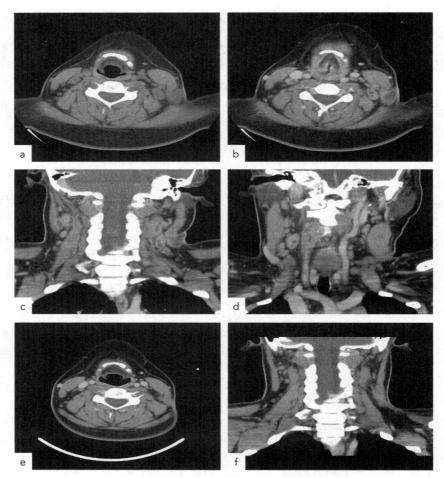

a—CT 平扫，双侧颈内静脉淋巴结上、中、下及左侧颈后三角淋巴结组见多发淋巴结影，以软组织密度为主，内部密度欠均匀，部分结节中心密度稍低，多数边界较清楚，左侧胸锁乳突肌后方结节影前缘与胸锁乳突肌分界不清；b～d—CT 增强后呈均匀的结节状强化及边缘环形强化，较小的淋巴结以肉芽肿为主，呈均匀强化。平扫中心稍低密度淋巴结其中心为干酪坏死组织，在增强后无强化；e～f—抗结核治疗 9 个月后 CT 复查，双侧颈部肿大的淋巴结明显吸收、缩小，增强后呈均匀结节状均匀强化以 I 型表现为主。

图 5-58　颈部淋巴结结核

【病例 12】男性，28 岁，发现双侧颈部包块 2 个月，伴间断咳嗽咳痰，诊断双肺血行播散性肺结核 1 个月（图 5-59）。

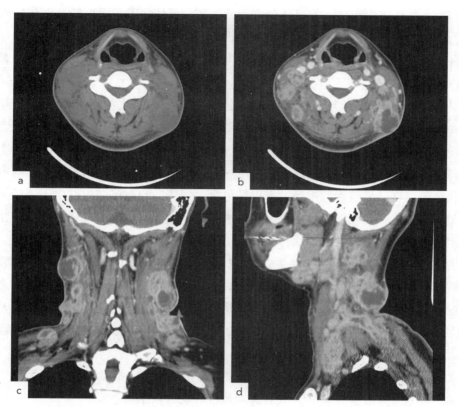

a、b—CT 平扫，示双侧颈内静脉淋巴链区及颈后三角淋巴结区见多发软组织密度影，平扫呈稍低密度，内部密度欠均匀，边界模糊不清，周围脂肪间隙显示不清；c、d—增强后病灶呈不均匀边缘强化，呈串珠样分布，可见多个淋巴结融合，形成脓肿，包膜破溃达皮下。本例为 Ⅰ～Ⅳ 型混合存在，以 Ⅲ、Ⅳ 型为主。

图 5-59 颈部淋巴结结核

（三）淋巴结结核的 B 超诊断

1. **分布**　淋巴结结核是结核分枝杆菌侵入淋巴结所引起的慢性疾病，是最常见的肺外结核，体表及深部的淋巴结均可发生结核病，包括头颈部、腋窝、腹股沟、纵隔及腹腔等部位，以颈部淋巴结核最常见，占淋巴系统结核病的 80%～90%，特别好发于年轻人，颈部淋巴结核常为多发、多发于单边，左右两侧发生率比较无明显差异，可呈"串珠状"排列于颈部大血管周围。颈浅淋巴结为淋巴结结核的好发部位，位于胸锁乳突肌表面，沿颈外静脉排列。

2. **大小与形态**　淋巴结的大小相差悬殊，大者长径可 > 3cm，脓肿形成后可 > 10cm，愈合时，淋巴结体积可缩小，以短径缩小明显。颈部淋巴结结核感染早期常常 L/S ≥ 2，淋巴结内部结构尚无明显破坏，维持原有形态，随着淋巴结内部正常结构的损毁，当结核分枝杆菌毒力较强或机体免疫力低下时，可较快发生干酪样及液化坏死，造成内部压力增高，呈膨胀式生长，故形态发生改变呈类圆形或圆形，常常 L/S < 2。病变后期，部分淋巴结结核会发生融合，两个或多个淋巴结相邻处包膜破坏，表现为形态不规则的低回声团。

3. **内部回声** 淋巴结结核病变早期声像图中皮质、髓质可无改变，淋巴门多可显示。随着病情进展，皮质增厚，回声减低，髓质消失，后期结核分枝杆菌侵犯范围扩大，使皮质浸润及髓质淋巴窦结构遭到破坏，淋巴结内结构杂乱，无法辨认皮质、髓质及淋巴门，表现为不均质低回声，部分淋巴结内可见无回声区，无回声常出现在淋巴结中央，提示有液化坏死存在。随着病程进展，淋巴结可呈高回声，与淋巴结内发生干酪样坏死和纤维化有关，病程进一步发展，高回声区的回声可逐渐增强，后期形成强回声的钙化灶。多表现为粗大钙化，可呈点状、片状、弧形或团块状。

4. **结核脓肿** 随着病程进展，肿大淋巴结发生融合及液化坏死，包膜受侵破坏，干酪样及液化坏死物经破损处侵至周围软组织，形成结核性脓肿，也叫寒性脓肿。常表现为透声差的无回声或混合回声，加压探头可见形变，无回声区内的密集点状低回声及高回声可见浮动。部分脓肿可破溃至皮肤形成窦道，窦道是颈部淋巴结结核的常见超声表现之一。

5. **血流** 淋巴结结核血流分布以边缘型为主，中央型、混合型及无血流型少见。脓肿形成时，周边常并存炎性改变，故脓肿周边可表现为较丰富血流。

部分淋巴结结核患者由于治疗不及时、不正规等原因，疾病迁延不愈或反复发作，声像图会表现为液化、钙化、脓肿等并存，这给淋巴结结核的超声诊断提供了更好的依据。超声用于淋巴结结核检查有独特的优势，特别是对浅表淋巴结结核的诊断，可以直观地观察淋巴结的大小、内部回声以及与周围组织的关系，必要时还可以超声引导下进行淋巴结穿刺活检，以明确诊断或脓肿引流，既可明确诊断又可辅助治疗，故浅表淋巴结结核的患者会定期做超声检查，以监测病情及评价药物疗效。

知识要点

1. 胸部 X 线检查和 CT 检查是肺结核最普遍的影像学检查手段。活动性肺结核被分为 5 个亚型，即原发性肺结核、血行播散性肺结核、继发性肺结核、气管支气管结核和结核性胸膜炎，不同类型的肺结核有着相对特征性的临床、病理和影像学特点。

2. 继发性肺结核是肺结核病中的一个主要类型。也是肺结核中最常见的类型。继发性肺结核是指发生于原发性肺结核后任何时期的肺结核病。继发性肺结核的临床表现个体差异很大，与感染结核分枝杆菌的数量、毒力及机体免疫反应和变态反应状态有关，也与病变的发展阶段有关。

3. 颅内结核影像学分为 3 种基本类型：脑膜结核、脑实质结核和混合型颅内结核。脑膜结核指结核病灶累及脑膜，包括硬脑膜、软脑膜、基底池脑膜及室管膜等。常见肺外还包括腹盆腔结核、骨关节结核、淋巴结结核。

练习题

一、单选题

1. 原发性肺结核最佳影像学检查方法是（　　　）

   A. X 线

   B. CT

   C. B 超

   D. MRI

2. 原发性肺结核发生可能性最大的人群是（　　　）

   A. 儿童

   B. 青年

   C. 老年

   D. 中年

3. 成人原发性肺结核发生可能性最大的人群是（　　　）

   A. 艾滋病患者

   B. 糖尿病患者

   C. 术后患者

   D. 肿瘤患者

4. 关于原发综合征，哪一项描述是正确的（　　　）

   A. X 线可见原发灶、淋巴管炎、淋巴结肿大

   B. X 线显示左侧锁骨上下斑片状、絮状影

   C. X 线显示双侧锁骨上下斑片状、絮状影

   D. X 线显示双肺斑片状、絮状影，可见空洞形成

5. 关于原发性肺结核，哪一项描述是正确的（　　　）

    A. 结核分枝杆菌初次浸入机体，在肺内形成病变

    B. 病变好发于通气不良的部位

    C. 原发病变吸收较慢，易形成纤维化

    D. 原发性肺结核多见于老年人。

6. 关于原发性肺结核，哪一项描述是正确的（　　　）

    A. 仅发生于儿童

    B. 常见死因是结核性脑膜炎

    C. 主要经支气管播散

    D. 急性血行播散性肺结核不如继发性肺结核常见

7. 关于成人原发性肺结核，哪一项描述是正确的（　　　）

    A. 常见于艾滋病患者

    B. 常见死因是结核性胸膜炎

    C. 主要经支气管播散

    D. 急性血行播散性肺结核不如继发性肺结核常见

8. 关于原发性肺结核，哪一项描述是正确的（　　　）

    A. 病变多从肺尖开始

    B. 易发生慢性空洞

    C. 较易发生支气管播散

    D. 易经淋巴管发生肺内播散

9. 关于原发性肺结核，哪一项描述是正确的（　　　）

    A. 好发于双肺锁骨上下

    B. 明显结核中毒症状

    C. 原发病灶不会发生干酪坏死

    D. 肺门或纵隔淋巴结结核病变胸部 CT 增强扫描常见环形强化

10. 哪个部位通常被认为是女性生殖系统结核的始发部位（　　　）

    A. 子宫内膜

    B. 输卵管

    C. 卵巢

    D. 子宫颈

二、名词解释

1. 原发综合征
2. 血行播散性肺结核

三、简答题

1. 简述原发性肺结核胸部 X 线表现。
2. 简述继发性浸润性肺结核的诊断要点。
3. 简述腹膜结核典型影像学表现。
4. 简述脊柱结核寒性脓肿的 MRI 特点。

第六章
肺结核诊断与鉴别诊断

学习目的 ■

1. 掌握肺结核病临床诊断类型及各类型肺结核患者的症状和体征。
2. 掌握不同类型肺结核胸部影像学表现。
3. 掌握病原学阴性的肺结核鉴别诊断。

　　肺结核是呼吸道传染病，许多患者在接受治疗前已经造成人群中的播散。由于结核分枝杆菌入侵机体的隐蔽性强，以及现代人的营养状况比以前有较明显的改善，因此通过健康体检早期发现的肺结核多无结核病症状和体征，结核中毒症状多不明显，少数晚发现的肺结核临床表现形式也多种多样，甚至一侧肺的结核病延误导致已经发生一侧肺损毁，患者除了消瘦外，也无咳嗽、咳痰、低烧和盗汗等结核中毒症状。在 2010 年全国结核病流行病学调查数据统计中，在有症状的患者中，咳嗽和咳痰最常见，占 90.0%，而无症状者占 43.1%，提示肺结核需要主动发现。

第一节　肺结核临床表现

　　肺结核患者的临床症状和体征主要包括：局部呼吸系统和全身的症状和体征，每一位患者可能多以其中 1～2 个症状为主，不一定包含所有症状，因人而异，因病情而异，因合并症不同而异。

一、呼吸系统症状和体征

（一）呼吸系统症状

　　根据肺内病变程度可有不同程度的临床表现：常见如咳嗽、咳痰、胸痛、背部酸痛、咯血和呼吸困难等。每一种症状特点如下。

1. **咳嗽**　患者肺内病变很小，通常为 2～3cm。

（1）尚未出现空洞，也未侵犯周围肺血管，仅局限在肺内时，患者可无咳嗽和咳痰症状。

（2）当肺部病变有进展或肺部病变出现空洞时，则患者可有轻度或间断咳嗽，咳少许白痰或无痰。

（3）当病变侵犯气管和支气管时（甚至侵犯支气管的软骨），患者表现为刺激性干咳明显，头孢菌素类抗感染治疗效果不佳，咳嗽逐渐加重或伴有哮喘，常易误诊支气管炎或支气管哮喘。

（4）当病变侵犯胸膜，并引起胸膜炎和胸腔积液时，则患者患侧会出现胸痛，可伴有咳嗽，以干咳为主，多无痰。胸痛尤以患侧吸气、咳嗽或活动时明显，随着患者胸腔积液的增多，患者会逐渐出现呼吸困难，而胸痛可暂时缓解。

2. **咳痰**　肺结核患者咳出的痰一般为灰白色，当有小毛细血管受侵犯时，可有咳痰带血（血丝、血块或血痰）或病变部位局部血管发生炎症，血管通透性增加则可有粉染痰。当合并其他细菌感染时，可咳黄色脓痰；当合并铜绿假单胞菌感染时，可咳绿色脓痰；当合并有厌氧菌感染时可有脓臭痰等。

3. **胸痛**　肺结核病变常好发于肺的尖后段和下叶背段等，当病变累及胸膜时，患者常出现背部酸痛，因此，患者背部酸痛是肺结核的症状特点之一，而单纯前胸痛少见。

4. **咯血**　临床上有近 1/3 患者可由不同程度的咳痰带血或咯血而发现肺结核，咯血往往为鲜红色泡沫状，不混有胃内容物。咯血量取决于结核病变侵犯血管的大小，侵犯大血管则表现为大咯血，甚至致命性大咯血；侵犯小的毛细血管则可有痰中带血。临床上咯血大小和程度，与病变大小和程度无关。如毁损肺时，结核病变未侵犯血管则不咯血；又如结核病变稳定和钙化，当钙石脱落，刺破血管时也可以咯血。当钙石刺破或脱落在大的动脉上时，则可能突发危及生命大咯血。

5. **呼吸困难**　只有中量及以上胸腔积液挤压肺组织并伴有结核炎症或自发性气胸压迫了肺组织，减少肺脏有效的气体交换面积或者患者主气管严重狭窄影响了患者通气功能，患者才可能出现呼吸困难。粟粒性肺结核早期病变在肺间质，在粟粒病变没有发生干酪坏死前，多无呼吸困难，而延误诊断，粟粒性肺结核病变在肺间质有融合，并发生干酪样坏死时，则肺间质的气体交换受到阻碍，患者才表现出呼吸困难，血氧饱和度下降，甚至发生呼吸衰竭。

（二）呼吸系统体征

早期轻型肺结核患者，由于肺部病变范围小，病变轻往往缺乏明显的体征，有少部分患者可有间断或持续午后低热，体重减轻；如合并支气管淋巴瘘形成并破入支气管阻塞气道或支气管结核导致气管或支气管狭窄，可伴有气喘和呼吸困难，可见呼吸三凹征，听诊可闻及喘鸣音。当病变为大叶性干酪性肺炎时，局部叩诊呈浊音或实音，听诊可闻及管状呼吸音，有空洞合并感染或合并支气管扩张时，可闻及干啰音或湿啰音。

少部分患者延误诊治时间较长者或合并一侧肺不张或一侧毁损肺时，可表现气管向患侧移位，患侧胸廓塌陷、肋间隙变窄、呼吸运动减弱、叩诊为浊音或实音、听诊呼吸音减弱或消失；健侧胸廓饱满、肋间隙增宽、叩诊为过清音，听诊呼吸音无明显减弱。

当肺结核合并结核性胸膜炎时，早期于患侧可闻及胸膜摩擦音，随着胸腔积液的增加，患侧胸廓饱满，肋间隙增宽，气管和纵隔向健侧移位，患侧叩诊呈浊音至实音，听诊呼吸音减弱至消失。当积液吸收后，若有胸膜增厚、粘连，则气管向患侧移位，患侧胸廓可塌陷，肋间隙变窄、呼吸运动受限，叩诊为浊音，听诊呼吸音减弱等。

二、全身症状和体征

全身症状和体征与结核病病情轻重密切相关。早期局灶性肺内病灶，可无全身中毒症状。当病变有进展时，部分患者可有发热、盗汗、乏力、食欲缺乏和体重减轻，女性患者可伴有月经失调或闭经等。当患者出现结核中毒症状时，要特别注意有无隐蔽的肺外结核，如盆腔结核、肾结核等，因为此时结核病进一步地侵犯，不仅仅在肺脏，有隐性结核性菌血症时，才可能有结核中毒症状。当病情严重时，患者除呼吸系统体征外，还可表现面色萎黄，结膜、甲床和皮肤苍白，消瘦或贫血貌等相应部位体征。

（一）发热

1. **低热（37.5～37.9℃）** 部分患者在午后有低热，体温在37.5℃左右。有些患者可以间断低热，发热不伴有寒战。

2. **中度发热（38.0～38.9℃）** 肺结核多见于急性血行播散性肺结核、干酪性肺炎、结核性胸膜炎或肺结核合并肺部其他感染或合并椎旁脓肿等。

3. **高热（39.0～41.0℃）** 也可见于急性血行播散性肺结核、干酪性肺炎、结核性胸膜炎、肺结核合并肺部其他感染、合并阻塞性肺不张、药物热或激素减量过快等。

4. **超高热41.0℃以上** 临床少见，如结核性菌血症或合并肺部感染等，有时因及时退热处理和广谱抗生素的应用，而多掩盖了发热的真实情况，导致患者体温降至高热水平以下。

以上发热程度与肺结核病情没有严格的界限，如急性血行播散性肺结核、结核性胸膜炎伴胸腔积液也可以低热、中热或高热。肺结核合并阻塞性肺不张可以高热，也可以不发热。一般除了干酪性肺炎外，多不高热，除非合并其他感染。

（二）盗汗

入睡后出汗，醒后汗止称为盗汗。盗汗当时并不伴有发热，盗汗是结核性中毒症状之一，但不是结核病所特有的表现，其他疾病也可以出现盗汗，常发于体虚患者，系自主神经系统功能紊乱所致。不同病情和不同疾病，出汗量相差很大。根据盗汗患者的临床表现，可分为轻型、中型和重型3种，结核病常见轻中型，甚至也没有明显的盗汗者。

（三）乏力

乏力是临床上最常见的主诉症状之一。表现为自觉疲劳、肢体软弱无力。与结核病是慢性消耗性疾病有关。但有些轻型的肺结核也无明显乏力。

（四）食欲缺乏和体重减轻

食欲缺乏和体重减轻是相互关联的。结核病进展缓慢并慢性消耗，当结核病发展到一定程度，如摄入不足、消化吸收不良以及消耗增加会导致体重下降。

（五）月经失调或闭经

女性患者的月经失调或闭经也与结核病所致的自主神经系统功能紊乱有关，但要首先排除盆腔结核病。

三、其他症状和体征

结核病患者比健康人更易感冒。儿童除了不典型的局部和全身症状外，还有生长迟缓。当患者发热与患者肺部影像不相符时，要注意有无肺结核合并肺外结核，如：合并腰大肌寒性脓肿、髂窝寒性脓肿、结核性脑膜炎或肝脾结核等，此时患者可以表现中度左右或以上发热，午后显著，多无寒战。体检会有相应的体征。肺结核5类分型的临床表现，见表6-1。

表6-1　不同类型肺结核临床表现

肺结核分型	胸部症状	胸部体征	全身表现
原发性肺结核	肺部病变较小时,可无任何症状;当病变累及气管或支气管或纵隔可有咳嗽和咳痰	肺部体征在病变范围小时无体征;当肺门淋巴结破溃入气管或支气管致肺不张时,可有患侧呼吸音减低	有结核中毒症状时,注意肺外有无结核;儿童可有消瘦、发育迟缓;个别患者可有结核变态反应引起的过敏表现
血行播散性肺结核	早期咳嗽,痰少或以干咳为主	早期肺部无明显体征,部分患者呼吸音可略有减低;晚期可有呼吸三凹征,双肺呼吸减低等	发热2～3周肺内出现粟粒样阴影,多为高热,呈弛张热,个别低热或不发热。可伴有乏力和盗汗等。注意有无并发肺外结核

肺结核分型	胸部症状	胸部体征	全身表现
继发性肺结核 干酪性肺炎 合并肺不张 毁损肺	不同类型表现各异。有咳嗽咳痰,合并感染有黄稠痰等。部分肺不张可无症状或症状轻微,可有咳嗽和咳痰,胸痛不明显	当病变为局灶性结核或结核瘤多无体征;患肺呼吸音减低或有管状呼吸音,合并感染有啰音;合并阻塞性炎症,患侧呼吸音减低;患侧胸廓塌陷,肋间隙变窄,呼吸音明显减低等;健侧胸廓饱满,肋间隙增宽,叩诊过清音等	当病变轻或范围小,多无全身表现;干酪性肺炎则结核中毒症状明显;阻塞性炎症可有高热,可伴有乏力消瘦等;如仅为结核性肺不张不伴有炎症时,可以不发热;毁损肺可有消瘦和乏力等结核中毒症状,个别患者仅有消瘦,不发热
气管、支气管结核	根据病变侵犯气管和支气管的程度,有不同程度咳嗽和咳痰,多以干咳为主或为刺激性咳嗽,可伴胸闷和气短	可有患侧呼吸音减低或呼吸音增粗或喘鸣;严重者有呼吸三凹征	严重者有结核中毒症状,低热、乏力、盗汗、食欲减低和消瘦等,其他不明显
结核性胸膜炎	早期患侧胸痛,随后胸痛缓解,继而出现胸闷气短,好转时患侧胸痛再发	大量胸腔积液时,气管可向健侧移位,患侧局部语颤减弱,叩诊浊音或实音,听诊呼吸音减低或消失	多有结核中毒症状,发热多为38℃以上,午后显著,个别可无症状,常为体检发现

第二节　肺结核诊断标准

　　肺结核的诊断是以病原学检查为主,结合胸部影像学、流行病学和临床表现、必要的辅助检查及鉴别诊断进行综合分析作出的。按照《肺结核诊断》(WS 288—2017)标准,肺结核诊断分为确诊病例、临床诊断病例和疑似病例,随着近年来结核病诊断新技术的研究与发展,为结核病诊断提供了新的手段。

一、确诊病例

　　1. 痰涂片阳性肺结核诊断,凡符合下列项目之一者。

　　(1)2份痰标本涂片抗酸杆菌检查阳性者。

　　(2)1份痰标本涂片抗酸杆菌检查阳性,同时胸部影像学检查显示与活动性肺结核相符的病变者。

　　(3)1份痰标本涂片抗酸杆菌检查阳性,并且1份痰标本分枝杆菌培养阳性者。

2. 仅分枝杆菌分离培养阳性肺结核诊断胸部影像学检查显示与活动性肺结核相符的病变，至少 2 份痰标本涂片阴性并且分枝杆菌培养阳性者。

3. 分子生物学检查阳性肺结核诊断胸部影像学检查显示与活动性肺结核相符的病变，仅分枝杆菌核酸检测阳性者。

4. 肺组织病理学检查阳性肺结核诊断肺组织病理学检查符合结核病病理改变，肺组织抗酸（荧光）染色或分枝杆菌核酸检测阳性。

5. 气管、支气管结核诊断凡符合下列项目之一者。

（1）支气管镜检查镜下改变符合结核病改变及气管、支气管组织病理学检查符合结核病病理改变者。

（2）支气管镜检查镜下改变符合结核病改变及气管、支气管分泌物病原学检查阳性者。

6. 结核性胸膜炎诊断凡符合下列项目之一者。

（1）胸部影像学检查显示与结核性胸膜炎相符的病变及胸腔积液或胸膜病理学检查符合结核病病理改变者。

（2）胸部影像学检查显示与结核性胸膜炎相符的病变及胸腔积液病原学检查阳性者。

注：胸部影像学检查显示与活动性肺结核相符的病变指：与原发性肺结核、血行播散性肺结核、继发性肺结核、结核性胸膜炎任一种肺结核病变影像学表现相符。

二、临床诊断病例

结核病病原学或病理学检查阴性，胸部影像学检查显示与活动性肺结核相符的病变，经鉴别诊断排除其他肺部疾病，同时符合下列条件之一者。

1. 伴有咳嗽、咳痰、咯血等肺结核可疑症状者。

2. 结核菌素试验中度以上阳性或重组结核杆菌融合蛋白（EC）皮肤试验阳性或 γ 干扰素释放试验阳性者。

3. 结核分枝杆菌抗体检查阳性者。

4. 肺外组织病理检查证实为结核病变者。

5. 支气管镜检查镜下改变符合结核病改变者可诊断为气管、支气管结核。

6. 胸腔积液为渗出液、腺苷脱氨酶升高，同时具备结核菌素试验中度以上阳性或重组结核杆菌融合蛋白（EC）皮肤试验阳性或 γ 干扰素释放试验阳性或结核分枝杆菌抗体检查阳性任一条者，可诊断为结核性胸膜炎。

7. 儿童肺结核临床诊断病例须同时具备以下两项。

（1）结核病病原学或病理学检查阴性，胸部影像学检查显示与活动性肺结核相符的病变且伴有咳嗽、咳痰、咯血、消瘦、发育迟缓等儿童肺结核可疑症状。

（2）具备结核菌素试验中度以上阳性或重组结核杆菌融合蛋白（EC）皮肤试验阳性或 γ 干扰素释放试验阳性任一项。

三、疑似病例

凡符合下列条件之一者。

1. 有肺结核可疑症状的 5 岁以下儿童，同时伴有与涂阳肺结核患者密切接触史，或结核菌素试验中度以上阳性或重组结核杆菌融合蛋白（EC）皮肤试验阳性或 γ 干扰素释放试验阳性者。

2. 5 岁以上儿童、青少年及成人仅胸部影像学检查显示与活动性肺结核相符的病变。

第三节　耐药结核病诊断

耐药结核病是指体外试验证实结核病患者感染 MTB 对 1 种或多种抗结核药物产生耐药。由于所耐药物种类不同，严重程度也不同，故对耐药结核病进行分类。按耐药种类耐药结核病分：单耐药结核病、多耐药结核病、耐多药结核病（MDR-TB）、准广泛耐药结核病（Pre-XDR-TB）、广泛耐药结核病（XDR-TB）。根据患者既往是否用过抗结核药物分：原发性耐药、获得性耐药（继发耐药）。

一、耐药肺结核实验室诊断

（一）结核菌病原学检测

1. **结核菌培养和药敏试验**　MTB 培养阳性仍然被看作是结核病诊断的"金标准"。培养阳性意味着患者标本中的 MTB 是活菌，这一特点可判断结核病活动、传染性和抗结核疗效。结核分枝杆菌培养包括传统罗氏培养和液体培养，通过培养可以做一线和二线多种抗结核药物的药敏试验（药敏试验表型检测）。

2. **结核分枝杆菌的分子检测技术**　我国把分子生物学诊断阳性作为病原学阳性的诊断依据。临床上多种分子诊断技术，如探针 - 熔解曲线、基因芯片、环介导等温扩增法和实时荧光核酸恒温扩增检测技术等。目前，尚存在未被发现的耐药基因。因此，分子生物学检测技术仍不能完全取代常规培养法。

（二）分子病理学检测

结核病病理组织在显微镜下观察，多为肉芽肿性炎改变，如发现有抗酸杆菌时要进一步鉴别是结核还是非结核分枝杆菌等。利用分子病理技术检测组织标本中的 MTB 是否有耐药基因突变是病理学诊断耐药结核病的重要手段之一。如通过检测 *rpo*B 基因突变可以检测利福平耐药；检测 *kat*G、*inh*A、*ahp*C 等基因突变可以检测异烟肼耐药；检测 *gyrA*、*gyrB* 基因突变可以检测氟喹诺酮类药品的耐药等。

二、耐药肺结核诊断流程

耐药肺结核的诊断根据是否具备分子检测技术制订了两个流程（图 6-1、图 6-2）。

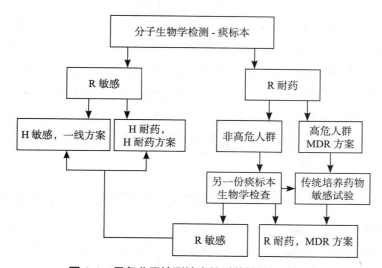

图 6-1　具备分子检测技术的耐药结核诊断流程

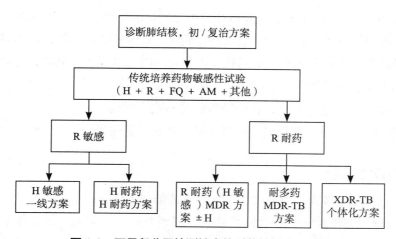

图 6-2　不具备分子检测技术的耐药结核诊断流程

<h1>第四节 肺结核鉴别诊断</h1>

根据国家卫健委发布的《结核病分类》（WS 196—2017），每一种类型的肺结核病均有病原学阴性肺结核存在，用现有的诊断技术找不到病原学及（或）组织病理学证据。为此，对病原学阴性肺结核与相类似疾病进行鉴别，排除相似的其他疾病十分关键。

<h2>一、原发性肺结核鉴别诊断</h2>

原发性肺结核是指结核分枝杆菌首次侵入肺内而发病的临床类型。90%~95%的原发性结核感染不易识别，结核潜伏感染检测结果阳性或隐匿或静止性感染。初期感染后可在一侧或两侧的肺尖留下结节性瘢痕，称为西蒙灶，这是日后活动性结核病最常见的发源地。入侵结核分枝杆菌多种植于肺上叶下部和下叶上部近胸膜处生长、繁殖、致病、形成以渗出性病变为主的原发灶，且病变沿淋巴管蔓延至相应的肺门和/或纵隔淋巴结，即肺内的原发灶、淋巴管炎和肺门淋巴结炎3个部分组成的典型哑铃样的原发综合征（primary syndrome），在临床上多见于儿童，老年患者较少见，成人患者可有肺门和/或纵隔淋巴结结核伴肺不张者。因此患者主要需与淋巴系统肿瘤、支气管肺癌、结节病等其他引起纵隔淋巴结肿大的疾病相鉴别。

<h3>（一）恶性淋巴瘤（包括肺门纵隔霍奇金淋巴瘤和非霍奇金淋巴瘤）</h3>

1. **临床表现** 常有反复高热，体温可达39℃以上，呈周期性发热，发展比较迅速。可伴有干咳、食欲缺乏、消瘦和贫血等全身症状。症状发展迅速，很快出现上腔静脉和气管受压的症状和体征，并可同时伴有锁骨上、腋下、腹股沟等浅表淋巴结肿大和肝脾肿大等。

2. **胸部X线片和胸部CT增强扫描特征** 可分别显示单侧肺门、双侧肺门（不对称性）和纵隔内多组淋巴结肿大，肿大淋巴结可融合成块，其内密度多均匀，边界多清晰，一般无钙化，可呈波浪状或贝壳样或平滑的轮廓。肿大淋巴结多位于前纵隔，有时肺内浸润，也可侵犯胸膜出现胸腔积液。

3. **免疫学检查** 可能为阴性，血中嗜酸性粒细胞可增高。

4. **其他检查** 肿大淋巴结活检，病理诊断是该病的最后确诊。

<h3>（二）中心型肺癌</h3>

中心型肺癌好发于较大气道或段以上支气管的肺部肿瘤。

1. **临床表现** 刺激性干咳或间断性咳嗽，间断咳血丝痰多见，抗感染治疗效果不明显，或时好时坏，或咯血。早期一般无症状，也不发热，可有消瘦，随着病变进展部分患者可伴有胸痛或呼吸困难，发热多为肿瘤或狭窄支气管所致的阻塞性肺炎。

2. **胸部 X 线** 早期胸部 X 线片可表现肺内"无异常"，或可见肺门纵隔影增宽乃至肺门肿块，中晚期可表现支气管内新生物，支气管狭窄。或癌瘤致支气管阻塞则出现阻塞性肺不张，癌瘤向支气管外蔓延，形成肺门区肿块，右上叶肺癌可出现典型的横"S"征。隐蔽在心脏后面的肺癌，胸部 X 线片和胸部透视不易被发现，容易漏诊，需要做胸部 CT 和支气管镜才能发现。

3. **胸部 CT 特征** 增强扫描可见肺门肿块影，支气管不同形态狭窄、阻塞或阻塞性肺不张，肿瘤呈不同程度强化，肿大淋巴结密度多均匀，边缘毛糙，有时有分叶表现。肺门、纵隔淋巴结转移性肿大，有时可见其他肺叶内微小结节的转移灶。并显示侵犯支气管和血管状况，CT 多平面重建可清楚显示肿瘤侵犯纵隔的状况。

4. **痰脱落细胞检查** 查到癌细胞可确诊。肿瘤标志物 CEA 多可以呈阴性。

5. **纤维支气管镜检查** 呈肿瘤特征（结节状突起，菜花样或管内压迫等），新生物活检或刷检病理学找到癌细胞可确诊。

（三）结节病

结节病是一种原因尚未明确、多器官受累的肉芽肿性疾病，其特征为病变部位 T 细胞和单核巨噬细胞积聚、活化和非干酪性类上皮肉芽肿代替正常组织结构。肺脏和纵隔淋巴结受累最常见大于 90%。临床多见中年人。

1. **临床表现** 2/3 患者无症状，偶然发现。有症状者主要表现为干咳、乏力、低热、胸闷等，但无特异性。

2. **胸部 X 线** 可见肺门和纵隔淋巴结呈对称性或单侧肿大的影像，但肿大的淋巴结内是否有液化坏死等特点，往往胸部 X 线片显示不清，容易误诊。

胸部 X 线表现文献有多种分期方法，本文采用的五期分法，原发性肺结核需要与结节病 II 期鉴别。

（1）I 期：无异常 X 所见。

（2）II 期：肺门淋巴结肿大或伴有纵隔淋巴结肿大，肺部无异常。

（3）III 期：肺部弥漫性病变，同时有肺门淋巴结肿大。

（4）IV 期：肺部弥漫性病变，不伴肺门淋巴结肿大。

（5）V 期：肺纤维化。

3. **胸部 CT 特征** 双侧肺门和纵隔淋巴结对称性肿大，也有单侧肺门淋巴结肿大，一般无融合倾向，境界清而呈现圆形或马铃薯形，其内多无钙化和溶解，增强扫描常无明显增强。较少并发胸腔积液。薄层 CT 扫描有助于观察肺部病变。

4. **其他检查** PPD 试验多为阴性或弱阳性；Kveim 试验可阳性。可有高钙血症、高尿钙症。碱性磷酸酶增高。血管紧张素转换酶（angiotensin converting enzyme，ACE）测定，50%～75% 活动期患者血和肺泡灌洗液 ACE 水平升高，晚期水平正常，约有 10% 的 ACE 假阳性。

通过对肿大淋巴结活检，病理组织学检查可确诊。

（四）白血病

淋巴细胞白血病可引起双侧肺门淋巴结、纵隔和支气管旁淋巴结肿大。

1. **临床表现**　进行性贫血、发热、肝脾肿大等。

2. **胸部 X 线**　仅可见肺门和纵隔淋巴结肿大的迹象，肿大的淋巴结的超微结构显示不清楚。

3. **胸部 CT 特征**　双侧肺门淋巴结肿大，常为对称性，纵隔和支气管旁的也可受累。可合并肺实质浸润和胸腔积液。

4. **其他检查**　PPD 试验多为阴性。骨髓细胞学检查或浅表淋巴结活检可确诊。

（五）支气管类癌

支气管类癌、腺样囊性癌（圆柱瘤）和黏液表皮样癌原归属于支气管腺瘤，是来源于气管、支气管上皮及腺体有恶性倾向的肿瘤，现已废弃"支气管腺瘤"这一名称。支气管类癌的瘤细胞内可含有神经分泌颗粒，可分泌具有激素及生物活性物质等，因此部分类癌患者除有呼吸系统症状外，可伴有类癌综合征：皮肤潮红、腹泻、哮喘、心动过速等表现。

支气管类癌多发于较大气管，瘤体突出于支气管腔内。可出现单侧肺门增大。局部肺组织可有反复感染性病变，患者可有咳嗽、咳痰症状，可以不发热。

1. **胸部 X 线**　肺门或肺内孤立性结节，类圆形，密度均匀，可见钙化。当支气管类癌阻塞一侧肺的支气管，出现一侧肺不张时有时易误诊结核性毁损肺。

2. **胸部 CT 特征**　有时可以间接发现患侧支气管内可疑有占位病变，或可向气管内外生长。可伴有支气管阻塞征象（阻塞性肺炎、肺不张）。CT 增强显著均匀强化，随访观察病变体积变化不大。

3. **其他检查**　支气管镜下可见瘤状结节，活组织病理检查，有助于诊断。

（六）肺门淋巴结结核肿大引起的肺不张

以单侧肺门淋巴结结核性肿大，肿大的肺门淋巴结结核可以破入同侧的一个肺叶，引起一叶肺的阻塞性肺不张（如左上叶、下叶或右侧中叶肺不张），患者也可以没有结核的中毒症状或仅仅是健康体检发现，气管镜可表现为患侧肺叶的支气管狭窄，在找不到结核分枝杆菌的病原学依据时，容易误诊为肿瘤引起的肺不张。临床所见导致肺不张的原因众多，如肺门纵隔淋巴结结核，支气管结核，中心性肺癌，支气管异物，支气管结石乃至支气管内黏痰堵塞等，均可能是肺不张的病因。大量胸腔积液可导致压缩性肺不张。

结核性肺不张与癌性肺不张的鉴别：慢性结核性肺不张有体积缩小，而癌性肺不张常伴有阻塞性肺炎体积常无明显缩小，甚至体积增大，叶间裂饱满呈肺叶膨隆等。胸部 CT 及气管支气管三维重建有利于发现肿物，支气管狭窄阻塞等改变。

部分患者肺门淋巴结结核肿大引起的肺不张，伴有阻塞性炎症，可表现高热呈弛张热，在有效抗感染治疗后，阻塞性炎症好转，体温转正常，此时再查痰可发现结核分枝杆菌病原学阳性的依据。

1. **胸部 X 线**　仅显示肺不张特征，肺门淋巴结可显示不清楚。

2. **胸部 CT 特征**　肺门淋巴结肿大和肺不张特征。肺门淋巴结肿大在有结核特征时易诊断，往往肺门淋巴结肿大不典型时，需要对肿大的淋巴结进行活检，可协助确诊。

3. **其他检查**　PPD 试验和 IGRA 无论阴性或阳性仅作为诊断的参考，不能确诊。

（七）其他疾病

临床还要排除其他少见纵隔淋巴结和肺门淋巴结肿大疾病，如前、后纵隔肿瘤（胸内甲状腺、胸腺瘤、畸胎瘤、神经纤维瘤）、食管囊肿、嗜酸性肉芽肿、传染性单核细胞增多症和支原体肺炎等。

二、血行播散性肺结核鉴别诊断

急性血行播散性肺结核（即急性粟粒性肺结核），早期血行播散性的结核病变在肺的间质中，尚未进入肺泡，此时痰菌多为阴性，需要与引起粟粒性阴影的肺部疾病（或相类似的肺内弥漫性疾病）进行鉴别。主要与肺癌、胸内结节病、肺尘埃沉着病、肺炎和肺部真菌感染等鉴别。

（一）弥漫型细支气管肺泡细胞癌

1. **临床表现**　干咳为主、早期痰少，晚期痰可以增多，可呈白色透明状黏痰。早期胸闷和气促不明显，在试验性抗结核治疗期间胸闷和气促逐渐明显并加重。一般不会导致发热，可有消瘦。当肺内病变明显时胸部体征可有典型的呼吸三凹征。

2. **胸部 X 线**　双肺粟粒状阴影。

3. **胸部 CT 特征**　肺内弥漫性大小不等粟粒状影，在粟粒状结节影之间有网状阴影，多以中下肺叶和内带为主，三均匀分布不典型。晚期可见纵隔淋巴结肿大。

4. **痰脱落细胞检查**　应多次检查可提高检出阳性率。

5. **纤维支气管镜检查**　呈肿瘤特征（结节状突起，菜花样或管内压迫等），新生物活检或刷检病理组织学可确诊，或支气管灌洗液找到癌细胞可确诊。

6. **其他检查**　经皮肺穿刺活检可确诊。

（二）粟粒型肺转移癌

肺内粟粒型肺转移癌者少见，国内文献报告和临床所见，原发癌部位在胃或肝。粟粒型肺转移癌的影像易被误诊为血行播散性肺结核。因大量癌细胞广泛转移，引起两肺广泛性小点状阴影，与血行播散性肺结核相似。但其结节较粟粒结节较大（直径 4～8mm），且有增大倾向，密度也较高，边缘不整齐，大小分布不如血行播散性肺结核均匀，肺门和纵隔淋巴结也可增大。

肺内粟粒型肺转移癌临床表现体温多正常，随着病情进展可有胸闷和气短，临床上可见呼吸三凹征，而血行播散性肺结核多有发热，也有个别老年患者不发热，胸闷和气短相对少见。

肺内粟粒型肺转移癌，除了查找原发癌的存在，支气管灌洗液可协助找到癌细胞。必要时经皮肺活检可确诊。

（三）胸内结节病（结节病Ⅲ期和Ⅳ期）

胸内结节病的Ⅲ期和Ⅳ期，肺内可呈弥漫性小斑点状阴影。需要与双肺粟粒状结核阴影鉴别。

1. **临床表现**　症状轻微或无明显症状，或仅有干咳，不发热。个别患者有胸闷和气短。

2. **胸部 X 线**　可显示肺内弥漫性斑点状阴影，以中肺野为主，早期通常不伴有小叶间隔增厚，随着病灶的融合可见小叶间隔呈光滑均匀性增厚。可表现为肺纹理增多，也可伴有肺门淋巴结肿大。

3. **胸部 CT 特征**　结节病约有 25% 的患者在肺野内出现播散性小斑点状影，结节以中肺野分布相对较多，往往弥漫性结节状阴影可伴肺内可呈网状影，三均匀分布不明显，可有两侧肺门淋巴结肿大。

4. **纤维支气管镜检查**　气管镜下以黏膜充血最为常见。可以呈现部分支气管的受累，可有黏膜正常或糜烂、外压狭窄、腔内肿物等，选择有病变部位活检，对结节病诊断具有重要诊断价值。支气管肺泡灌洗液检查以淋巴细胞为主，可作为诊断结节病活动性的参考。

5. **血管紧张素转换酶（ACE）**　部分患者活动期可升高，可协助诊断。

6. **肺功能检查**　可见限制性通气障碍，肺顺应性降低，弥散功能障碍。

7. **其他检查**　结节病活动期，血清免疫球蛋白增高、高血钙症、高尿钙症、碱性磷酸酶增高等对诊断亦有一定帮助。皮肤病变、浅表淋巴结活检病理表现为非干酪性肉芽肿，结合临床和 X 线特点可做出初步诊断，确诊需要肺活检的病理诊断。

（四）肺尘埃沉着病

肺尘埃沉着病是最严重危害呼吸功能与劳动能力的职业病。粉尘接触史是肺尘埃沉着病诊断的重要依据。

1. **临床表现** 咳嗽、干咳为主，胸闷、无发热。

2. **胸部X线** 双中下（Ⅰ期）及双上中下（Ⅱ期）肺野的内中带较密集的网状及小结节影，双肺门阴影增大，肺纹理扭曲变形，肺门淋巴结可呈"蛋壳样"钙化。随着病情发展，双肺弥漫性细网状结构及多发点状结节影增多、增大、融合及代偿性肺气肿。部分较轻的患者肺内可有弥漫性斑点状阴影，以中下肺叶为显著。

3. **胸部CT特征** 以中下肺叶分布为主的点状阴影。

4. **其他检查** 外周血白细胞多正常。

排除结核和肿瘤等相类似的疾病，由职业病专业机构或职业病资质医生可根据病史和影像等诊断。

（五）支气管肺炎（小叶性肺炎）

1. **临床表现** 以发热、咳嗽、无痰或少痰、胸闷为主要表现。

2. **胸部X线** 双肺可有弥漫性粟粒阴影。

3. **胸部CT** 特征双肺可有弥漫性粟粒阴影，其中有一类型的肺部改变呈弥漫性小结节状阴影，边缘不清，可相互融合，有时也可呈现三均匀分布特点需要与急性血行播散性肺结核鉴别。

4. **其他检查** 细菌性支气管肺炎外周血白细胞可升高，抗感染治疗有效，肺内病变1～2周可吸收；病毒性（如巨细胞病毒性肺炎）外周血白细胞可正常或下降，淋巴细胞数下降。血病毒IgM抗体阳性提示为近期感染。

（六）弥漫性肺真菌病

肺真菌的感染方式可有原发性感染和条件性致病两种，一般多发生在免疫力低下、白细胞减少的患者，多有免疫力低下的诱因。如患有免疫力低下的基础疾病或应用免疫抑制剂或反复、长期应用广谱抗生素治疗史的患者。胸部影像有多样表现，有斑片状、实变影、小结节阴影和空洞阴影。也有少部分患者肺内呈弥漫性粟粒样病灶。

1. **临床表现** 发热、咳嗽、痰少，胸闷，全身症状较结核病明显。

2. **胸部X线** 双肺内弥漫性粟粒状阴影。

3. **胸部CT特征**

（1）肺白色念珠菌病的胸部CT增强扫描特征：可在肺内形成弥漫性粟粒状病灶，其病灶分布以中下肺野多，边缘模糊，可相互融合成较大的结节，可有两侧肺门淋巴结肿大。

（2）肺粟粒样隐球菌病合并隐球菌性脑膜炎：较多见于免疫功能低下的患者。

（3）播散性组织胞浆菌病的胸部 CT 增强扫描特征：双肺可表现粟粒性结节呈均匀分布，其病变的大小、形态、密度与粟粒性肺结核相似。

组织胞浆菌病是一种组织胞浆菌引起的疾病，是一种罕见的深部真菌感染性疾病。因吸入被鸟和蝙蝠粪便污染的泥土或尘埃中的真菌孢子而感染，有密切接触鸽等禽类或疫区生活史或 HIV 感染者。临床以反复发热为主要表现，影像表现为双肺弥漫性病变或伴有肝脾肿大、腹膜后淋巴结增大及环形强化、肾上腺肿块。病理切片可见肉芽肿样结构和坏死组织。病理过碘酸染色可见染成紫色的真菌成簇聚集。临床经常规抗感染或抗结核治疗无效时应考虑到本病的可能。

（七）其他少见肺粟粒性阴影疾病的鉴别

继发性含铁血黄素沉着症、病毒性肺炎、依氏肺孢子菌肺炎、肺泡蛋白沉着症、肺泡微石症、恶性网织细胞增多症和结节性动脉周围炎等肺部疾病。

三、继发性肺结核鉴别诊断

继发性肺结核多见于成年人，是成人肺结核最常见类型。继发性肺结核胸部影像有多种表现。发现越早，菌阴肺结核所占比例越高，因此继发性肺结核不同类型的影像需要与相类似影像的疾病要进行鉴别。主要与常见肺部感染性疾病、非感染性疾病和少见疾病鉴别。

1. **肺结核球鉴别**　肺结核球多数患者无结核中毒症状，无发热。特别是孤立的肺结核球，往往通过体检发现。肺结核球特点为边缘清晰，但部分边缘有粗毛刺，部分患者有卫星灶或子灶。球内密度多不均匀。需要与肺错构瘤、炎性假瘤、球形肺炎、肺癌、神经纤维瘤和肺真菌感染进行鉴别。

磁共振的检查多不能区分结核、肺癌和炎症，对胸部病变性质的良恶性诊断特异性不高。必要时可行 CT 指引下的经皮肺活检乃至微创开胸探查。

2. **肺部空洞性阴影鉴别**　临床上较多感染性疾病和非感染性疾病都可以在病灶内出现坏死，坏死物排出后形成不同形态的空洞，如肺脓肿、肺炎、肺癌、坏死性血管炎、真菌和寄生虫等疾病均可以合并空洞，需要与肺结核空洞鉴别，鉴别要点：从症状、体征、胸部影像学特征、血常规、血沉、痰菌、细胞学、病理学或特殊的病原学检测以及试验性抗感染或诊断性抗结核治疗效果评价（评价时间 6 周左右为宜）等方面分析。必要时针对病原学阴性的空洞病变经支气管镜和经皮针吸肺活检。

3. **肺部斑片状阴影鉴别**　临床上有较多斑片状阴影常见类似肺结核的斑片状阴影，易导致误诊和误治的可能，如不同类型肺部感染性疾病（细菌、真菌和其他菌）、肺炎型肺癌和合并肺隔离症的感染、肺隐球菌病等需要与肺结核斑片影像鉴别。鉴别要点：检查项目和试验性治疗方法基本同上。必要时做胸部 CT 的增强扫描。观察有无纵隔淋巴结增大或肺的血管与病变组织的关系。怀疑肺隐球菌病可以检测隐球菌抗原等相关的特异性检查。

4. 结核干酪性肺炎与大叶性肺炎鉴别 老年干酪性肺炎少见，多见于年轻人。肺结核干酪性肺炎型与大叶性肺炎较好鉴别，两病均可高热，临床症状重，影像有相似之处，因此需要鉴别。抗感染后反复痰检，前者痰一般多能查到抗酸杆菌，比较好诊断。后者由于医疗条件的改善等多种因素，现在临床已明显少见，发病率减低，临床不难鉴别。

5. 非结核分枝杆菌肺病鉴别 患者在有支气管扩张时，易合并非结核分枝杆菌感染，由于其对多种抗结核药品耐药，标准一线抗结核治疗往往效果不佳，一般通过痰结核分枝杆菌培养和菌种鉴定或培养物 DNA 测序可诊断。非结核分枝杆菌肺病最常见影像为：上叶空洞型、结节影或支气管扩张型。也可呈增殖性病变或肺实变，需重点鉴别。也可发生于年轻人，但更好发于老年人或合并糖尿病患者。

6. 其他感染性疾病鉴别 奴卡菌的病原菌以星形奴卡菌和巴西奴卡菌多见，病原菌多经外伤进入皮肤或经呼吸道、消化道进入人体，然后局限于某一器官或组织，或经血液循环播散至脑、肾或其他器官。肺奴卡菌病应注意与各型肺结核鉴别，肺奴卡菌病可急性或亚急性起病，呈小叶或大叶性肺炎。转为慢性者，可如肺结核表现，初有干咳、无痰，继有黏脓痰，痰可带血，如形成空洞，则可咯血，常伴发热、盗汗、胸痛、消瘦等症状，体温达 38～40℃，波及胸膜可有增厚，胸腔积液或脓胸，穿破胸壁成窦道，也可波及腹腔内脏而致血源播散。

胸部 X 线表现多种多样，无特异性，如肺段或肺叶浸润性病变，厚壁空洞，坏死性肺炎，大叶性肺炎，单发或多发性肺脓肿，孤立性或多发性结节。抗结核治疗无效。奴卡氏菌可以通过取痰、脓液、脑脊液、组织做直接镜检，革兰氏染色可见细长、弯曲有分支的菌丝，抗酸杆菌检测也可以为部分弱阳性。必要时通过病理组织取材接种于不含抗生素的培养基中，在有氧条件下培养，根据菌落特征，结合生理特征来进行鉴别。

7. 其他非感染性疾病鉴别

（1）肺出血肾炎综合征（goodpasture syndrome）：目前已公认肾脏发病原理为抗基底膜抗体型肾炎的免疫反应过程。由于某些发病因素原发性损伤肺泡间隔和肺毛细血管基膜，后者刺激机体产生抗肺基膜抗体，在补体等作用下引起肺泡一系列免疫反应。由于肺泡壁基膜和肾小球基底膜间存在交叉抗原，故内源性抗肺基膜抗体又能和肾小球基底膜起免疫反应，损伤肾小球。患者可以表现反复呼吸道感染、反复小量咯血，无发热、无结核中毒症状。

1）胸部 X 线特征：肺内可多发球状和结节阴影，肺尖及近膈肌处清晰，常一侧较重。结核相关检查多为阴性。

2）肾脏表现：尿常规早期有红细胞，病变进展可有蛋白尿、红细胞及管型；肾功能减退进展速度不一，有的患者可在 1～2 日内呈现急性肾功能衰竭，大多数在数周至数月内发展至尿毒症，少数演变较慢。

3）血清学检查：抗肾小球基底膜抗体效价均增高而其他自身抗体均阴性，个别病例有免疫球蛋白增高。

4）诊断：根据反复咯血、血尿、X 线征象及痰中含铁血黄素细胞阳性即可作出诊断。

（2）坏死性肉芽肿性血管炎（granulomatous angiitis）：既往称为韦格纳肉芽肿（Wegener's granulomatosis，WG）。是一种坏死性肉芽肿性血管炎，属自身免疫性疾病。该病可累及上、下呼吸道和肾脏，有明显的临床表现。上呼吸道开始，90% 以上患者有鼻咽部症状，包括鼻中出血、流涕、鼻窦炎、咽痛、声哑；肺部症状为咳嗽、血痰、咯血、胸痛；全身症状为发热、乏力、贫血、白细胞增多；肾脏方面可有蛋白尿、血尿、全身浮肿、尿毒症等。一般老年患者较少见。

1）胸部 X 线改变：一侧或双侧单发或多发圆形致密影，轮廓清晰，也可模糊，易于形成厚壁空洞，内壁不光滑，"多发、多形态、多变"是其特征性变化。可有肺门淋巴结肿大及少量胸腔积液。

2）病理组织学检查具有诊断意义。

3）抗中性粒细胞胞质抗体（antineutrophil cytoplasmic antibody，ANCA）：胞浆型（cANCA）和核周型（pANCA）等检查有辅助诊断意义。

8. 继发性肺结核有时还需与肺内少见疾病鉴别含液支气管肺囊肿、肺动静脉瘘、类风湿结节、肺内血肿、孤立性肺结节、肺梗死、圆形肺不张、肺放线菌病、细菌或真菌性肺炎（新型隐球菌性、变应性曲菌病和白色念珠菌）、吸入性肺炎和局限性胸膜间皮细胞瘤等鉴别。

四、气管、支气管结核鉴别

气管、支气管结核需要与多种相类似的疾病鉴别，否则易误诊误治。包括：支气管肺癌、支气管哮喘、气管异物、支气管炎症、支气管类癌和支气管淀粉样变等，还要与耐多药支气管结核鉴别。

气管和支气管病变特征：共性是咳嗽、咳痰，有时痰带血丝或咯血。在支气管肺癌、支气管炎症（细菌和真菌）、良性支气管腺瘤、支气管类癌和支气管淀粉样变时可以没有结核相关依据和结核中毒症状，部分患者可并发肺不张。需要气管镜检：多可见到气管或支气管黏膜充血水肿，或黏膜伴有结节、肉芽、菜花样改变，或溃疡，或支气管僵硬，或气管、支气管狭窄等，经支气管镜局部取活检或刷检进行组织病理学检查可协助确诊。

耐多药支气管结核，有时肺内病变相对较轻，普通胸部 X 线片显示气管和支气管改变常显示不清楚，易被忽略，经一线抗结核药物治疗无效仍有咳嗽和咳痰，导致支气管狭窄，甚至肺不张。应警惕耐多药支气管结核，应完善各种检查。注意询问耐药结核病接触史，气管镜活检及结核分枝杆菌的药敏试验可帮助诊断。

五、结核性胸膜炎的鉴别

1. **干性结核性胸膜炎鉴别**　临床较少见，多表现患侧不同程度胸痛，伴或不伴有发热，刺激性干咳。胸部 B 超：可见极少量胸腔积液。需要与细菌性炎症、原发胸膜肿瘤患者和转移性恶性胸腔积液鉴别。胸部 CT 可提供更多信息，如为细菌性或结核性，则抗感染或抗结核治疗有效好转。典型的恶性间皮瘤，患侧胸膜特点为胸膜增厚呈凹凸不平或呈波浪状改变等。对诊断不明的患者通过胸腔镜或胸膜针吸活检可确诊。

2. **结核性渗出性胸膜炎鉴别**　在胸腔积液内很难找到结核病的病原菌依据，首先要鉴别渗出液与漏出液，老年患者的胸腔积液，尤其并发心源性因素常较难鉴别。同时需要与癌性胸腔积液、胸膜间皮细胞瘤、恶性淋巴瘤、肺炎旁渗液、风湿免疫性疾病、甲状腺功能减低、肺栓塞、梅热综合征、胸膜放线菌病、乳糜性胸腔积液、胆固醇性胸膜炎、低蛋白血症等鉴别，其中胸腔积液的渗出液与漏出液鉴别要点，见表6-2。

表 6-2　不同类型胸腔积液鉴别

项目	渗出液	漏出液
病因	感染、肿瘤、变态反应 / 结缔组织疾病等	心衰、肝硬化、肾炎、低蛋白血症等
外观	草黄色或浑浊、血性、脓性乳糜性	淡黄色、清澈、透明
凝固	可自凝	一般不自凝
比重	> 1.018	< 1.018
李凡他试验	阳性	阴性
白细胞计数	> 500/mL	一般 < 100/mL
pH 值	< 7.4	> 7.4
胸腔积液蛋白 / 血清蛋白	> 0.5	< 0.5
蛋白量	≥ 30g/L，为白蛋白、纤维蛋白、纤维蛋白原	≤ 30g/L，主要为白蛋白
胸腔积液 LDH/ 血清 LDH	> 0.6	< 0.6
胸腔积液 LDH	> 200U	< 200U

Light 标准：①胸腔积液 / 血清蛋白比值 > 0.5；②胸腔积液 / 血清 LDH 比值 > 0.6；③胸腔积液 LDH 水平 > 血清正常值高限的 2/3。符合 3 条中任 1 条，即可诊断为渗出液，无一条符合者为漏出液。在诊断过程中需注意以下事项。

（1）耐药性结核性胸膜炎对一线抗结核治疗方案不佳，常需要胸膜活检协助诊断。

（2）包裹性胸膜炎也可以是恶性，而非结核性胸膜炎的结局。

（3）恶性淋巴瘤引起的胸腔积液，用激素会暂时使胸腔积液吸收，而掩盖病情。延误恶性淋巴瘤诊断。

（4）胸腔积液 ADA ≥ 45U/L，多数为结核性胸腔积液，但需结合其各项指标综合分析，有报告表明风湿免疫性疾病，恶性淋巴瘤所致的胸腔积液 ADA 也可增高。

3. 结核性脓胸的鉴别　需与化脓性胸膜炎、胆固醇性胸膜炎、乳糜胸、胸膜间皮瘤和恶性胸腔积液的鉴别。

总之，肺结核部分患者缺乏特征性临床表现，仅凭肺部 X 线影像学特征难以确诊，因为有一部分患者的肺结核为不典型的影像表现或异病同影。在试验性治疗期间仍要不放松地反复多次痰检，因为随着抗感染治疗后的病灶周围炎吸收好转时，结核病灶会显露出来，此时痰结核分枝杆菌的检查可以由阴性转为阳性。在诊断性治疗中，还要不断排除其他相类似影像的疾病进行综合评价和诊断。这种试验性或诊断性抗结核治疗需要有时间限定，评价时间以 4～6 周为宜。部分患者临床表现复杂多样，有时还需要注意有无并存疾病，以防漏诊可能性。因此对肺结核病诊断应主张综合分析，必要时应行肺组织活检协助确诊。近年来开展多种血和胸腔积液抗结核抗体以及 IGRA 等，因受多项因素干扰，即使阳性也不能明确诊断，仅能供诊断时参考。另外，近年原发耐药患者有增多，NTM 发现增多，要注意排查，选择合理治疗方案及时治愈。

知识要点

1. 按照《肺结核诊断》（WS 288—2017）标准，肺结核诊断分为确诊病例、临床诊断病例和疑似病例。

2. 肺结核病临床五大类型肺结核患者的诊断，需要根据症状、体征、胸部影像学表现进行诊断和鉴别诊断。

3. 不同类型病原学阴性的肺结核需要严格按照肺结核诊断标准进行检查和诊断与鉴别诊断。

练习题

一、单选题

1. 接种卡介苗（BCG），可使人体产生免疫力，可预防（　　）

   A. 牛型结核分枝杆菌感染

   B. 人型结核分枝杆菌感染

   C. 结核性脑膜炎

   D. 结核性胸膜炎

2. 下列疾病与好发部位的组合中，哪项是正确的（　　）

   A. 肺梗死—肺上野

   B. 肺结核—肺尖

   C. 支气管扩张症—肺上野

   D. 尿毒症肺—肺外带

3. 下列疾病与 X 线特征性表现之搭配，哪组是正确的（　　）

   A. 肺癌—结节性病变伴卫星灶

   B. 肺结核球—蛋壳样钙化

   C. 肺结核—多形态改变

   D. 错构瘤—胸膜皱缩

4. 以下哪一种结核患者，PPD 试验可阴性，但不影响结核病的临床诊断（　　）

   A. 血行播散性肺结核

   B. 肺结核瘤

   C. 结核性胸膜炎

   D. 原发性肺结核

5. 以下哪些疾病需要与结核性渗出性胸膜炎鉴别（　　）

   A. 癌性胸腔积液

   B. 肺炎旁渗液

   C. 乳糜性胸腔积液

   D. 以上都需要

6. 以下哪项描述是正确的（　　）

   A. 近五年，在临床上牛型结核分枝杆菌感染较人型结核菌感染更常见

   B. 重症结核病，特别是老年人，PPD 试验阴性较多见

   C. 卡介苗接种可预防浸润型肺结核

   D. 抗结核治疗后，痰涂片抗酸杆菌阴性，无须复查

7. 自发性气胸，胸部体检时哪项体征是错误的（　　　）

    A. 患侧叩诊鼓音

    B. 患侧听诊呼吸音明显减弱乃至消失

    C. 患侧语颤增强

    D. 气管向健侧移位

8. 肺脏多发结节影伴空洞形成不见于下列何种情况（　　　）

    A. Wegener 肉芽肿

    B. 肺转移瘤

    C. 多发性结核瘤

    D. 结节病

9. 阻塞性肺气肿时最不可能出现下列哪种情况（　　　）

    A. 桶状胸

    B. 吸气相延长

    C. 触觉语颤减弱

    D. 劳力性呼吸困难

10. 肺源性心脏病肺动脉高压形成的最主要因素（　　　）

    A. 肺部毛细血管床减少

    B. 血液黏稠度增加

    C. 肺部毛细血管微小栓子形成

    D. 缺氧及 CO_2 潴留引起肺小血管收缩痉挛

二、名词解释

1. 类赫氏反应
2. 继发性肺结核

三、简答题

1. 简述肺部哪些常见疾病需要与原发性肺结核鉴别。
2. 简述结核病类赫氏反应。
3. 简述继发性肺结核 X 线常见类型。

第七章
结核病治疗

学习目的

1. 掌握结核病治疗的对象和原则。
2. 掌握各种抗结核治疗药物的分组、作用机制、用法用量。
3. 掌握利福平敏感结核和耐药结核病的定义、化疗方案的选药原则及化疗方案。
4. 熟悉结核病疗效与转归的评估。

结核药物治疗目标不仅是杀菌和防止耐药性产生，还在于最终灭菌，防止复发。结核病的化学治疗是人类控制结核病的主要手段，化疗在人类与结核病抗争的历史中一直扮演着主要的角色，在结核病治疗史上具有十分重要的意义。

第一节　抗结核药物

结核分枝杆菌的代谢状态及其同药物的相互作用是影响化疗的重要因素。结核病灶中存在 4 种不同代谢状态菌群。A 群（快速繁殖菌）细菌处于生长繁殖、代谢旺盛期，主要见于酸碱中性的结核空洞壁和空洞内。异烟肼对快速生长的细菌作用最强，利福平其次。B 群为酸性环境中半休眠状态的菌群，吡嗪酰胺能作用于此类菌群，有利于最终消灭细胞内静止菌。由于急性炎症伴缺氧以及 CO_2、乳酸蓄积，pH 值可降至 $5.0 \sim 5.5$，吡嗪酰胺对这种环境下的细胞外菌亦有作用。C 群是半休眠状态但偶有突发性或短期内旺盛生长的细菌，利福平对此最为有效。D 群则为完全休眠菌，药物不起作用，须靠机体免疫机制加以消除。

一、抗结核治疗药物分类

（一）按作用效果、临床应用优先级与副作用大小分类

按作用效果、临床应用优先级与副作用大小将抗结核药物分为两类：即一线和二线抗结核药物，异烟肼、利福平、吡嗪酰胺、乙胺丁醇等因其疗效好、临床优先应用、副作用小归为一线抗结核药物，其余则归为二线抗结核药物。

（二）按杀菌作用与抑菌作用分类

根据抗结核药物作用分为杀菌药和抑菌药，异烟肼和利福平为全杀菌药物，而吡嗪酰胺和链霉素则为半杀菌药物，其余抗结核药物为抑菌药。

（三）按作用和功能分类

根据抗结核药物的作用和功能分为 3 类：即早期杀菌作用的药物如异烟肼，灭菌作用的药物如利福平，防止耐药性产生的药物如异烟肼和利福平等。

（四）WHO 治疗 MDR-TB 及 RR-TB 抗结核药物的分类

2018 年 WHO 根据药物的有效性及安全性的最新证据，将长程 RR-TB 及 MDR-TB 方案中使用的抗结核药物按先后顺序重新划分为 3 组。

1. A 组（应包含 3 种药物，除非不能使用）　氟喹诺酮类（左氧氟沙星或莫西沙星）、贝达喹啉、利奈唑胺。

2. B 组（同时添加 2 种药物，除非不能使用）　氯法齐明、环丝氨酸或特立齐酮。

3. C 组（当 A 组和 B 组药物不能使用时添加本组药物以组成有效治疗方案）　乙胺丁醇、德拉马尼、吡嗪酰胺、亚胺培南 - 西司他丁或美罗培南、阿米卡星（链霉素）、乙硫异烟胺或丙硫异烟胺、对氨基水杨酸。

二、抗结核治疗药物的作用机制

抗结核药物通过不同作用方式，发挥杀菌、抑菌和灭菌作用。但各种药物的作用机制各不相同，分别以一种或多种机制干扰结核分枝杆菌的代谢过程。

1. 阻碍结核分枝杆菌细胞壁的合成的主要药物为乙胺丁醇。

2. 抑制结核分枝杆菌分枝菌酸的生物合成的主要药物有异烟肼、丙硫异烟胺、乙硫异烟胺和德拉马尼。

3. 抑制结核分枝杆菌蛋白质合成的主要药物有链霉素、阿米卡星、卡那霉素、卷曲霉素、克拉霉素和利奈唑胺。

4. 抑制 RNA 的合成的主要药物有利福平、利福布汀、利福喷丁。

5. 抑制 DNA 旋转酶的合成的主要药物有左氧氟沙星、莫西沙星、加替沙星。

6. 抑制肽葡聚糖合成的主要药物有环丝氨酸、特立齐酮、亚胺培南 - 西司他丁、美罗培南、阿莫西林 / 克拉维酸。

7. 抑制 ATP 合成酶的主要药物为贝达喹啉。

8. 抑制叶酸的合成的主要药物为对氨基水杨酸。

9. 影响细胞膜的稳定性的主要药物为氯法齐明。

三、抗结核治疗药物的种类、剂型、用法及常见不良反应

（一）一线抗结核药物

1. 异烟肼（isoniazid，INH，H）/ 高剂量异烟肼

（1）药理作用及作用机制：本品具有强杀菌作用、价格低廉、副作用少、可口服，是治疗结核病的基本药物之一。INH 的作用机制是被 MTB 内过氧化物酶 katG 活化，抑制了烯酰基载体蛋白还原酶 inhA，从而抑制分枝菌酸和细胞壁的生物合成，丧失多种能力如抗酸染色、增殖性和疏水性，最终导致死亡。INH 可杀灭细胞内、外代谢活跃、持续繁殖或近乎静止的结核分枝杆菌，是全效杀菌药。INH 可渗入全身组织中，容易通过血—脑脊液屏障，胸腔积液、干酪样病灶中的药物浓度很高，是各类型结核病治疗的首选药物，适用于初、复治的各型肺结核及肺外结核，是结核性脑膜炎的必选药物。单独应用数周后便可导致自然耐异烟肼的突变菌生长，与其他抗结核药物联合应用，可使耐药现象延缓出现。本品耐药性最不稳定，即便在耐药情况下仍能具有一定的抗结核作用，并可延缓或防止 MTB 对其他抗结核药产生耐药性。对于初治单异烟肼耐药患者可考虑使用高剂量异烟肼 16～20mg/（kg·d）或者 600mg/d。

（2）用法及用量

1）每日用药：成人每日 0.3g，每日 1 次顿服。急性血行播散性肺结核、结核性脑膜炎适当增加剂量，每日 0.4～0.6g，儿童每天 5～10mg/kg（每天不超过 300mg）。

2）隔日用药：采用间歇疗法时按体重计算服药量，≥ 50kg 者 0.6g，< 50kg 者 0.5g，两日或三日 1 次顿服。

3）用药途径：一般采用口服法，可静脉滴注。

（3）规格：片剂、注射剂。

（4）不良反应

1）末梢神经炎：末梢皮肤感觉异常，多为两侧对称性改变，指（趾）端麻木，或伴疼痛。

2）中枢神经系统中毒：表现为欣快感，记忆力减退，注意力不集中等。亦可出现兴

奋、抑郁、头晕、头疼、失眠、嗜睡甚至精神失常。有癫痫或精神病史者可诱发其发作。采用维生素 B₆ 能缓解或消除中毒症状，但维生素 B₆ 可影响 INH 疗效。常规剂量时神经系统不良反应很少，故无须服用维生素 B₆。

3）肝损害：大剂量易造成肝损害，与利福平并用时肝损害发生率增高。当转氨酶高于正常值上限 3 倍则需停药。

4）过敏反应：偶有药物热，皮疹。

5）其他少见的不良反应：食欲缺乏、恶心、呕吐、贫血、白细胞减少、男性乳房发育、女性月经失调、阳痿、心动过速等。

2. 利福平（rifampicin，RFP，R）

（1）药理作用及作用机制：利福平具有广谱抗菌作用，对结核分枝杆菌、非结核分枝杆菌、麻风杆菌、革兰阳性和阴性菌均有杀菌作用。临床主要用于治疗结核病，对细胞内外、不同生长状态的结核分枝杆菌均有杀菌作用，是一种完全杀菌药。通过与依赖于 DNA 的 RNA 多聚酶 β 亚基结合，干扰信使核糖核酸（mRNA）的合成，进而阻碍其 RNA 的合成，抑制结核分枝杆菌的生长及繁殖，导致细菌死亡。主要用于各类型初、复治肺结核病以及不耐利福平的耐药肺结核、肺外结核。亦可用于骨关节结核和淋巴结核伴有瘘管者的局部用药。

（2）用法用量

1）口服：①成人，体重 < 50kg，每日 450mg；体重 ≥ 50kg，每日 600mg；②儿童，10～20mg/（kg·d），不宜超过 0.6g/d。空腹顿服，每日 1 次，间歇疗法应用高剂量（600～1 200mg/d）易产生免疫介导的"流感样反应"、溶血性贫血、急性肾衰竭和血小板减少症，一旦产生，应予以停药。

2）注射制剂：成人每日单次静脉滴注 450～600mg。用 5% 葡萄糖注射液或 0.9% 氯化钠注射液 250～500mL 稀释后静脉滴注，输注时间 2～3h。

（3）规格：胶囊剂、注射制剂。

（4）不良反应

1）肝毒性：表现为转氨酶升高，肝大，严重时伴有黄疸。肝损害多见于与其他抗结核药物特别是异烟肼合并用药时。老人、孕妇、嗜酒者、营养不良和慢性肝病者较易发生。

2）过敏反应：表现为药物热、皮肤瘙痒、皮疹，严重者导致剥脱性皮炎。可有嗜酸性粒细胞增多，血小板减少，粒细胞减少，血红蛋白减少，急性肾功能衰竭，严重时发生过敏性休克等。

3）类流感样综合征：表现为寒战、高热、头痛、全身酸痛、关节痛等。

4）胃肠道症状：恶心、呕吐、腹胀。

5）偶致胎儿畸形。

3. **乙胺丁醇**（ethambutol，EMB，E）

（1）药理作用及作用机制：乙胺丁醇对结核分枝杆菌有较强的抑菌作用，仅对各种生长繁殖状态的结核分枝杆菌有作用，对静止状态的细菌几乎无影响。本品抑制分枝杆菌细胞壁的合成，可渗入分枝杆菌内干扰 RNA 的合成从而抑制细菌的繁殖，具体作用机制尚未完全阐明。可应用于各型肺结核和肺外结核，尤其适用于不能耐受链霉素注射的患者。

（2）用法及用量

1）每日用药：①成人，体重 < 50kg，每日 0.75g；体重 ≥ 50kg，每日 1.0g，顿服；②儿童，15 ～ 25mg/（kg·d）。每日 1 次顿服或分 2 次服用。

2）隔日用药：成人体重 < 50kg，1.0g/d，体重 ≥ 50kg，每日 1.25 ～ 1.50g，1 次顿服，每周 2 ～ 3 次。

3）肾功能不全患者 15 ～ 25mg/kg，每周 3 次用药。

4）用药途径：口服。

（3）规格：片剂。

（4）不良反应

1）视神经损害：表现为视力减退、模糊，视野缩小，球后视神经炎可用大剂量维生素 B_1 和血管扩张药物治疗，必要时可采用烟酰胺球后注射治疗，大约 6 个月内可恢复。

2）末梢神经炎：少数患者出现四肢麻木，蚁走感，触觉减弱，疼痛，关节酸痛。

3）过敏反应：表现发热、皮疹，严重时出现剥脱性皮炎，血小板减少性紫癜及过敏性休克。

4）胃肠道反应：少数患者有食欲缺乏、恶心、呕吐等反应。

5）偶见肝功能损伤，高尿酸血症，精神障碍，粒细胞减少，低血钙等。

4. **吡嗪酰胺**（pyrazinamide，PZA，Z）

（1）药理作用及作用机制：吡嗪酰胺对结核分枝杆菌有较好的抗菌作用，而对其他非结核分枝杆菌不敏感。在酸性环境中有较强的杀菌作用，常与异烟肼、利福平联合用于初治结核病的强化期，起到协同杀菌作用，是短程化疗的主要用药之一。亦是结核性脑膜炎除异烟肼以外的必选药物；与其他抗结核药物无交叉耐药，还可用于治疗各种耐药结核病。其作用机制可能与吡嗪酸有关，吡嗪酰胺渗透入吞噬细胞后并进入结核分枝杆菌菌体内，菌体内的酰胺酶使其脱去酰胺基，转化为吡嗪酸而发挥抗菌作用。另因吡嗪酰胺在化学结构上与烟酰胺相似，通过取代烟酰胺而干扰脱氢酶，阻止脱氢作用，妨碍结核分枝杆菌对氧的利用而影响细菌的正常代谢，造成死亡。

（2）用法及用量

1）每日用药：①成人，每日 20 ～ 30mg/kg；或者体重 < 50kg，每日 1.5g，体重 ≥ 50kg，每日 1.75g；②儿童，30 ～ 40mg/（kg·d），每日不超过 2g。顿服或分 2 ～ 3 次服。

2）隔日用药：成人体重 < 50kg，每日 1.5g；体重 ≥ 50kg，每日 2g。

3）肾功能不全：25～35mg/kg，每周 3 次用药。

4）用药途径：口服。

（3）规格：片剂。

（4）不良反应

1）肝脏损害：引起转氨酶升高，肝大。长期大剂量应用时可发生中毒性肝炎，造成严重肝细胞坏死、黄疸等。常规用量下较少发生，老年人、酗酒和营养不良者肝损害的发生率增加。

2）胃肠症状：表现食欲缺乏、恶心、严重时呕吐。

3）痛风样关节炎，高尿酸血症：是因吡嗪酰胺的代谢物吡嗪酸抑制了尿酸的排出，而出现高尿酸所致。

4）过敏反应：表现药物热、皮疹、光敏反应等。

5. 利福布汀（rifabutin，Rfb）

（1）药理作用及作用机制：抗菌谱广，抗菌作用强。作用机制与利福平相似，主要是抑制 DNA 依赖性 RNA 多聚酶。本品为杀菌剂，利福布汀对结核分枝杆菌的抗菌活性是利福平的 2～4 倍。利福布汀对约 12%～24% 耐利福平的结核分枝杆菌敏感。与其他抗结核药物联合用于结核病的治疗，尤其是用于 HIV 感染合并结核病时，也可用于部分非结核分枝杆菌病的治疗。

（2）用法和用量

1）每日用药：①成人，体重 < 50kg，每日 0.15～0.3g，体重 ≥ 50kg，每日 0.3g，每日 1～2 次顿服；②儿童，用量尚未确定。

2）用药途径：口服。

（3）规格：胶囊剂。

（4）不良反应

1）肝损害：可引起转氨酶升高，黄疸发生率大约 0.4%。

2）过敏反应：表现皮疹，药物热。

3）血液系统损害：可引起白细胞减少，血小板减少或贫血。

4）消化系统反应：以恶心、呕吐多见，腹痛发生较少见。

5）肌肉、关节疼痛。

6. 利福喷丁（rifapentine，Rft）

（1）药理作用和作用机制：为利福类药物的衍生物，具有广谱抗菌作用，抗菌谱同利福平。抗结核活性比利福平高 2～10 倍。其半衰期为 32.8h，比利福平明显延长，是利福平的 4.05 倍。临床主要用于治疗各种类型的初治，复治的结核病及潜伏感染的预防性化疗，不宜用于结核性脑膜炎。与利福平有交叉耐药性，对利福平产生耐药的病例亦对利福喷丁耐药。可空腹或进食后服用。因其具有脂溶性的特点，因此，进餐高脂食物后有利促进药物的吸收。

（2）用法和用量

1）每日用药：①成人，体重 < 50kg，每次 450mg；体重 ≥ 50kg，每次 0.6g，每周 1～2 次，每次不宜超过 0.6g，空腹顿服；② < 12 岁儿童，每次 10mg/kg，每周 1 次；③ ≥ 12 岁儿童，体重 < 45kg，每次 450mg，每周 1 次；体重 ≥ 45kg，每次 600mg，每周 1 次。

2）用药途径：口服。

（3）规格：胶囊剂。

（4）不良反应：利福喷丁的肝毒性发生率低于利福平。多数患者的肝损害呈可逆性变化，表现一过性转氨酶升高，肝大。亦有过敏反应发生，表现皮疹、药物热等。少数患者可出现轻度粒细胞，血小板减少。

7. 对氨基水杨酸异烟肼（isoniazid aminosalicylate，Pa）

（1）药理作用及作用机制：该药是对氨基水杨酸与异烟肼结合形成的一种新的药物（化合物）。对氨基水杨酸延缓异烟肼的乙酰化过程，使之半衰期延长，排出减慢，使异烟肼的抗结核作用加强。用于复治肺结核或耐药肺结核的治疗。

（2）用法与用量

1）每日用药：①成人，10～20mg/（kg·d）；体重 < 50kg，每日 0.8g；体重 ≥ 50kg，每日 1.0g，每日不宜超过 1.2g；②儿童，20～40mg/（kg·d）。每日 1 次顿服或分次服用。

2）用药途径：口服。

（3）规格：片剂。

（4）不良反应：同异烟肼，肝损害、胃肠不良反应的发生低于异烟肼。

8. 链霉素（streptomycin，Sm，S）

（1）药理作用及作用机制：链霉素为氨基糖苷类抗生素，具有较强的抗结核分枝杆菌的作用。其作用机制为阻碍结核分枝杆菌蛋白质合成的多个环节，主要通过干扰氨酰基 -tRNA 和核蛋白体 30S 亚单位结合，抑制 70S 复合物形成，因而抑制肽链的延长，影响合成蛋白质致细菌死亡。主要用于治疗初治结核病，短程化疗时多用于强化期。

（2）用法及用量

1）每日用药：15～18mg/（kg·d），每日不超过 1.0g。①成人，一般为每日 0.75g，> 59 岁 10mg/（kg·d），每日不宜超过 750mg 或每次不宜超过 15mg/kg，一周 3 次；②儿童，20～40mg/（kg·d），每日不宜超过 1.0g。

2）间歇治疗：成人每次 0.75～1.0g，每周 2～3 次。

3）用药途径：肌内注射（有鞘内注射和腹腔内注射的报道）。

（3）规格：注射剂。

（4）不良反应

1）对第八对脑神经的毒性作用：主要损害前庭和耳蜗神经，前庭神经损害表现为眩晕，头痛，恶心，严重时平衡失调。耳蜗神经损害表现为耳鸣，听力减退，耳聋等。耳聋多在持续耳鸣后出现，停药后难以恢复。

2）肾毒性：主要损害近端肾小管，引起蛋白尿、管型尿，严重时发生氮质血症，肾功能衰竭。

3）神经肌肉阻滞：有阻滞乙酰胆碱和络合钙离子的作用，引起面部、口唇、四肢麻木。

4）过敏反应：以皮疹、药物热、嗜酸性粒细胞增多症多见，偶可引起血管神经性水肿，紫癜，过敏性休克。

5）可出现电解质紊乱。

（二）二线抗结核药物

1. 左氧氟沙星（levofloxacin，Lfx）

（1）药理作用与作用机制：氟喹诺酮类药物抗菌谱较广，对革兰阴性杆菌和阳性球菌均显示较好的抗菌活性。左氧氟沙星对支原体、衣原体也显示较强活性。主要适用于各类型的复治、耐药肺结核病的治疗及部分非结核分枝杆菌病的治疗。

本品主要通过作用于结核分枝杆菌脱氧核糖核酸（DNA）旋转酶（拓扑异构酶Ⅱ），致使结核分枝杆菌染色体上 DNA 链断裂，并抑制 DNA 旋转酶 A 亚单位，从而抑制 DNA 的复制、转录，为杀菌剂。左氧氟沙星是治疗耐多药结核病的核心药物。

（2）用法和用量

1）每日用药：①成人，10～15mg/（kg·d）；体重 < 50kg，每日 0.4g，体重 ≥ 50kg，一日量 0.6g，1 次或分次口服。治疗耐药结核病每日 0.75～1.0g，每日量 1 次或分次服用；②儿童，≤ 5 岁：15～20mg/（kg·d），早晚两次服用；> 5 岁：10～15mg/（kg·d），每日 1 次。

2）用药途径：口服或静脉滴注。

（3）不良反应

1）中枢神经系统：表现头痛，头晕，失眠。重者出现幻觉，精神错乱，甚至引发癫痫发作。

2）过敏反应和光敏反应：表现药物热、皮肤瘙痒、皮疹，多为麻疹样斑丘疹，偶可发生渗出性多形性红斑。光敏反应较少见。

3）胃肠反应：以食欲缺乏，恶心，呕吐，腹胀，腹泻多见。

4）肝、肾毒性：多表现一过性转氨酶增高，亦有肝功能衰竭的报道，肾损害以间质性肾炎多见。对喹诺酮药物过敏的患者更应注意肝、肾功能的变化。

5）血液系统：偶可引起白细胞降低，血红蛋白降低，溶血性贫血等表现。

6）骨关节损害：肌腱疼痛、肿胀，肌腱断裂等肌腱障碍。表现为关节痛，停药后可自行恢复。动物实验显示幼龄动物有关节软骨损害，并影响其发育。

7）QT间期延长：氟喹诺酮类药物的使用与QTc间期延长相关，能导致尖端扭转性室性心动过速，从而危及生命。

8）糖代谢异常：氟喹诺酮类药物可影响糖尿病患者的血糖控制水平。不同品种的氟喹诺酮类药的影响程度不一，莫西沙星出现高血糖症为3‰，发生低血糖的比例为10‰。

2. 莫西沙星（moxifloxacin，Mfx）

（1）药理作用与作用机制：本品主要通过作用于结核分枝杆菌拓扑异构酶Ⅱ和拓扑异构酶Ⅳ的抑制作用阻断细菌DNA复制、转录，为杀菌剂。莫西沙星为新一代氟喹诺酮类，具有广谱抗菌作用，用于抗感染的治疗，对MTB具有较强的杀菌活性，是治疗耐多药结核病的核心药物。

（2）用法和用量

1）每日用药：7.5～10mg/（kg·d）；成人每日0.4g。每日量1次或分次服用，以1次顿服为佳。

2）用药途径：口服或静脉滴注。

（3）不良反应

1）中枢神经系统：表现头痛、头晕、失眠。重者出现幻觉、精神错乱，甚至引发癫痫发作。

2）过敏反应和光敏反应：表现药物热、皮肤瘙痒、皮疹，多为麻疹样斑丘疹，偶可发生渗出性多形性红斑。光敏反应较少见。

3）胃肠反应：以食欲缺乏、恶心、呕吐、腹胀、腹泻多见。

4）肝、肾毒性：多表现一过性转氨酶增高，亦有肝功能衰竭的报道，肾损害以间质性肾炎多见。对喹诺酮药物过敏的患者更应注意肝、肾功能的变化。

5）血液系统：偶可引起白细胞降低，血红蛋白降低，溶血性贫血等表现。

6）骨关节损害：肌腱疼痛、肿胀，肌腱断裂等肌腱障碍。表现关节痛，停药后可自行恢复。动物实验显示幼龄动物有关节软骨损害，并影响其发育。

7）QT间期延长：对QTc间期延长的作用更强。

8）糖代谢异常：氟喹诺酮类药物可影响糖尿病患者的血糖控制水平。不同品种的氟喹诺酮类药的影响程度不一，莫西沙星出现高血糖症为3‰，发生低血糖的比例为10‰。

3. 阿米卡星（amikacin，Am）

（1）药理作用及作用机制：为氨基糖苷类广谱抗生素，本品通过干扰蛋白质的合成阻止细菌生长。具有较强的抗结核分枝杆菌作用，对非结核分枝杆菌亦有良好的抗菌作用。治疗各类型结核病，主要用于对链霉素耐药者。适用于复治，耐药结核病治疗，可作为各类型耐药结核病选择用药。

（2）用法及用量

1）每日用药：①成人，15～20mg/（kg·d），每日不可超过1.0g。强化期每次15mg/kg[0.75～1g/d，每日不超过1g，最佳剂量为15～20mg/（kg·d）]，每周5～7次；如需要，继续期治疗可以采用每次15mg/kg，每周3次；年龄＞59岁者，推荐强化期每次10mg/kg（不超过750mg/d），每周5～7次，继续期每周2～3次。成人常规用量0.4～0.6g/d，每日一般不超过0.8g；②儿童，强化期每次15～30mg/kg（不超过1g/d），每周5～7次；继续期每次15～30mg/kg（不超过1g/d），每周3次。

2）用药途径：深部肌内注射或静脉滴注，肌内注射时注意变换注射部位以避免局部不适。

（3）规格：注射剂。

（4）不良反应

1）主要引起第八对脑神经损害，耳毒性（听力丧失），前庭毒性（眩晕、共济失调、头晕），老年、长期用药都可增加耳毒性。

2）注射部位疼痛。

3）肾毒性（蛋白尿）。

4）血清电解质异常（包括低钾血症和低镁血症）。

5）外周神经炎和皮疹。

4. 环丝氨酸（cycloserine，Cs）

（1）药理作用及作用机制：环丝氨酸的化学结构类似D-丙氨酸。本品干扰细菌细胞壁合成的早期阶段，它通过竞争性抑制L-丙氨酸消旋酶和D-丙氨酸合成酶抑制细菌细胞壁的合成。主要用于耐药结核病治疗。环丝氨酸为维生素B_6的拮抗剂，可引起贫血或周围神经炎。服药期间，需增加维生素B_6的用量。

（2）用法及用量

1）每日用药：①成人，常用剂量为最初2周，每12h口服本品250mg；然后根据必要性及耐受性小心加量，加至每8h口服250mg，并监测血药浓度，最大剂量为每日1g；②儿童，按千克体重计算每日用量，10mg/（kg·d），每日不宜超过1g。

2）用药途径：口服。

（3）规格：胶囊剂。

（4）不良反应

1）常见的不良反应为焦虑、精神错乱、头晕、头痛、嗜睡、烦躁不安、精神抑郁、肌肉抽搐或颤抖、神经质、多梦、其他情绪改变或精神改变、语言障碍、自杀倾向等。

2）少见的不良反应为皮疹、四肢麻木、麻刺感、烧灼感或手足无力、癫痫发作等。

5. **乙硫异烟胺**（ethionamide，Eto）

（1）药理作用及作用机制：乙硫异烟胺是异烟酸的衍生物，对结核分枝杆菌和某些非结核分枝杆菌有较强的抑菌作用。可与其他抗结核药物联合应用，治疗各类型的结核病。多用于复治、耐药肺结核治疗。

（2）用法用量

1）每日用药：①成人，体重＜50kg，每日0.5～0.6g，体重≥50kg，每日0.75～0.8g，每日不超过1.0g，每日量分2～3次服用或顿服，睡前或和食物同服；②儿童：12～15mg/（kg·d），每日不宜超过1g。服用方法同成年人。

2）用药途径：口服。

（3）不良反应

1）胃肠反应：多见食欲缺乏、恶心、呕吐、反酸、腹部不适、腹泻等，多在服药2～3周后发生，如不能耐受，可酌减剂量或暂停服药，待症状消失后继续服用。

2）少数患者有糙皮病症状、精神抑郁、偶可引起月经失调、怕冷、脱发、性欲减退、男性乳房发育，甲状腺功能减退、眩晕等。

3）肝功能损害：转氨酶升高，黄疸。

4）视力模糊、减退、眼痛等。

6. **丙硫异烟胺**（protionamide，Pto）

（1）药理作用及作用机制：丙硫异烟胺是异烟酸的衍生物，对结核分枝杆菌和某些非结核分枝杆菌有较强的抑菌作用。可与其他抗结核药物联合应用，治疗各类型的结核病。多用于复治、耐药肺结核治疗。

（2）用法用量

1）成人：体重＜50kg，每日0.5～0.6g；体重≥50kg，每日0.75～0.80g，每日不超过1.0g，每日量分2～3次服用或顿服。

2）服药途径：口服。

（3）规格：片剂

（4）不良反应：参考乙硫异烟胺，与乙硫异烟胺相比，本品不良反应较轻。

7. **特立齐酮**（terizidone，Trd）

（1）药理作用及作用机制：本品含有两个分子的环丝氨酸，与环丝氨酸同属吩嗪类衍生物，可替代环丝氨酸。两者的作用机制、药效和不良反应等相似，具完全性交叉耐药。

（2）用法用量

1）每日用药：①成人，体重＜50kg，每日0.6g，体重≥50kg，每日0.6～0.9g；②儿童，按千克体重计算每日用量，10mg/（kg·d），每日不宜超过1g。

2）用药途径：口服。

（3）不良反应：特立齐酮的毒性较环丝氨酸低，毒副反应较环丝氨酸少。

8. **对氨基水杨酸**（para-aminosalicylic acid，PAS）

（1）药理作用及作用机制：本品的结构类似对氨基苯甲酸，通过对结核分枝杆菌叶酸合成的竞争性抑制作用而作用于细胞外的结核分枝杆菌。应用治疗各种类型的初治、复治结核病。亦可用于治疗耐药、耐多药结核病。

（2）用法及用量

1）每日用药：①成人，片剂，体重 < 50kg，每日 8g；体重 ≥ 50kg，每日 10g；颗粒剂，每日 8g，分 2 ~ 3 次口服；每日不宜超过 12g；②儿童，200 ~ 300mg/（kg·d）。

2）用药途径：①口服；②根据成人或儿童用量，用生理盐水或 5% 葡萄糖液稀释成 3% ~ 4% 浓度，避光下 2 ~ 3h 滴完。

（3）规格：口服剂、注射剂。

（4）不良反应

1）胃肠道反应：食欲缺乏、恶心、呕吐、腹泻等，严重者造成胃溃疡和出血。

2）过敏反应：发热、皮疹，亦可引起哮喘，嗜酸性粒细胞增加等。严重者高热，剥脱性皮炎。

3）肝功能损害：转氨酶增高多见，严重时有黄疸。

4）偶可引起粒细胞减少，甲状腺功能降低（可予甲状腺素替代治疗），与乙硫异烟胺合用时此风险增大等。

9. **氯法齐明**（clofazimine，Cfz）

（1）药理作用及作用机制：本品对麻风分枝杆菌的生长有抑菌作用。易与细菌 DNA 结合，抑制蛋白质的合成，发挥其抗菌作用。对结核分枝杆菌具有较强的杀菌活性，对海分枝杆菌和溃疡分枝杆菌亦有活性。本品主要用于各类型麻风病的治疗。同时，也可用于治疗耐多药、广泛耐药结核病及重症、难治性结核性脑膜炎。

（2）用法与用量

1）每日用药：①成人，最初 2 个月每日 100 ~ 200mg，每日最大量不超过 300mg，口服；在治疗方案开始时，每日 200mg，两个月后可以减为每日 100mg；②儿童，资料有限。

2）用药途径：口服。

（3）规格：胶囊剂。

（4）不良反应

1）光敏反应、皮肤色素沉着呈棕红色、红褐色，停药后 6 个月或 1 年可消退。

2）胃肠道反应：食欲减退、腹痛、腹泻、恶心，呕吐。

3）70% ~ 80% 用本品治疗的患者皮肤干燥、粗糙或脱屑、鱼鳞样改变，尤其以四肢多见，发病以冬季为主。停药后 2 ~ 3 个月可好转。

4）少见的有味觉改变、胃肠道出血、肝损伤、眩晕、嗜睡、眼干、刺激感、视力减退、光敏反应、皮肤瘙痒。

5）个别患者可产生皮肤色素减退、阿斯综合征。

10. 利奈唑胺（linezolid，Lzd）

（1）药理作用及作用机制：是噁唑烷酮类抗生素，作用机制为与细菌核糖体 50S 亚单位结合，抑制 mRNA 与核糖体连接，阻止 70S 起始复合物的形成，从而抑制细菌蛋白质的合成。与其他抗菌药多无交叉耐药现象。该药有较好的抗结核分枝杆菌活性，对耐药菌株亦有抗结核活性。可用于治疗耐多药、广泛耐药结核病及重症、难治性结核性脑膜炎。

（2）用法与用量

1）每日用药：①成人，600～1 200mg，每日 1～2 次；为减少不良反应，4～6 周后降低药量，600mg，每日 1 次；②儿童，10mg/（kg·次），每 8h 1 次，不宜超过 600mg，如胃部不适，与食物一起服用。

2）用药途径：口服或静脉点滴。

（3）规格：片剂、注射剂。

（4）不良反应

1）主要不良反应是骨髓抑制（贫血、白细胞减少、血小板减少）。

2）神经炎（视神经炎和外周神经炎）：神经炎表现为视力减退，肢体麻木、疼痛，以下肢多见。

3）少见的不良反应有消化道反应，包括恶心、腹泻、腹痛等。

4）其他尚有肝损害及低血压等。

5）瘙痒和舌变色。

11. 贝达喹啉（bedaquiline，Bdq）

（1）作用机制：是一种二芳基喹啉类抗分枝杆菌药物，可抑制分枝杆菌 ATP（5'- 三磷酸腺苷）合成酶，通过抑制该合成酶质子泵的活性影响结核分枝杆菌的 ATP 合成，发挥抗菌及杀菌作用。贝达喹啉对休眠菌的抑制活性强于利福平等一线抗结核药物。贝达喹啉是浓度依赖性杀菌药物，具有良好的抗生素后效应，与吡嗪酰胺有协同作用。主要用于治疗成人利福平单耐药和利福平多耐药、耐多药结核病、广泛耐药结核病。

（2）用法用量

1）每日用药：①成人，前 2 周每日 400mg，每日 1 次；后 22 周 200mg/ 次，每周 3 次，两次用药之间至少间隔 48h，每周总剂量 600mg；用餐时服用，总疗程 24 周。②≥ 6 岁儿童，体重 16～30kg，在第 1～2 周，200mg/ 次，每日 1 次，与食物同服，2 次用药间隔至少 48h，每周的总剂量为 300mg；体重 > 31kg，在第 1～2 周，400mg/ 次，每日 1 次，与食物同服；第 3～24 周：200mg/ 次，3 次 / 周，与食物同服，2 次用药间隔至少 48h，每周的总剂量为 600mg。如果在治疗的第 1～2 周内漏服了 1 次本品，可不必补足，继续正常给药。从第 3 周起，若漏服 200mg 剂量，患者应尽快服用漏服的剂量，然后继续每周 3 次的用药方案。

2）用药途径：口服。

（3）规格：片剂。

（4）不良反应

1）常见不良反应：胃肠道反应（恶心、呕吐、腹痛、食欲缺乏），关节痛，头疼。

2）少见反应：QT 间期延长，高尿酸血症，转氨酶增高，胰腺炎。

12. **德拉马尼**（delamanid，Dlm）

（1）作用机制：德拉马尼是一种硝基咪唑吡喃类衍生物，作用机制为抑制结核分枝杆菌分枝菌酸的生物合成。主要作为联合治疗的一部分，用于治疗成人耐多药结核病。

（2）用法用量

1）每日用药：①成人，推荐剂量为 100mg/ 次，每日 2 次，餐后口服，连续服药 24 周；②儿童，18 岁以下青少年及 65 岁以上老年安全性及有效性尚不明确。

2）餐后服用。

3）用药途径：口服。

（3）规格：片剂。

（4）不良反应：德拉马尼在临床研究中所见的不良反应如下。尚不能确定为德拉马尼所特有，部分不良反应可能与背景治疗方案有关。

1）心血管系统：心悸、QT 间期延长。

2）消化系统：恶心、腹泻、胃痛、食欲下降。

3）神经系统：头痛、感觉异常头晕、耳鸣。

4）精神症状：失眠、精神不振。

5）关节或肌肉疼痛。

6）血液系统：网织红细胞增多。

7）代谢异常：低血钾、高尿酸血症。

8）咯血。

13. **亚胺培南 - 西司他丁**（imipenem-cilas-tatin，Ipm/Cln）

（1）药理作用及机制：亚胺培南为碳青霉烯类抗生素，临床使用药品为亚胺培南与西司他丁的混合制剂。亚胺培南可与多种青霉素结合蛋白（penicillin-binding protein，PBP），抑制细菌细胞壁的合成，导致细胞溶解和死亡。该药对结核分枝杆菌可能有效。可用于治疗耐多药、广泛耐药结核病及重症、难治性结核性脑膜炎。

（2）用法与用量

1）每日用药：①成人，一般剂量为 1 000mg，每 12h 进行 1 次缓慢静脉滴注，建议同时服用克拉维酸（可用阿莫西林 / 克拉维酸代替）125mg，每 8 ~ 12h 服用 1 次；体重 < 50kg 的患者建议按 30mg/kg，每日 2 次缓慢静脉滴注；也可肌内注射，不超过每日

1.5g，但肌内注射不推荐用于耐药结核病，疗程为 6～8 个月；②儿童，60mg/（kg·d），每日不宜超过 2 000mg。

2）用药途径：静脉滴注或肌内注射。

（3）规格：注射剂。

（4）不良反应

1）常见腹泻、恶心、呕吐。

2）神经系统不良反应：如头晕、抽搐、肌阵挛及精神症状。当出现抽搐等中枢神经系统症状可给予抗惊厥药物如苯妥英或地西泮治疗，亚胺培南须停用。亚胺培南-西司他丁在治疗儿童结核性脑膜炎时可引起惊厥，由于美罗培南很少致惊厥，因此，在结核性脑膜炎时常选用美罗培南。

3）双重感染：如假膜性肠炎、口腔白色念珠菌感染。

4）其他：如皮疹、皮肤瘙痒、发热等过敏反应；血栓性静脉炎；恶心、呕吐、腹泻等胃肠道反应亦较多见。

14. 美罗培南（meropenem，Mpm）

（1）药理作用及机制：同亚胺培南-西司他丁。

（2）用法与用量

1）每日用药：①成人，1 000mg/ 次，每 8h 给药 1 次，并建议同时服用克拉维酸钾 125mg（可通过阿莫西林 / 克拉维酸钾口服制剂获取克拉维酸钾），每 8～12h 给药 1 次；也可调整为每日 2 000mg，每日 2 次；需缓慢注射给药，每次需 3～5min 以上；静脉滴注需要 15～30min 以上；②儿童，每次 20～40mg/kg，每 8h 给药 1 次，剂量不超过每日 2 000mg；用于治疗耐多药结核病的疗程为 6～8 个月，用于治疗结核性脑膜炎的疗程为 1～2 个月。

2）用药途径：静脉滴注（15～30min）或肌内注射（缓慢注射给药 3～5min）。

（3）规格：注射剂。

（4）不良反应：同亚胺培南-西司他丁。

注射用母牛分枝杆菌可作为联合用药，用于结核病化疗的辅助治疗。肺结核患者化疗 1 周后，可联合使用本品，每隔 2～3 周给药 1 次，每次 1 瓶。初治肺结核疗程 6 个月，复治及难治性肺结核患者可酌情延长，或遵医嘱。

第二节 利福平敏感结核病治疗

对于肺结核患者遵从早期、联合、规律、适量、全程治疗管理的原则，能杀灭结核分枝杆菌、促进病灶愈合、消除症状和防止复发的目的，90% 以上患者可以治愈。单药使用、剂量不足、未完成疗程及间断用药，易发生耐药。因此，正确使用抗结核药物，制订合理的化疗方案和遵循化疗原则，是结核病化疗成功的关键。

一、化疗方案基本原则

1. 制订化疗方案参考条件

（1）需要掌握既往治疗情况、治疗方案及实施情况，对于初治失败的患者需了解失败的原因。

（2）了解是否伴发特殊情况（如并发症或伴发疾病）。

2. 化疗方案分两个治疗阶段

（1）强化治疗阶段，杀死繁殖期菌群，防止或减少继发耐药菌产生。

（2）杀死残留病灶内少数代谢低下或半静止状态的结核分枝杆菌，防止复发。

3. 治疗方法抗结核治疗用药应选择 以口服用药为主。按照包装类型，可分为固定剂量复合剂（fixeddose combination，FDC）、散装药。FDC是按照一定剂量把不同药品组合在一起的复方制剂。优点为服用方便、患者依从性高、用药剂量更为合理、避免单药应用造成耐药结核病等，故推荐使用FDC进行抗结核治疗。

4. 成人和儿童常用抗结核药物的剂量 见表7-1。

表 7-1　常用抗结核药物剂量

药名	每日疗法		
	成人 /g		儿童 / mg·kg⁻¹
	体重 < 50kg	体重 ≥ 50kg	
异烟肼	0.30	0.30	10 ~ 15
利福平	0.45	0.60	10 ~ 20
利福喷丁	—	—	—
吡嗪酰胺	1.50	1.50	30 ~ 40
乙胺丁醇	0.75	1.00	15 ~ 25
链霉素	0.75	0.75	20 ~ 30

注：利福喷丁（RFT），< 50kg 推荐剂量为 0.45g，≥ 50kg 推荐剂量为 0.6g，每周 2 次用药。目前无儿童用药剂量。婴幼儿及无反应能力者因不能主诉及配合检查视力慎用乙胺丁醇。

5. 选择 4 联 FDC 和 2 联 FDC 的药品规格和患者公斤体重用量（片数） 对于利福平敏感肺结核患者，优先选择 FDC 制剂，能减少患者每日服药片数，提高治疗依从性，提高治疗成功率（四联和两联抗结核药 FDC 的规格及用量分别见表 7-2、表 7-3）。

表 7-2　四联抗结核药 FDC 的规格及用量

单位：片 /d

规格	患者体重 /kg			
	30 ～ 37	38 ～ 54	55 ～ 70	≥ 71
H75mg + R150mg + Z400mg + E275mg	2	3	4	5
H37.5mg + R75mg + Z200mg + E137.5mg	4	6	8	10

表 7-3　二联抗结核药 FDC 的规格及用量

单位：片 /d

规格	患者体重 /kg	
	< 50	≥ 50
H150mg + R300mg	—	2
H100mg + R150mg	3	—
H75mg + R150mg		4

二、治疗对象和方案

（一）对利福平和异烟肼敏感或耐药性未知肺结核患者

1. 2HRZE/4HR

（1）强化期治疗：异烟肼、利福平、吡嗪酰胺、乙胺丁醇，每日 1 次，共 2 个月，用药 60 次。根据患者的体重确定每次药品用量（片数）。

（2）继续期治疗：异烟肼、利福平，每日 1 次，共 4 个月，用药 120 次。

全疗程用药共计 180 次。

2. FDC　用药方案同上。

注意事项：①第 2 个月末痰菌仍阳性，要开展药物敏感性检测，耐药者按药敏检测结果进行方案调整，敏感者则延长 1 个月的强化期，继续期治疗方案不变，第 3 个月末增加 1 次查痰；②第 5 个月末或疗程结束时痰菌阳性为治疗失败，要开展药敏检测，耐药者按药敏检测结果进行方案调整；③ 2021 年 8 月，WHO 儿童和青少年结核病管理快速通告推荐，对于儿童和 16 岁以下青少年的非严重敏感结核病患者，推荐使用 2HRZ（E）/2HR，代替 2HRZ（E）/4HR；④ 2021 年 6 月，WHO 敏感结核病治疗快速通告推荐 4RFT-H-Z-MFX 化疗方案治疗敏感结核病。

（二）结核性胸膜炎

1. 2HRZE/7HRE

（1）强化期治疗：异烟肼、利福平、吡嗪酰胺、乙胺丁醇，每日1次，共2个月，用药60次。

（2）继续期治疗：异烟肼、利福平、乙胺丁醇，每日1次，共7个月，用药210次。全疗程用药共计270次。

2. FDC　推荐使用2联抗结核药物FDC加上乙胺丁醇，用药方案同上。

注意事项：重症患者（如结核性脓胸、包裹性胸腔积液，以及并发其他部位结核等）继续期适当延长3月，治疗方案为2HRZE/10HRE。

（三）其他类型肺结核（血行播散性肺结核、气管、支气管结核）

1. 2HRZE/10HRE

（1）强化期治疗：异烟肼、利福平、吡嗪酰胺、乙胺丁醇，每日1次，共2个月，用药60次。

（2）继续期治疗：异烟肼、利福平、乙胺丁醇，每日1次，共10个月，用药300次。全疗程用药共计360次。

2. FDC　推荐使用2联抗结核药物FDC加上乙胺丁醇，用药方案同上。

注意事项：上述方案治疗期间一旦发现耐药，则需按照药敏结果调整治疗方案。

（四）异烟肼单耐药结核病

1. **治疗方案**　6-9RZE-Lfx。

2. **全疗程**　利福平、吡嗪酰胺、乙胺丁醇、左氧氟沙星，每日1次，共6~9个月。

注意事项：已知或怀疑左氧氟沙星（Lfx）耐药的患者，方案为6-9RZE，不建议加用二线注射剂。

三、治疗方案调整

患者在抗结核治疗过程中，发生严重药物不良反应而不能继续治疗者（或治疗前因脏器功能障碍，不能耐受抗结核药物治疗者），需及时进行治疗方案的调整。

（一）调整原则

1. 保证调整后治疗方案的有效性。

2. 原则上在一线抗结核药物范围内进行调整，尽量避免使用二线抗结核药物。

3. 新调整方案的疗程应根据结核病治疗原则及疗效确定。

（二）调整方法

1. 不能使用异烟肼的患者如年龄较大不能耐受异烟肼，可选择对氨基水杨酸异烟肼片。异烟肼诱发癫痫发作或产生严重的肝损伤等，应及时调换抗结核治疗药物，如可用链霉素或乙胺丁醇替换进行治疗。可将方案2HRZE/4HR调整为2SRZE/6RE；若不能用链霉素进行替换时，可用9RZE方案治疗（9个月疗程方案）；不能用链霉素的患者也可用左氧氟沙星替代异烟肼进行治疗。

2. 年龄较大、不能耐受利福平患者可选择利福喷丁，不能使用利福平的患者，可用链霉素或乙胺丁醇等药品替代。如可将方案2HRZE/4HR调整为2SHZE/6HE，不能用链霉素的患者也可用左氧氟沙星替代利福平。

3. 不能使用吡嗪酰胺的患者调整方案时可改为9个月的化疗方案，即2HRZE/4HR调整为9RHE。

4. 不能使用乙胺丁醇的患者可采用链霉素替代，如可将方案2HRZE/4HR调整为2HRZS/4HR。

第三节　利福平耐药结核病治疗

利福平耐药结核病治疗，治疗方案分长程治疗方案和短程治疗方案，如患者适合短程治疗方案，优先选择短程治疗方案。

一、长程治疗方案

长程治疗方案是指至少由4种有效抗结核药物组成的18～20个月治疗方案，分为标准化或个体化治疗方案。该方案适用于所有利福平耐药结核病患者，见表7-4。

表7-4　利福平耐药长程治疗方案药物剂量表

单位：mg/d

组别	药物（缩写）	剂量（体质量分级）		最大剂量
		＜50kg	≥50kg	
A组	左氧氟沙星（Lfx）/ 莫西沙星（Mfx）*	（400～750）/400	（500～1 000）/400	1 000/400
	贝达喹啉（Bdq）	前2周400mg/d；之后200mg/d，每周3次（周一、三、五），共用22周		400
	利奈唑胺（Lzd）	300	300～600	600

续表

组别	药物(缩写)	剂量(体质量分级)		
		< 50kg	≥ 50kg	最大剂量
B组	氯法齐明(Cfz)	100	100	100
	环丝氨酸(Cs)	500	750	750
C组	乙胺丁醇(E)	750	1 000	1 500
	德拉马尼(Dlm)	100mg 每日 2 次		
	吡嗪酰胺(Z)	1 500	1 750	2 000
	亚胺培南-西司他丁(Ipm-Cln)**	1 000mg 每日 2 次		
	美罗培南(Mpm)**	1 000mg 每日 2 次		
	阿米卡星(Am)	400	400 ~ 600	800
	链霉素(S)	750	750	750
	丙硫异烟胺(Pto)	600	600 ~ 800	800
	对氨基水杨酸(Pas)	8 000	10 000	12 000

注：*左氧氟沙星与莫西沙星为同一类药物，组成方案时只能选择一种；**亚胺培南-西司他丁或美罗培南应与阿莫西林/克拉维酸（Amx-Clv）（125mg，每日 2 次）合用，视为一种药物。

（一）治疗方案制订原则

1. 方案包括所有 A 组药物和至少一种 B 组药物，当 A 组药物只能选用 1 ~ 2 种时，则选择所有 B 组药物，以确保治疗开始时至少有 4 种可能有效的抗结核药物，并且在停用贝达喹啉后的方案中至少有 3 种药物；当 A 组和 B 组药物不能组成方案时可以添加 C 组药物，但此时强化期治疗方案至少由 5 种药物组成。

2. 综合考虑患者的既往用药史和药敏试验结果利福平、异烟肼、氟喹诺酮类以及二线注射剂药敏结果相对可靠，乙胺丁醇、链霉素和其他二线药物敏感性试验的可靠性相对不高，要根据患者的既往用药史、治疗效果等情况制订方案。

3. 口服药物优先于注射剂。

4. 考虑群体耐药性水平、药物耐受性以及潜在的药物间相互作用。

5. 主动监测和合理处理药品不良反应，减少治疗中断的危险性。

（二）推荐标准化治疗方案

以下为推荐标准化治疗方案，如不能适用推荐的标准化治疗方案，可根据上述原则，制订个体化治疗方案。

1. 氟喹诺酮类敏感推荐标准化治疗方案

（1）6Lfx（Mfx）BdqLzdCfz Cs/12Lfx（Mfx）LzdCfz Cs。

（2）6Lfx（Mfx）Bdq（Lzd）Cfz Cs Z（E，Pto）/12-14Lfx（Mfx）Cfz Cs Z（E，Pto）。

备注：在不能获得 Bdq、Lzd 药物的情况下，且二线注射剂敏感，如果患者不接受短程治疗方案，可推荐标准化治疗方案：6Lfx（Mfx）Am Cfz Cs Z（E，Pto）/14Lfx（Mfx）Cfz Cs Z（E，Pto）。当 A 和 B 组不能组成有效方案、选择 C 组药物时，强化期治疗方案至少由 5 种药物组成。

2. 氟喹诺酮类耐药推荐标准化治疗方案　6BdqLzdCfz Cs Z（Pto）/14 LzdCfz Cs Z（Pto）。

备注：若不具备氟喹诺酮类快速药敏检测能力，采用固体或液体培养需要等待 2 个月左右时间，可以先按 2Lfx（Mfx）BdqLzdCfz Cs Z（E，Pto）方案进行治疗。获取药敏结果后，若氟喹诺酮类敏感，调整为 4Lfx（Mfx）BdqLzdCfz Cs/12Lfx（Mfx）LzdCfz Cs 方案；若氟喹诺酮类耐药，则调整为 4BdqLzdCfz Cs Z（E，Pto）/14LzdCfz Cs Z（E，Pto）方案。对于广泛耐药的结核病患者，以个体化方案为主，原则上至少选择5种有效或基本有效的抗结核药物。

注意事项：①由于目前国内大多数医院不具备吡嗪酰胺的药敏检测能力，故如果根据既往用药史考虑吡嗪酰胺耐药可能性较大，在选择 C 组药物时，不应首选吡嗪酰胺；②乙胺丁醇的药敏结果准确性和重复性均较差，可根据患者的治疗史和当地的耐药流行情况综合判定，尤其是复治患者，即使乙胺丁醇药敏结果显示为敏感，如果既往长期使用，不应认为它是一种有效药物；③如由于各种原因无法采用上述推荐方案时，可根据化疗原则和制订方案的原则组成个体化治疗方案。

二、短程治疗方案

利福平耐药结核短程治疗方案是指疗程为 9～12 个月的治疗方案，这种方案是固定组合的标准化方案，用药剂量见表 7-5。

表 7-5　利福平耐药短程治疗方案药物剂量表

单位：mg

药品名称	体质量分级 /kg		
	< 30	30～50	> 50
左氧氟沙星（Lfx）	500	750	1 000
莫西沙星（Mfx）	400	600	800
氯法齐明（Cfz）	50	100	100
乙胺丁醇（EMB）	750	750	1 000
吡嗪酰胺（PZA）	1 000	1 500	2 000
异烟肼(高剂量)（Hh）	300	400	600
丙硫异烟胺（Pto）	300	500	700

药品名称	体质量分级 /kg		
	< 30	30 ~ 50	> 50
阿米卡星（Am）	400	400 ~ 600	600 ~ 800
贝达喹啉（Bdq）	前 2 周每日 200mg；之后每日 100mg，每周 3 次（周一、三、五），共用 22 周	前 2 周每日 400mg；之后每日 200mg，每周 3 次（周一、三、五），共用 22 周	

（一）治疗方案

推荐治疗方案：4-6 Bdq（Am）Lfx（Mfx）PtoCfz Z EHh/5Lfx（Mfx）Cfz Z E

备注：Bdq 需要使用 6 个月，且优先推荐含 Bdq 的全口服化疗方案，对于某些地方不能获得 Bdq 药品的，可使用含 Am 的化疗方案。如有方案中不能使用的药品，可以选择 Lzd、Cs、口服 PAS 等替代。治疗分强化期和继续期，如果治疗 4 个月末痰培养阳性，强化期可延长到 6 个月；如果治疗 6 个月末痰培养阳性，判定为失败，行药物敏感试验（drug susceptibility testing，DST）检查，根据药敏结果，转入长疗程个体化治疗方案进行治疗。

（二）适用人群

未接受或接受短程治疗方案中的二线药物不超过 1 个月，并且对氟喹诺酮类敏感的利福平耐药患者（使用 Am 治疗的患者应同时对二线注射药物敏感）；如患者已经开始使用含注射剂的短程化疗方案，但因各种原因无法继续二线注射剂治疗，同时对方案中的除注射剂外的其他药物均敏感，则可用 Bdq 对注射剂进行单药替换，从而转换为全口服方案。同时排除以下患者。

1. 对短程方案中的任何一种药物耐药或可疑无效（异烟肼耐药除外）。
2. 对短程方案中的任何药物不能耐受或存在药物毒性风险（如药物间的相互作用）。
3. 妊娠。
4. 血行播散性肺结核、脑膜或中枢神经系统结核病，或合并 HIV 感染的肺外结核。

三、治疗方案调整

药物和方案的调整必须遵循治疗方案设计原则，并经地（市）级结核病定点医疗机构临床专家组讨论决定。

（一）调整指征

患者对药物的耐受性差，或发生较为严重的药物不良反应，以及药物敏感试验结果提示对治疗方案内某种药物耐药时应调整治疗方案。

（二）调整方法

1. 调整药物剂量。

2. 改变已使用的注射剂。

3. 选择敏感的抗结核药物，同时避免加用单一药物。

4. 考虑是否有外科及其他治疗的指征。

（三）患者停止治疗指征

有下列情况之一者停止治疗：

1. 治愈。

2. 完成规定疗程。

3. 不能组成 3 种有效药物治疗方案。

4. 药物不良反应严重，经积极处理仍无法继续抗结核治疗。

5. 治疗失败。

目前正在研究和推广使用的 6 个月 BPaLM 短程治疗方案（6 Bdq PA-824 Lzd Mfx），用于利福平耐药肺结核患者，提高治愈率达 90%。

第四节　结核病患者的治疗监测和疗效评价

患者在抗结核治疗期间应定期进行安全性及有效性监测，高质量规范的治疗监测是提高患者治疗成功率的基础。

一、治疗监测

患者在抗结核治疗期间应定期进行安全性及有效性监测，监测内容如下。

（一）治疗前检查

除痰涂片、培养及胸部影像学等检查外，已确诊活动性肺结核患者还需进行血常规、肝、肾功能等检查，治疗方案中含有贝达喹啉者，还需行心电图检查。

（二）治疗期间及治疗结束时检查

1. 利福平敏感结核病

（1）痰涂片或痰培养：利福平敏感患者在治疗至第 2、5 个月末和疗程末各检测 1 次，对于第 2 个月末涂片阳性的患者需在第 3 个月末增加 1 次痰涂片或痰培养检查；利福平耐药性未知的患者，在每个治疗月末均要检查 1 次。如果痰菌阳性，应进行药敏试验及菌种鉴定等进一步检查。

（2）治疗期间每月检查血常规和肝、肾功能 1 次，必要时查尿常规、心电图、视力检查等。在治疗 2 个月末和疗程结束时各检查 1 次胸部 X 线。

2. 利福平耐药结核病

（1）痰涂片和痰培养、血、尿常规、肝、肾功能、体重：强化期每个月 1 次，继续期每 2 个月 1 次，必要时适当增加监测频率。如使用注射剂每个月检查 1 次肾功能、尿常规。

（2）胸部影像学：强化期每 3 个月 1 次；继续期每 6 个月 1 次。

（3）电解质：使用贝达喹啉建议每 2~4 周检测 1 次；如果出现心电图异常应及时复查。

（4）促甲状腺激素（thyroid-stimulating hormone，TSH）：乙硫异烟胺、丙硫异烟胺和对氨基水杨酸同时使用时，每 3 个月 1 次，单独使用时，每 6 个月 1 次；对于临床上有甲状腺功能减退症状（体征）的患者每月 1 次。

（5）听力：如果使用注射药物每个月查 1 次。

（6）心电图：服用贝达喹啉、莫西沙星的患者需每月复查心电图，服用其他药物出现相关症状时随时检查。

（7）视野与色觉：需长时间使用乙胺丁醇或利奈唑胺的患者，治疗前进行视力测定。治疗中出现视力或辨色能力发生可疑变化时，重复检测。

二、中断治疗患者的治疗

对于连续中断治疗不到 2 个月的患者，要根据患者的治疗中断时间、所处治疗期和痰菌结果等进行评估，选择相应治疗方案。具体详见表 7-6。

表 7-6　中断治疗小于 2 个月的肺结核患者治疗方案

治疗中断时间	所处治疗期*	是否需做痰菌检查	痰菌结果	方案选择
< 14d	—	否	—	继续原始方案,治疗期顺延
≥ 14d	强化期	是	阴性	采用原始方案,重新开始治疗**
			阳性	开展药敏检测:耐药则按耐药方案治疗; 敏感则用原始方案,重新开始治疗
	继续期	是	阴性	继续原始方案,治疗期顺延
			阳性	开展药敏检测:耐药则按耐药方案治疗; 敏感则继续原始方案,重新开始治疗

注：*以中断治疗出现在治疗强化期和继续期进行分类。若跨越强化期和继续期，则按中断治疗发生在强化期进行判定；**即重新开始治疗方案，已完成的治疗不计在内。

三、疗效评价和治疗转归

（一）疗效评价

肺结核的疗效评价包括细菌学和影像学两方面。

1. **细菌学阴转** 细菌学阴转是疗效评价重要指标，指连续 2 次痰培养阴性，且每次间隔至少 28d。

2. **影像学评价** 影像学评价是指治疗后病灶变化情况，可判读为：好转，不变，恶化。

（1）病灶

1）显吸：病灶吸收 ≥ 1/2 原病灶。

2）吸收：病灶吸收 < 1/2 原病灶。

3）不变：病灶无明显变化。

4）恶化：病灶扩大或播散。

（2）空洞

1）闭合：闭合或阻塞闭合。

2）缩小：空洞缩小≥原空洞直径 1/2。

3）不变：空洞缩小或增大＜原空洞直径 1/2。

4）增大：空洞增大＞原空洞直径 1/2。

（二）治疗转归

1. **利福平敏感结核病** 当患者停止治疗，要进行治疗转归评价。以痰涂片或痰培养检查作为肺结核患者治疗转归判定的主要依据。

（1）治愈：病原学阳性患者完成规定的疗程，连续 2 次痰涂片或培养结果为阴性，其中 1 次是在治疗末。

（2）完成治疗：病原学阴性患者完成规定的疗程，疗程末痰涂片或培养结果阴性或未痰检。病原学阳性患者完成规定的疗程，疗程结束时无痰检结果，但在最近一次痰涂片或培养结果为阴性。成功治疗包括治愈和完成治疗。

（3）治疗失败：病原学阳性患者治疗至第 5 个月末或疗程结束时痰涂片或培养结果仍为阳性；病原学阴性患者治疗中转为涂片或培养阳性。

（4）死亡：活动性结核病患者因结核病变进展或并发咯血、自发性气胸、肺心病、全身衰竭或肺外结核等原因死亡，称为结核死亡；结核病患者因结核病以外的原因死亡，称为非结核死亡。

（5）失访：没有开始治疗或治疗中断连续 2 个月或以上。

（6）其他：除去以上 5 类之外的转归。

对于因"不良反应"而停止抗结核治疗的患者，其治疗转归要归为失访；对于因"诊断变更或转入利福平耐药治疗"而停止治疗的患者，则不进行治疗转归分析，要从转归队列中剔除，其中"转入利福平耐药治疗"的患者，要分析其耐药治疗转归。

2. 利福平耐药结核病

（1）治愈：完成规定的疗程，并且无证据显示治疗失败，而且强化期结束后连续 3 次或以上痰培养阴性，每次至少间隔 28d。

（2）完成治疗：完成规定的疗程，并且无证据显示治疗失败，但强化期结束后没有达到连续 3 次或以上痰培养阴性，每次至少间隔 28d。

成功治疗包括治愈和完成治疗。

（3）治疗失败：出现下列任一原因，治疗终止或治疗方案需要更换至少 2 种抗结核药物：

1）强化期结束时未出现痰菌阴转。

2）痰菌阴转后在继续期又复阳。

3）对氟喹诺酮类药物或二线抗结核药物注射剂耐药。

4）药物不良反应。

痰菌阴转：指两次连续痰培养结果为阴性（每次间隔至少 28d），阴转日期为第一次阴性培养结果的痰标本采集日期。

痰菌阳转：指在最初痰菌阴转后，连续 2 次痰培养结果为阳性（每次间隔至少 28d），阳转日期为第一次阳性培养结果的痰标本采集日期。

（4）死亡：治疗过程中由于任何原因死亡。

（5）失访：治疗中断连续 2 个月或以上。

（6）未评估：未登记治疗转归。

第五节　结核病中医中药治疗

目前，我国对肺结核的治疗仍然是以抗结核化疗药物为主，中医在大多数情况下作为一种辅助治疗手段。中医对肺结核的治疗原则主要是补虚培元和治痨杀虫。根据患者体质差异、虚实主次有所侧重，但是尤其重视补虚培元，辨证调补重点在肺，兼顾脾肾。

辨证论治是中医治疗的核心，基于补虚和杀虫治疗肺结核的基本原则，精准的辨证和合理的组方用药是疗效的重要保障，根据本病临床主症四诊合参，按病理属性结合脏腑病机对其辨证，区别阴阳、气血、寒热、虚实的不同，把控肺与脾、肾的关系，确定治则治法。

肺阴亏虚：症见干咳，痰少黏白，或带血丝，口干咽燥。舌质红、苔薄，脉细带数。治法以滋阴润肺。方剂可选月华丸加减，补虚杀虫，滋阴镇咳。

阴虚火旺: 症见咳呛气急,咯血,痰少粘白或黄,口干咽燥,午后颧红,潮热,骨蒸,盗汗。舌红或绛,苔薄黄或剥,脉弦细数。治法以滋阴降火。方剂可选百合固金加减,配合清骨散、当归六黄汤等。

气阴两虚: 症见咳嗽气短,咯痰清稀,偶有咯血,神疲乏力,自汗盗汗,或食少腹胀,便溏。舌质红嫩,苔薄,脉弱而数。治法以益气养阴。方剂可选保真汤加减,方中黄芪、党参、太子参、白术、茯苓、炙草补益肺脾之气,天麦冬、生熟地、当归、白芍以育阴养荣,填精血。地骨皮、黄柏、知母以滋阴清热。夹有湿痰者可配半夏、茯苓、陈皮,骨蒸盗汗可加用鳖甲、牡蛎、乌梅,便溏、腹胀、食少者可加用扁豆、薏苡仁、莲子。

阴阳两虚: 症见咳逆喘息,痰呈泡沫状或夹血,形寒自汗,声嘶音哑,形体消瘦。或伴有浮肿、腹泻等症。舌质淡而少津,苔光剥,脉微数或虚大无力。治法以滋阴补阳。方剂可选大补元煎、补天大造丸加减,以助气血阴阳。

饮停胸胁: 症见咳唾引痛,咳逆气喘,息促不能平卧,病侧肋间胀满,或胸廓隆起,舌苔薄白而腻,脉沉弦或弦滑。治法泻肺祛饮,降气化痰。方剂可以参考葶苈大枣泻肺汤加减。

本病根据辨证亦可采取针灸治疗,一般阴虚者多用针法,阳虚者多用灸法。临证可选尺泽、肺俞、膏肓穴以泻肺热调补肺气,足三里、脾俞、中脘补脾健胃,兼有潮热配大椎、太溪,盗汗配阴郄、复溜,咯血配鱼际、膈俞,随症加减。

知识要点

1. 结核病灶中存在 4 种不同代谢状态菌群。A 群为快速繁殖菌,B 群为酸性环境中半休眠状态的菌群,C 群是半休眠状态但偶有突发性或短期内旺盛生长的细菌,D 群则为完全休眠菌,这是肺结核治疗方案中多种药物联合治疗的理论基础。

2. 对于利福平敏感肺结核患者,优先选择 FDC 制剂,能减少患者每日服药片数,提高治疗依从性,提高治疗成功率。

3. 利福平耐药结核病治疗,治疗方案分长程治疗方案和短程治疗方案,如患者适合短程治疗方案,优先选择短程治疗方案。

练习题

一、单选题

1. 下列抗结核药物哪个不是杀菌剂（　　　　）

   A. 异烟肼

   B. 利福平

   C. 链霉素

   D. 吡嗪酰胺

   E. 乙胺丁醇

2. 损害第八对脑神经的药物是（　　　　）

   A. 异烟肼

   B. 利福平

   C. 链霉素

   D. 吡嗪酰胺

   E. 乙胺丁醇

3. 抗结核联合用药的目的是（　　　　）

   A. 扩大抗菌谱

   B. 增强抗菌力

   C. 减少毒性反应

   D. 延缓耐药性发生

   E. 延长作用时间

4. 易引起周围神经炎的药物是（　　　　）

   A. 异烟肼

   B. 利福平

   C. 链霉素

   D. 对氨基水杨酸

   E. 乙胺丁醇

5. 结核病患者服药期间大小便，唾液，痰，泪液可能呈红色的药物是（　　　　）

   A. 异烟肼

   B. 利福平

   C. 左氧氟沙星

   D. 对氨基水杨酸

   E. 乙胺丁醇

6. 对于下列抗结核药物的不良反应，正确的是（　　　）

   A. 异烟肼—高尿酸血症

   B. 利福平—耳毒性

   C. 链霉素—关节炎

   D. 吡嗪酰胺—听力下降

   E. 乙胺丁醇—视神经炎

7. 初治肺结核可以采用以下哪个方案（　　　）

   A. 2HRZS/4HRE

   B. 2HRZE/4HR

   C. 2HRZE/6HRE

   D. 2HRZS/8HRE

   E. 2H3R3Z3E3/4H3R3

8. 引起尿酸升高的药物是（　　　）

   A. 异烟肼

   B. 利福平

   C. 吡嗪酰胺

   D. 乙胺丁醇

   E. 链霉素

9. 通过血脑屏障最好的抗结核药是（　　　）

   A. INH

   B. Cm

   C. EMB

   D. Lfx

   E. Pto

10. WHO 推荐的异烟肼耐药结核病化疗方案是（　　　）

   A. 2HREZ/4HR

   B. 2HREZS/6HRE

   C. 6REZ-Lfx

   D. 9REZ-Lfx

   E. 12REZ-Lfx

二、名词解释

1. 利福平耐药结核病
2. 耐多药结核病

三、简答题

1. 简述一线抗结核药物及常见的不良反应。
2. 简述肺结核治疗对象及化疗原则。
3. 简述 WHO 对于治疗耐多药 / 利福平耐药结核病的药物是如何分组的，区别又有哪些。

第八章
常见肺外结核诊断及治疗

学习目的

1. 掌握常见肺外结核的临床特点和临床诊治流程。
2. 了解手术治疗时机和适应证。
3. 了解常见肺外结核治疗方案。

结核病按照病变的部位可分为肺结核和肺外结核，肺外结核系指除肺部以外其他所有的器官和组织发生的结核病。不同部位的肺外结核因获得病变标本的难易程度不同，诊断总体上要比肺结核相对困难。了解临床常见的肺外结核的临床特征、诊断与鉴别诊断、治疗原则及治疗方案，对减少误诊率、提高治愈率、控制结核病流行具有十分重要的意义。

第一节　结核性脑膜炎

结核性脑膜炎（tuberculous meningitis，TBM），简称"结脑"，系结核分枝杆菌通过血液、淋巴系统或直接侵入蛛网膜下腔，引起软脑膜、蛛网膜炎症，进而累及脑血管、脑神经、脑实质和脊髓的非化脓性炎症，占肺外结核的 5%～15%。

一、临床表现

结脑可分为 3 期。Ⅰ期：无特异性症状和体征、无意识模糊、无神经系统功能受损；Ⅱ期：脑膜刺激征、轻度神经系统功能受损、运动功能异常；Ⅲ期：惊厥或抽搐、昏睡或昏迷、严重神经系统功能受损。

临床表现上，Ⅰ期患者仅有发热、头痛等首发症状，就诊及时，预后较好；Ⅱ期的大多数患者起病较急，不一定有明确的结核病接触史，除了发热、头痛外，还伴有神经系统症状；进入Ⅲ期，大多数患者症状较重，神经系统功能受损，治疗难度大，疗程长，预后较差，后遗症较多。

（一）结核中毒症状

以发热最为突出，发热不规则，体温多在 38～39℃，热型多为弛张热，可伴有全身乏力、盗汗、食欲缺乏、消瘦、精神不振等，一般对症处理效果差，症状进行性加重。

（二）神经系统症状及体征

1. 脑膜刺激征以头痛为突出表现，表现为颈项强直、克尼格征和布鲁津斯基征阳性等。

2. 颅内压增高产生剧烈头痛和喷射性呕吐、视乳头水肿、外展神经麻痹，可以出现不同程度的昏迷，严重者可形成脑疝，表现为双侧瞳孔大小不等、呼吸节律变化、血压升高等。

3. 脑功能受损引起脑组织缺血、水肿、软化，甚至脑出血，从而出现中枢性肢体瘫痪，亦可出现癫痫发作等。

4. 脑神经损害可损害脑神经，以复视、面神经麻痹、视力下降为主要表现。

5. 脊髓损害可出现根性神经痛或束带感，感觉和运动障碍，大小便功能障碍。

二、辅助检查

（一）实验室检查

1. 脑脊液常规和生化脑脊液常规外观透明，当蛋白含量较高时为黄色，可呈浑浊状态，静置后可有薄膜形成。脑脊液白细胞数可达 100～1 000 个/mL，细胞分类以淋巴细胞为主；脑脊液生化表现为"蛋白定量高、葡萄糖和氯化物低"。

2. 脑脊液抗酸染色涂片镜检、分枝杆菌分离培养、分枝杆菌核酸检查，任意一项或多项阳性是结核性脑膜炎诊断的"金标准"，但其阳性率很低。

3. 脑脊液分子生物学检测结核分枝杆菌 DNA 检测和利福平耐药实时荧光定量核酸扩增阳性也可以确诊结脑。

4. 免疫学检测 PPD 试验、重组结核杆菌融合蛋白（EC）皮肤试验阳性、血清结核抗体、γ 干扰素释放试验阳性和腺苷脱氨酶升高是重要参考。

（二）影像学检查

基底节区脑膜强化、脑积水和脑梗死是结核性脑膜炎最重要的三个影像学表现。头颅 CT 和 MRI 检查均可显示颅内渗出性病变、结核瘤、脑水肿、脑梗死和钙化灶。头颅 MRI

增强扫描提示脑膜或者脑实质内结节有分隔状与环形强化，同时出现继发性改变如脑内前循环血管炎、脑积水及脑梗死等，对诊断结核性脑膜炎具有重要价值。

三、诊断

脑脊液抗酸染色涂片镜检、分枝杆菌分离培养、分枝杆菌核酸检查，一项或多项阳性是结核性脑膜炎诊断的"金标准"。如果脑脊液中发现了MTB，就可确诊为结脑。若脑脊液细菌学检测均为阴性，符合结脑的临床表现同时满足以下3条中的一条，也可以临床拟诊结脑：①脑脊液以外的标本发现MTB；②胸部X线检查发现活动性肺结核，尤其是血行播散性肺结核；③其他肺外结核的临床证据。

四、鉴别诊断

1. **细菌性脑膜炎** 发病急，病情变化快，常伴高热和寒战。典型者血白细胞计数高于 $10 \times 10^9/L$，中性粒细胞升高；脑脊液白细胞计数明显增加（$1 \times 10^9/L$），以中性粒细胞为主，葡萄糖低、蛋白质高，变化快；脑脊液涂片或培养可发现致病细菌。神经系统外可见化脓性感染灶，或胸部X线片可见肺炎或重症肺炎，部分患者颅内也可以发现脑脓肿灶。结核菌素试验反应阴性，血C反应蛋白和降钙素原升高较为突出，抗生素治疗有效。

2. **病毒性脑膜炎** 有感冒等诱因和前驱症状，发病急，病程短，呈自限性。除合并脑炎外，症状和体征均轻微。脑部CT和脑MRI图像基本正常，胸部X线片或胸部CT基本正常。脑脊液蛋白质很少超过1g/L，脑脊液白细胞计数增加（$< 100 \times 10^6/L$），以淋巴细胞为主，葡萄糖和氯化物正常或略降低。结核菌素试验多为阴性反应，血C反应蛋白、红细胞沉降率均正常。短期内症状及脑脊液指标明显好转，预后好。

3. **真菌性脑膜炎** 75%的真菌性脑膜炎为新型隐球菌所致，脑脊液墨汁染色阳性是其特征。隐袭起病，病程长，症状与结脑相同。颅内高压，头痛症状突出，但意识障碍轻、出现晚，脑膜刺激征轻，脑神经受损更多见。CT及MRI图像改变轻，少数患者也可出现脑实质改变。肺部可能有隐球菌或真菌感染的影像学特点。结核菌素试验呈阴性反应，血C反应蛋白升高；脑脊液改变与结脑相似，但葡萄糖明显降低。抗真菌治疗有效。

4. **寄生虫性脑膜炎** 寄生虫性脑膜炎有明确的进食不洁食物经历。发热及头痛表现基本同结脑，但变化快，可突然加重或减轻。血和脑脊液中的嗜酸性粒细胞特征性升高，脑脊液蛋白质等改变不如结脑典型，激素和抗寄生虫等治疗效果好。脑脊液或血中发现特异性寄生虫抗体是诊断的"金标准"。

5. **脑膜癌** 指原发病灶的癌细胞在蛛网膜下腔的弥漫播散，而颅内无明显肿块。脑膜癌多见于中老年，患者以持续头痛和颈项强直为主要表现，可有脑实质、脑神经、脊神经病变症状包括抽搐、阵发性意识障碍等，发热程度一般较轻，结核菌素试验阴性，血 C 反应蛋白、血沉和降钙素原正常或稍高。MRI 表现为混合线性和结节样强化是脑膜癌的特征。脑脊液中发现癌细胞是诊断脑膜癌的"金标准"。

五、治疗

（一）抗结核化疗

全身的抗结核化疗是最基础、最有力的手段。初治结核性脑膜炎患者使用异烟肼、利福平、吡嗪酰胺、乙胺丁醇强化治疗 3 个月，再予异烟肼、利福平、乙胺丁醇巩固治疗 9 个月，总疗程一年，重症或耐药患者疗程可以延长至 1 年半。复治患者药物选择需要根据药敏结果，如无药敏结果，可根据临床结果选择敏感方案或者耐药方案。近年来发现利奈唑胺抗结核效果强，脑脊液中浓度高等优势，被用于结核性脑膜炎尤其是耐药结核性脑膜炎的治疗。对于明确诊断的耐药结核性脑膜炎，可参考耐药结核病治疗指南。

（二）局部治疗

脑脊液置换和鞘内注射抗结核药物的局部治疗方法有争议，有些报道证明局部治疗对结核性脑膜炎治疗有益，但同时也会加大医源性感染的可能，甚至鞘内注射异烟肼等可能造成药物性神经根炎。

（三）糖皮质激素的应用

临床上常用的糖皮质激素剂型中，氢化可的松为短效制剂，难以维持 24h 相对稳定的药物浓度。可应用口服泼尼松，对于有呕吐症状的患者可采用地塞米松，应用途径有静脉滴注或者鞘内注射。地塞米松生理作用强、持续时间长、对水、电解质影响小、对脑水肿有独特疗效。在剂量选择及减量方法上，应依病情酌情而定，剂量范围以 10 ~ 20mg 为妥。对病程短、病情轻、无严重合并症，体温在 39.0℃以下者，初始剂量 10mg 地塞米松，每日 1 次；对病程较长、病情重、合并症多，体温在 39.0℃以上，尤其意识障碍者，初始剂量 0.3 ~ 0.4mg/kg 地塞米松，每日 1 次。待发热控制、症状改善，采取逐渐减量的方法，后续剂量根据神志、体温、脑脊液蛋白和颅内压情况递减。疗程控制在 1 ~ 2 个月。可同时加用鞘内注射，一般为地塞米松 2mg/ 次及异烟肼 100mg/ 次，2 次 / 周，疗程视脑脊液蛋白及颅内压改善情况而定。一般情况下在脑脊液蛋白 < 700mg/L 时逐渐减少激素用量。因甲泼尼龙为中效制剂，脂溶性增高，透过细胞膜快，起效快，半衰期较地塞米松短，容易透过血脑屏障，目前越来越受到临床医生重视，故常用在急重症结核性脑膜炎时可优先选用。剂量及用法参考等效剂量地塞米松。

（四）高颅压处理

高颅压是结脑最常见、最危险的综合征，颅内压过高可能会引起脑疝危及生命。颅内压超过 220mmH$_2$O，可以 20% 甘露醇 125～250mL 静脉注射，每 6h 或 8h 快速静脉滴注，必要时也可交替使用甘油果糖、呋塞米、七叶皂苷钠等降颅内压；如为梗阻性脑积水，可以临时进行侧脑室外引流，如炎症明显好转，脑脊液指标基本恢复正常，而梗阻性脑积水仍不能缓解，则可以通过脑室 - 腹腔分流术进行治疗。

（五）高压氧疗

高压氧疗可增加脑组织供氧和血流，减轻脑组织炎症反应，减轻脑细胞水肿和蛛网膜粘连，有条件的医疗机构可以使用。

第二节　淋巴结结核

淋巴结结核，是由 MTB 侵入淋巴系统导致的淋巴结肿大坏死或化脓性炎症。发病率占所有肺外结核的首位。根据发病部位分为颈部淋巴结结核、腋下淋巴结结核、腹股沟淋巴结结核等浅表淋巴结结核，以及腹腔淋巴结结核等深部淋巴结结核。

一、临床表现

（一）症状

早期淋巴结结核的自觉症状极少，主要是偶然发现淋巴结肿大所引起的局部包块，尤其浅表淋巴结核，局部包块可能是唯一的症状。大多无意中被发现，逐渐增大，无疼痛等感觉，不伴有局部热痛和皮温增高，不伴发热等其他症状。若未发现或治疗无效，则局部皮肤会自行破溃形成窦道、流脓。如果没有合并感染，可以不出现发热、盗汗、消瘦、食欲缺乏等中毒症状。而腹腔淋巴结核有时可以发生发热、盗汗、消瘦、食欲缺乏等中毒症状。

（二）体征

浅表淋巴结结核可触及局部包块突出皮肤表面，包块直径多数在 1cm 以上时才被发现。包块早期为孤立结节，表面较光滑、边界清楚、质地中等，可活动，压痛不明显，以后结节融合成块，不规则，活动度差。包块液化后可形成脓肿，有波动感，破溃后可形成窦道，可在皮下潜行很深，长时间不愈。腹腔淋巴结结核不易被发现，当肿大淋巴结直径达到 3cm 以上或出现肿大淋巴结融合时，可出现局部压迫症状，如腹腔淋巴结结核腹膜后或肠系膜淋巴结肿大时，查体可触及腹腔肿块，轻压痛，合并腹腔粘连者可出现肠梗阻或不完全肠梗阻的体征。

二、辅助检查

（一）实验室检查

1. **细菌学检测**　诊断淋巴结结核的"金标准"。肿大淋巴结坏死脓液的涂片抗酸染色镜检、结核分枝杆菌 DNA、RNA 或 MTB 培养阳性，可以明确诊断。

2. **免疫学检测**　结核菌素皮肤试验阳性或重组结核杆菌融合蛋白（EC）皮肤试验阳性或 γ 干扰素释放试验阳性，或抗结核抗体检测有助于淋巴结结核的诊断，免疫学指标可以判断是否存在结核分枝杆菌感染，但不能明确是否一定患有结核病，需要结合临床表现和辅助检查综合判断。

（二）病理学检查

淋巴结活检组织中发现干酪样坏死、结核结节、结核分枝杆菌或结核分枝杆菌基因（TB-DNA）者可以明确诊断。结核特异性病理特征可表现为中央区干酪坏死，周围有上皮样细胞、淋巴细胞和多核巨细胞或排列不规则的朗格汉斯细胞。

（三）影像学检查

1. **CT 检查**　淋巴结结核的病灶包膜比较完整，不侵犯周边组织，血供不丰富，病灶内部可表现为密度不均匀的液化灶。颈部淋巴结结核时，CT 可发现左右两侧不对称，颈部肿块样新生物，其内密度不均匀，皮下可见黏稠水样低密度影。增强后可均匀强化，但当淋巴结明显增大中心伴有干酪样坏死时出现中心低密度液化坏死，周边环形强化的较典型征象。

2. **MRI 检查**　由于 MRI 信号、图像清晰度受患者呼吸运动伪影及肠道气体信号影响，目前 CT 仍然作为淋巴结结核的常用影像学诊断手段。颈部淋巴结结核在 MRI 上表现为局部的异常信号影，组织间隙不清晰。腹腔淋巴结结核，表现为中等信号的结节影，边缘清楚，增强后可有环形强化。

3. **超声检查**　淋巴结结核超声检查可见多个淋巴结回声，形态饱满，其中有液性暗区，内部血流信号并不丰富，常出现无回声及钙化，淋巴门多显示不清晰，淋巴结结核的特征性超声特点是淋巴结中央无回声伴边缘环状低回声。颈部淋巴结结核周围皮下脓肿和窦道是常见的超声表现。

三、诊断

根据症状、体征以及免疫学指标、超声、CT 检查可以达到临床拟诊。淋巴结脓液发现 MTB 或 TB-DNA 是诊断颈部淋巴结核的"金标准"。淋巴结活检组织病理发现结核特异性病理特征或抗酸染色阳性、TB-DNA 阳性即可明确诊断。若同时存在肺结核，可以推断淋巴结结核诊断的可能性大。

四、鉴别诊断

（一）淋巴结炎

淋巴结是机体重要的防御器官，淋巴结炎的发病率明显高于淋巴结结核。局部反复感染便可形成慢性淋巴结炎症，如口腔、耳鼻咽喉部的感染可使颈部淋巴结肿大。急性淋巴结炎的鉴别点：①淋巴结较软，无化脓改变；②局部红、肿、热、痛明显；③经抗感染治疗数天内淋巴结便可缩小；④通常伴有上呼吸道尤其口腔内的急性炎症如急性咽炎、扁桃体炎、牙龈炎、牙周炎等。部分淋巴结反复感染形成的慢性淋巴结炎，病灶通常不超过 1cm 直径，质稍硬，长期稳定无变化。此种淋巴结炎一般无须处理，经抗生素治疗有效或未经治疗自愈。必要时可以通过淋巴结活检确诊。

（二）淋巴结恶性肿瘤

淋巴结恶性肿瘤分为原发性和继发性。原发性也即淋巴瘤；继发性也即转移癌性淋巴结。临床上淋巴瘤以淋巴结无痛性、进行性肿大为特征，无化脓、坏死，质地柔韧，容易融合，以颈部淋巴结肿大为多见，常伴有发热、消瘦、贫血、肝脾肿大等表现，依据淋巴结活检病理确诊。淋巴结转移癌通常有原发性恶性肿瘤的病史，由恶性肿瘤区域引流淋巴道转移而来。淋巴结质硬、局部无红痛、皮温不高，可粘连融合成巨块。淋巴结活检病理检查可确诊原发肿瘤来源。

五、治疗

淋巴结核的治疗根据发病部位和病理类型不同而有所不同。分为全身抗结核化学治疗、局部治疗和外科治疗。

（一）全身抗结核化学治疗

淋巴结结核的治疗遵循肺外结核治疗的方案与疗程。治疗原则仍是早期、适量、全程、联合和规律。因淋巴结包膜和淋巴结坏死、化脓等使药物不容易吸收，局部血药浓度较低，故颈部淋巴结结核不适合短程化疗，比肺结核的疗程要长。根据淋巴结结核的病理类型和病变程度而疗程有所不同，通常为3HRZE/9～12HRE。可根据脓液或者病理组织传统和分子药敏试验结果指导治疗。如无法获得药敏结果，初治患者治疗方案为3HRZE/9HRE，复治患者尽量选择疗效好、副作用较少、既往未使用的药物，疗程12～18个月，考虑为耐药淋巴结结核，疗程则不少于20个月。

（二）局部治疗

局部治疗适用于浅表淋巴结结核。肉芽增殖型和干酪坏死型可局部淋巴结注射抗结核药物；化脓型可行局部切开引流或淋巴结穿刺抽脓，同时也可以使用抗结核药物注射剂局部冲洗治疗；超声经皮透药是比较新的局部给药方式，适用于肉芽增殖型和干酪坏死型，可促进淋巴结的吸收和加快干酪坏死型淋巴结液化。局部药物选择：异烟肼注射液、阿米卡星注射液等。

（三）中药治疗

在全身抗结核化学治疗的基础上，发挥中医丸、散、膏方的特点，以清热解毒、软坚散结、化积消瘰、祛腐生肌的中药或中成药治疗淋巴结结核，中西医并重，取长补短，可达到事半功倍的效果。临床常用的中成药包括小金胶囊、小金片、小金丸、内消瘰疬片等。

（四）外科手术

外科手术不是淋巴结结核的主要治疗方式，可作为化学治疗、局部治疗的有益补充。外科手术必须在强有力抗结核、病变相对稳定的基础上进行，否则容易形成窦道、造成手术切口迁延不愈等不良后果。常用的外科术式有淋巴结切除术、脓肿引流术、干酪样病灶清除术、窦道切除术等。

第三节　泌尿生殖系统结核

发展中国家泌尿生殖系统结核约占肺外结核的20%～40%。泌尿生殖系统结核包括泌尿系统结核和生殖系统结核，由于男、女性生殖系统有较大差异，生殖系统结核又可分为男性生殖系统结核和女性生殖系统结核。泌尿生殖系统结核涉及的脏器较多，包括肾脏、输尿管、膀胱、附睾、前列腺和女性生殖系统输卵管、卵巢、子宫等；其中肾结核最多见，约占泌尿系统结核的60%以上。临床统计，肺结核患者中约有1%～4%并发肾结核。泌尿生殖系统其他部位结核多由肾结核直接播散形成。此节重点介绍肾结核。

一、临床表现

（一）膀胱刺激症状

肾结核的症状表现在膀胱而不在肾脏。膀胱刺激症状是肾结核膀胱受累时最重要、最主要也是最早出现的症状。当结核分枝杆菌对膀胱黏膜造成结核性炎症时，患者开始先有尿频、尿急，系由于含有脓细胞及结核分枝杆菌的尿液刺激膀胱所致，排尿次数在白天和晚上都逐渐增加，严重者每小时要排尿数次。当膀胱被结核侵蚀并形成溃疡后，尿频次数更多。当结核性溃疡愈合过程中瘢痕形成可导致挛缩膀胱，膀胱容量急剧变小，患者出现更为剧烈的尿频，可多达数十次以上，并在尿频的同时，出现尿痛、排尿不能等待，必须立即排出，类似尿失禁现象，排尿终末时在尿道或耻骨上膀胱区有灼痛感觉。膀胱病变日趋严重，这些症状也越显著。据国内统计，70%~80% 的患者有尿频、尿急、尿痛等膀胱刺激症状，持续时间较久，不予抗结核治疗症状难以消失，一般抗生素无效或仅稍有改进。

（二）血尿

血尿是肾结核的另一个重要症状，发生率约 70% 以上，一般与尿频、尿急、尿痛等症状同时出现，多为终末血尿，严重时有血块。血尿的程度不等，多为轻度的肉眼血尿或为显微镜血尿，有 3% 的病例为明显的肉眼血尿并且是唯一的首发症状。血尿的来源大多来自膀胱病变，是由于膀胱结核性炎症、溃疡在排尿时膀胱收缩所致出血。但也可来自肾脏本身，则表现为无痛性全程血尿。和肾病血尿不同的是尿液红细胞形态为均一性的。

（三）脓尿

脓尿的发生率为 20% 左右。由于肾脏和膀胱的结核性炎症，造成组织破坏，尿液中可出现大量脓细胞，同时在尿液内亦可混有干酪样物质，使尿液混浊不清，严重者呈米汤样脓尿，有时表现为脓血尿。尿常规显示白细胞从几十到上万不等。

（四）腰痛

当肾结核病变累及肾包膜或局部有炎症时可有压痛和腰部叩击痛。当肾结核肾组织破坏严重时，肾脏出现积脓、积水，肾脏体积增大，出现腰部肿块或肾脏薄膜肿胀牵扯性疼痛，有时肾脏包膜受损破坏，脓液流出造成腰大肌脓肿，刺激周围神经及黏膜导致腰痛。发生率约 10%，少数患者也可因血块或脓块堵塞输尿管导致排尿不畅而引起肾绞痛。

（五）全身症状

肾结核是常见的肺外结核之一，常常伴发全身其他部位的结核病，因此可以出现结核病变的各种症状。若合并有其他部位结核病或双侧肾结核，尤其是出现肾脏积脓时，会出现发热、食欲缺乏、消瘦、乏力、盗汗等结核中毒症状。若出现贫血、恶心、呕吐、水肿等症状时，说明肾脏破坏严重，应警惕有无肾功能不全及尿毒症。

（六）其他伴发症状

由于肾结核继发于其他器官的结核或者并发其他器官结核，可以出现一些其他器官结核的症状，如肺结核的咳嗽、咳痰，骨结核的冷脓肿压迫局部疼痛症状，肠结核的腹泻、腹痛，尤其是容易伴发附睾结核，表现为附睾结节、肿大、脓肿，甚至破溃形成溃疡窦道。有文献报道，肾结核男性患者中有 50% ~ 70% 合并生殖系统结核。

以上为肾结核的常见典型表现，但有相当一部分不典型病例可能没有上述表现，不典型肾结核可能唯一的表现为腰痛，发生率为 49.2%，膀胱刺激征并不明显，其症状无特异性，临床上不易早期准确诊断。有报道误诊率高达 68.9%。这类不典型病例往往从临床表现及一般化验检查中不易作出诊断，尚需作进一步全面系统的检查，以确定诊断。

二、诊断

肾结核起初症状轻微，无明显结核中毒症状，早期诊断困难。患者大都在出现尿频、尿急、尿痛等膀胱刺激症状后就诊，所以肾结核的诊断不能忽视上述临床表现。符合下列三项中任何一项即可确诊肾结核：①尿结核分枝杆菌培养阳性；②病理证实结核病变；③膀胱镜和／或 X 线尿路造影有结核病典型表现，并结合临床症状和实验室检查综合分析做出诊断。

（一）实验室诊断

1. 尿液检查

（1）尿常规检测：尿常规对肾结核的诊断有决定性意义，在早期诊断中占重要地位，肾结核早期可无任何症状，只在尿检查时发现异常。尿常规检查显示红细胞、白细胞多见，严重者可见大量脓细胞，并且尿红细胞形态为均一性，尿蛋白少见。国内外学者报道尿常规异常占 40% ~ 90%，但缺乏特异性。所以临床上尿常规表现红细胞、白细胞异常，临床表现膀胱炎的症状，常规抗感染治疗效果欠佳者，应考虑肾结核之可能。

（2）尿结核分枝杆菌检测：是诊断肾结核的关键。连续 3d 24h 尿沉渣涂片抗酸染色阳性，即可考虑为泌尿系结核。方法简便易行，快速价廉，50% ~ 70% 的病例可找到抗酸杆菌，是诊断泌尿系结核重要的方法之一。但是由于非结核分枝杆菌等抗酸染色也呈现阳性，临床上要注意鉴别。尿结核分枝杆菌培养时间较长，需 4 ~ 8 周时间，并同时能做菌群和菌种鉴定，准确性高，是诊断肾结核的重要方法，也是诊断泌尿系结核的"金标准"

之一，阳性率可高达 70% ~ 90%，特异性可达 100%。但是因培养时间较长，不利于指导临床开展早期有效的治疗。

（3）尿液 PCR 结核分枝杆菌 DNA 和 RNA 检测：为肾结核的快速诊断开辟了一条新的途径。Bennanis 等研究结果显示，连续 3d 晨尿 PCR 结核分枝杆菌 DNA 检测阳性率为 72.2%。近年来，随着分子生物技术在结核领域的广泛应用，大大提高了肾结核等肺外结核的敏感性和特异性。临床诊治过程中，推荐应用尿 PCR 诊断肾结核，但该方法不能作为唯一的诊断方式，要在传统尿抗酸染色涂片和培养方法的基础上，进行尿液结核分枝杆菌 DNA 和 RNA 的快速检测，再与临床表现、影像学检查等相结合综合判断。

2. **免疫学诊断** 结核菌素皮肤试验（TST）、重组结核杆菌融合蛋白（EC）皮肤试验、γ 干扰素释放试验（IGRA），结核抗体等对菌阴肺结核和肾结核的诊断有一定的帮助。

（二）影像学诊断

尿液中查到结核分枝杆菌虽可明确肾结核的诊断，但具体病变的位置、范围的大小、单侧或双侧以及治疗方案的选择均有赖于进一步影像学检查。

1. **超声检查** 对于诊断早期肾结核意义不大，但对已有空洞形成及肾积水的诊断有很大帮助。典型的肾结核超声影像特点包括以下几点。

（1）结节型：肾实质局部肿胀，多呈单发或多发性低回声结节，边界模糊，可似肾肿瘤，代表早期干酪样结核结节伴有坏死，很少出现血流信号。

（2）空洞型：干酪样结核结节进一步液化坏死，肾乳头和肾盏进一步破坏，形成结核空洞，与肾盏相通，看不到肾乳头，皮质变薄或消失，结核性空洞似囊肿，呈无回声或低回声，但与扩张的肾盏相通。

（3）肾积水型：轻者局部肾盂肾盏显著扩张，重者可以酷似中度或重度肾积水，体积增大，外形不规则，断面多呈多房囊性改变，囊液常呈"云雾"状低回声，此型与肾积水不同之处在于，肾盂肾盏壁不均匀增厚，肾盂输尿管连接部管壁不规则增厚甚至管腔狭窄，代表结核性肾积脓或肾积液。

（4）纤维硬化型和钙化型：纤维硬化型结核的肾外形不规则，包膜不规则增厚或结节状，肾内回声增强，结构不清，其中可见团块状或弧形强回声，伴有大片声影，此型代表"油灰肾"或"自截肾"。

（5）混合型：肾脏大小不一，表面不光滑，包膜不规则，肾实质回声紊乱，其内可见多个无回声区及斑片状或团块状强回声，部分后伴声影，肾盂、肾盏扩张内为无回声或分布密集的、大小不等的光点，可伴输尿管扩张。但在临床上不同类型可混合存在。

肾结核的超声表现错综复杂，易造成误诊、漏诊。特别是早期肾结核，超声很难发现异常，常需结合其他影像学检查提高诊断符合率。但超声检查无损伤、方便，可多次反复检查，对于抗结核药物治疗期间监测肾脏病变情况和膀胱容量变化有很大意义。肾结核行患肾切除后，定期超声监测对侧肾脏是否发展为肾积水，较静脉尿路造影及 CT 检查，既经济又安全。

2. 肾脏 CT 和 MRI 检查 CT 和 MRI 检查对早期肾结核的诊断有一定困难，但对晚期肾结核的观察有明显优势，分辨率较高，可观察双肾轮廓、大小、位置、腰大肌的影像，以及肾、输尿管、膀胱有无结石、钙化或异物。肾结核钙化多不规则，密度不均，干酪空洞型结核常见围绕空洞壁钙化，呈圆形或半圆形，多位于肾实质。亦可显示纤维化管壁增厚的肾盂及输尿管，后者作为肾结核的病理特点之一，却难以被其他现有检查方法发现。

3. 静脉尿路造影 静脉尿路造影不仅可以显示肾脏、输尿管结核破坏情况，且可了解对侧肾功能状况。肾结核早期肾盂边缘不整如"虫蚀样"，肾盏失去杯口形状。严重时肾实质干酪样坏死形成空洞，肾盏颈部可因结核性纤维化而狭窄，甚至肾盏颈部完全梗阻未显影。局限性结核脓肿可压迫使肾盂变形出现压迹。若肾脏全部破坏或输尿管因病变完全梗阻，则患肾可不显影，表现为患肾"无功能"，但不能显示该肾破坏程度。输尿管结核时显示为输尿管膀胱连接部以上的输尿管扩张，若病变严重则表现为输尿管僵硬和多发节段性狭窄。静脉尿路造影可了解膀胱情况，有无挛缩膀胱或膀胱痉挛。大剂量造影剂静脉尿路造影是研究泌尿系疾患的一个重要进展，可显著减少在诊断泌尿系结核中使用逆行肾盂造影。若在静脉尿路造影中辅以断层技术，则可使诊断更为准确。此外，可在电视下动态观察输尿管，了解输尿管蠕动情况及狭窄的部位与长度，观察输尿管膀胱连接部及肾盂输尿管连接处有无梗阻。

4. 超声引导下经皮肾穿刺造影 超声引导下经皮肾穿刺造影为一重要诊断方法，尤其对于静脉尿路造影不显影的无功能肾脏，欲了解梗阻部位以上尿路情况更为适宜。在肾脏增大病例中，经皮肾穿刺造影有取代逆行肾盂造影之趋势，可穿刺入扩大肾盂内并注入造影剂，显示肾盂及输尿管，还可抽出尿液，行常规检查及涂片找结核分枝杆菌，并可测定结核空洞内化疗药物浓度，且可通过该技术直接注入抗结核化疗药物进行治疗。但有出血、腹膜后感染等并发症。

（三）膀胱镜检查

肾结核晚期多合并膀胱结核。膀胱镜检查不仅能直接看到膀胱内的典型结核变化，还可以直接活检做病理而确立诊断。早期膀胱结核可见黏膜充血、水肿及结核结节，病变多在患侧输尿管口周围，并向三角区和其他部位蔓延。较严重的膀胱结核可见黏膜广泛充血、水肿、结核结节和溃疡，输尿管口呈"洞穴样"。同时可做两侧逆行插管，收集肾盂尿行镜检和结核分枝杆菌培养。由于这些是分肾检查数据，其诊断价值更有意义。还可行逆行肾盂造影，了解双肾情况。若膀胱结核严重，膀胱挛缩，容量小于 50mL 时，不宜进行此项检查。

三、鉴别诊断

（一）肾盂肾炎

表现为尿频、尿急、尿痛等膀胱刺激症状，伴血尿和腰痛。但症状多呈间歇性反复发作，无持续性低热。尿的普通细菌培养可发现致病菌。红细胞沉降率一般正常，PPD 试验阴性。尿中无抗酸杆菌。

（二）急性膀胱炎

当肾结核膀胱受累时，表现为明显的尿频、尿急、尿痛等膀胱刺激症状。但常伴有下腹部及会阴部坠胀不适感，且无发热等全身症状。经抗生素治疗通常症状可以消失。

（三）肾结石伴积水

肾结石继发感染时可表现为尿频、尿急、尿痛，伴有发热、腰痛。但无持续性低热，有时可发生剧烈的肾绞痛。腹部平片可发现不透光影。红细胞沉降率（血沉）一般正常，PPD 试验阴性。尿中无抗酸杆菌。

（四）肾肿瘤

可表现为腰痛、血尿及腰腹部肿块。但尿频、尿急、尿痛等膀胱刺激症状不明显。尿中无白细胞。超声检查、X 线检查及 CT 检查可发现肾脏有占位性病变。

四、治疗

（一）内科治疗

1. **营养支持**　治疗肾结核与肺或其他器官结核一样，长期慢性消耗、营养不良、低蛋白血症、贫血、免疫功能低下，全身情况较差。因此，适当休息，加强营养和支持治疗是本病的基础。

2. **抗结核药物治疗**　由于肾结核局部病变的范围和破坏的程度有很大差别，因此强调个体化治疗。对于确诊的肾结核的患者，无论其病变程度如何，无论是否需外科手术，抗结核药物的应用必须遵照早期、适量、全程、联合、规律的原则，疗程 12～18 个月。对初治病例，一线药物异烟肼、利福平、吡嗪酰胺和链霉素（乙胺丁醇）为首选。为了延缓或防止耐药性的产生，目前强调 4 种药联合应用。治疗方案：3HRZS（E）/9HRE。如果有可能进行 24 小时尿沉渣结核分枝杆菌培养和药敏试验，选择敏感药物疗效更为理想，若耐药肾结核患者，参照中国防痨协会《耐药结核病化学治疗指南（2019 年简版）》，选择合理有效的治疗方案，疗程不少于 20 个月。

应用抗结核药的适应证：①临床前期肾结核；②局限在一组大肾盏以内的单侧或双侧肾结核；③孤立肾肾结核；④伴有身体其他部位的活动性结核暂时不宜肾结核手术者；⑤双侧重度肾结核而不宜手术者；⑥肾结核兼有其他部位的严重疾病暂时不宜手术者；⑦肾结核手术前用药；⑧肾结核手术后的常规用药。

（二）外科治疗

虽然抗结核药治疗在目前可以使大部分肾结核患者得以控制治愈，但是仍有一部分患者药物不能奏效，需进行手术治疗。手术包括全肾切除、部分肾切除、肾病灶清除等几种术式。需视病变的范围、破坏程度和药物治疗的效应而定。

1. **全肾切除术适应证**　①单侧肾结核病灶破坏范围大于 50%；②全肾结核性破坏肾功能已丧失；③结核性脓肾；④双侧肾结核，一侧破坏严重，而另一侧为极轻度结核，需将严重侧切除，轻度病变侧采用药物治疗。

（1）肾切除术前、后的抗结核药应用：由于肾结核是全身结核病的一部分，更是泌尿系结核中的一部分，当肾切除术期间，因手术的损伤使机体的抵抗力降低，致使肾结核以外的结核病灶活动或播散，因此在肾切除术前、后必须应用抗结核药物予以控制。

（2）肾切除术前抗结核药物的应用：术前抗结核药物的应用同肺结核，疗程根据血常规、血沉、肝、肾功能等确定。如果患者全身情况较差，或有其他器官结核，应酌情延长抗结核疗程。

（3）肾切除术后抗结核药物的应用：病肾切除后，残留的输尿管、膀胱、尿道结核或全身其他器官结核仍需要按照切除前治疗方案应用。肾切除后可做脓液、研磨组织液的结核分枝杆菌培养和药敏试验，根据药敏试验结果选择用药，疗程不少于 12 个月。

2. **部分肾切除术适应证**　①为局限在肾一极的 1～2 个小肾盏的破坏性病变，经长期的抗结核药物治疗而未能奏效；②1～2 个小肾盏漏斗部有狭窄引流不畅者；③肾实质中存在局限性结核性空洞者。如果唯一的有功能肾脏需作部分肾切除手术时，则至少应保留 2/3 的肾组织，以免术后引起肾功能不全。

部分肾切除术前、后的抗结核药应用：由于抗结核药治疗往往收到良好效果，因此部分肾切除术较少进行，对于适合此项手术的患者应在较长时间的抗结核药准备后才能施行。手术后因余留有部分肾脏和泌尿系器官的结核，故仍需继续使用抗结核药至少 12 个月，巩固治疗以防结核播散。

3. **整形手术**　多用于肾结核伴输尿管结核严重狭窄的患者。引起输尿管结核狭窄最常见的部位为输尿管膀胱连接部和肾盂输尿管连接部。输尿管下段狭窄可切除狭窄段后行输尿管膀胱再吻合术；肾盂输尿管连接部狭窄一般采用肾盂输尿管离断整形术，术后应用"双 J 管"行内引流，保留 4～6 周，可减少术后再狭窄机会；极少数中下段狭窄者，需采用游离回肠襻替代大段输尿管，以恢复肾盂与膀胱通路；对结核性小膀胱可行结肠膀胱扩大术。

4. **输尿管支架管** 对于结核性输尿管狭窄引起的肾盂积水或肾结核肾盂肾盏积脓，在抗结核药物治疗的同时置入输尿管支架管"双J管"治疗结核性肾盂积水、积脓伴输尿管狭窄，有利于保留患肾的结构和功能，降低了患肾手术切除率。

第四节　结核性腹膜炎

结核性腹膜炎是由结核分枝杆菌感染引起的慢性弥漫性腹膜感染，是临床常见的慢性肺外结核，约占结核病的5%。好发于中青年，女性较男性多见。

一、临床表现

（一）症状

1. **发热** 发生结核性腹膜炎时，各种炎症因子的产生可以造成机体发热。主要以低热或中度发热为主，呈弛张热或不规则热，多符合结核热的特点。常伴有盗汗、消瘦、乏力、食欲减退等全身毒性症状。

2. **腹胀** 为结核性腹膜炎常见症状。各种类型病变均可以刺激肠道，使得肠蠕动减弱，肠内积气，患者感胃肠胀满。

3. **腹痛** 由于腹腔脏器粘连尤其肠管粘连、炎症因子刺激腹膜壁层等因素可以导致腹痛。常为无具体痛点的慢性隐痛或腹壁按压痛。

4. **大便性状改变** 由于腹腔炎症刺激肠道，部分患者可出现大便次数增多或便秘；部分肠结核患者为腹泻和便秘交替出现；如粘连型者并发肠梗阻，则可以发生排气、排便消失。

（二）体征

1. **腹腔积液** 约70%患者会出现腹腔积液，腹水较少时不易发现，腹水多时可呈蛙状腹，腹水迅速增长可呈尖状腹，但结核性腹膜炎腹水一般不会迅速增长。中等量腹水可表现为典型的腹水征，体格检查可发现移动性浊音阳性。

2. **腹壁柔韧感** 约50%结核性腹膜炎可出现腹壁柔韧感，这是由于炎症刺激腹膜壁层以及腹膜壁层增厚致腹壁张力增加的结果。

3. **腹腔内包块** 常见于粘连型和干酪型，大网膜等粘连、硬化，肠系膜淋巴结肿大，肠道受到挤压、粘连等均可以形成腹腔包块，约占25%，于脐周及下腹常见，包块形状大小不一，边界不规则，质地中等，常有压痛。

4. **腹部压痛** 干酪型结核性腹膜炎腹部压痛明显，甚至有反跳痛，若合并肠梗阻或肠穿孔，可表现为急性腹膜炎体征。

5. **腹部听诊异常** 结核性腹膜炎时肠道因受到炎性渗出物的刺激，多数肠蠕动减慢，肠鸣音减弱或消失。少数机械性肠梗阻时肠鸣音亢进，可闻及气过水音。

二、辅助检查

（一）实验室检查

1. **血液常规和生化检查** 大多数患者呈轻度或中度贫血，少数患者呈重度贫血。由于合并腹腔的细菌感染，部分患者白细胞总数增加，在（10～15）×10^9/L，少数可能更高。大多数患者血沉明显增快，少数可超过 100mm/h。部分患者 C 反应蛋白和降钙素原增高。病情重者可有低蛋白血症，血总蛋白及白蛋白降低。严重者可因此而影响肝肾功能指标异常改变。

2. **结核免疫学检测** PPD 试验大多数呈阳性或强阳性反应，反应强度与机体免疫水平或免疫系统的反应性相关，晚期重症患者 PPD 试验阴性时，并不能排除结核性腹膜炎。血和腹水抗结核抗体以及 γ 干扰素释放试验有助于结核性腹膜炎的诊断，但灵敏度和特异度均不够高。

3. **腹水化验** 为草黄色渗出液，静置后自然凝固，少数呈血性，偶见乳糜性。比重一般超过 1.018，蛋白质 40g/L 以上，以白蛋白为主。白细胞计数在 500×10^6 个 /L 以上，以淋巴细胞为主。腹水葡萄糖 < 3.4mmol/L，pH < 7.35 时，指示合并细菌感染，腹水腺苷脱氨酶活性增高时，提示渗出液，结核可能性大。但若为淋巴瘤等疾病时，腹水 ADA 的增高更加明显。腹水普通细菌培养阴性，涂片抗酸染色或 MTB 培养、TB-DNA 可能阳性，但概率较低。

（二）影像学检查

1. **X 线检查** 大量腹水可压迫横膈使横膈升高，小肠肠管分离。小肠扩张、胀气、活动减弱或肠管固定是粘连型结核性腹膜炎特征。当出现多个气液平面呈阶梯状即可以诊断肠梗阻。

2. **CT 和 MRI 检查** CT 和 MRI 对结核性腹膜炎诊断有较高价值。腹水密度低于邻近器官，CT 值约为 0～25HU。大量腹水可见腹腔内器官周围有均匀低密度影。当有腹腔器官粘连时，形成包裹性积液，肠管此时不是自由地漂浮在腹部中央，而是位置固定或者移位。

3. **超声检查** 超声能够发现早期少量腹水或腹膜壁层增厚情况，并可以引导穿刺抽液或腹膜活检，也可动态观察治疗效果，评估腹水变化。

（三）腹膜活检

超声波检查发现腹膜壁层增厚时，可引导腹膜穿刺，取得腹膜活体组织并进一步获得组织病理学诊断。

（四）腹腔镜检查

腹腔镜检查是一种安全可靠的诊断技术，能直接发现肠系膜、大网膜等的灰白色细结节病灶，对诊断具有特征意义。慢性结核性腹膜炎时，腹腔镜能观察到腹腔脏器的粘连程度或进行简单的松解粘连治疗。此外，腹腔镜还能直视活检病变组织。

三、诊断

有以下情况应考虑本病：①中青年患者，有肺部或腹腔其他器官结核病活动证据；②有发热等中毒症状，伴腹痛、腹胀、腹水、腹部包块或腹壁柔韧感；③腹水为典型渗出液，以淋巴细胞为主，排除其他病原体感染，无肝硬化等容易导致原发性腹膜炎的其他疾病；④X线片发现肠粘连、肠梗阻等征象；⑤PPD试验呈阳性反应；⑥腹水长速较慢，抽液后不会迅速增多。

典型病例可通过常规检查和腹水查到抗酸杆菌或者TB-DNA即可确定临床诊断。不典型病例渗出型结核性腹膜炎，可通过腹膜活检术或腹腔镜检查确诊。有广泛腹膜粘连者腹腔镜检查属禁忌。有手术指征者可剖腹探查。

四、鉴别诊断

（一）腹膜恶性肿瘤

包括腹腔淋巴瘤、腹膜转移癌、腹膜间皮细胞瘤等。恶性腹水往往呈血性或洗肉水样改变，腹水量大、增速很快、屡抽不尽，颜色进行性加深变红。腹水化验指标多于渗出液和漏出液之间，部分呈典型的渗出液。腹水细胞学检查阳性率高且假阳性少见，如找到癌细胞，腹膜转移癌可以确诊，以腺癌转移多见。

（二）肝性腹水

肝硬化腹水为漏出液，且伴失代偿期肝硬化的表现，鉴别通常并无困难。肝硬化时由于肠道屏障功能的减弱极易并发原发性腹膜炎。此时，因腹膜炎的临床表现和腹水均不典型，需与结核性腹膜炎鉴别。

（三）其他疾病引起的腹水

如风湿性疾病、巴德－基亚里综合征、梅格斯综合征引起的腹水，以及心源性或肾源性腹水等需要注意，并进行有针对性的排查。

五、治疗

结核性腹膜炎治疗的关键是及早给予合理、足够的抗结核化学药物治疗。注意休息和营养，调整全身情况和增强抗病能力是重要的辅助治疗措施，必要时配以手术治疗，治疗有效率可达 80% 左右。

（一）内科治疗

1. **综合治疗** 结核性腹膜炎为慢性消耗性疾病，应进行全身综合治疗，给予高热量、高蛋白、高维生素、易消化的饮食。胃肠道症状明显伴慢性不完全肠梗阻，应尽量采用禁食、补液、胃肠外高营养、胃肠减压、服用中西药物等非手术疗法，并注意纠正水和电解质失衡；营养不良、消瘦患者可适当增加水解蛋白、脂肪乳剂、复方氨基酸等以增加机体能量；对粘连型与干酪型结核性腹膜炎患者应给予低纤维素饮食，因为纤维素少的食物可减少肠蠕动，从而减少肠梗阻的发生；对免疫功能低下者，可给予免疫增强剂治疗；有明显结核中毒症状者应卧床休息；若伴有腹腔内混合其他细菌感染时应酌情给予抗生素治疗。

2. **抗结核药物治疗** 结核性腹膜炎通常需采用至少四种药物联合治疗。目前认为，异烟肼和利福平仍是两个最强的抗结核药物。对一些具有耐药危险因素的患者，因结核性腹膜炎难以获得细菌学证据，故在采用 4 种常用抗结核药物联合治疗效果不理想时，可考虑参照 WHO 耐药治疗方案进行治疗。这些危险因素有：①既往曾患肺结核或肺外结核，未完成原定抗结核治疗方案、不规则用药、或疗程不足；②来自原发耐药结核分枝杆菌高发地区者；③与耐药患者密切接触者；④伴有 HIV 感染的患者；⑤伴有其他部位活动性结核病灶，治疗效果欠佳者。

对渗出型病例，由于腹水及症状消失较快，不需太长时间，患者可能会自行停药，而导致复发，故必须强调全程规律治疗；对粘连型或干酪型病例，由于大量纤维增生，药物不易进入病灶达到应有浓度，病变不易控制，故应加强抗结核化疗的联合应用并适当延长抗结核的疗程，若患者能坚持服药、耐受性好，疗程不少于 12 个月更佳。结核性腹膜炎的短程疗法目前尚未见成功的报道。

3. **糖皮质激素治疗** 糖皮质激素有促进结核中毒症状好转及加速渗出物吸收和减轻浆膜纤维化的作用，但结核性腹膜炎应根据病理类型应用糖皮质激素。

（1）渗出型结核性腹膜炎：使用糖皮质激素有肯定的疗效。当中毒症状和腹水控制理想后，可以逐渐减量，总疗程 6～8 周。

（2）粘连型结核性腹膜炎：此型腹膜炎是以纤维组织增生为主，使用糖皮质激素能促进增殖病变吸收，减少增殖病变纤维化，但不能使已形成的纤维组织吸收。当腹膜炎合并有肠结核或肠系膜淋巴结核时，用糖皮质激素治疗可减少纤维组织增生与包裹；当出现肠穿孔或肠系膜淋巴结破溃时，有可能引起弥漫性腹膜炎或急性结核性腹膜炎。因此粘连型结核性腹膜炎应慎用糖皮质激素。

（3）干酪型结核性腹膜炎：此型腹膜炎应禁用糖皮质激素，因为激素能促进肠壁的干酪样病变溶解和液化而导致肠穿孔，引起弥漫性化脓性腹膜炎，同时糖皮质激素还可以掩盖化脓性腹膜炎的症状和体征，造成延误诊断和治疗的不良后果。

结核性腹膜炎应用糖皮质激素应小剂量、顿服、短疗程，如强的松：每日30~40mg，病情好转，中毒症状消失后开始减量，每周减5mg，直至减完，总疗程约8周。或用地塞米松5mg静脉滴注，中毒症状消失后改为口服。

4. **腹腔穿刺**　在超声定位下积极进行腹腔穿刺抽液治疗，对减轻结核中毒症状，减少腹腔粘连，避免肠梗阻的发生有积极意义。抽液时应注意一次抽液量不宜过多过快，以免腹腔压力下降过快，腹腔血管扩张，使有效循环血量减少，导致血压下降。

（二）外科治疗

手术适应证包括：①急性肠穿孔者；②腹腔脓肿经内科治疗未见好转者；③并发完全性肠梗阻或不全性肠梗阻经内科治疗而未见好转者；④肠瘘经抗结核治疗与加强营养而未能闭合者；⑤与腹腔肿瘤或急腹症不能鉴别时，须剖腹探查者。

第五节　脊柱结核

脊柱结核绝大多数继发于肺结核，是最常见、最严重的肺外结核之一，随着人口的迁移、艾滋病感染者的增多、耐药菌株的出现等影响因素，脊柱结核的患病率及治疗难度也在不断增加。

一、脊柱结核的临床表现

1. **疼痛**　疼痛症状往往出现较早，性质多为钝痛，持续性钝痛是脊柱结核的主要特征。疼痛特点为中度疼痛，劳累后加剧，休息后可减轻。

2. **畸形**　肌肉痉挛和脊柱破坏到一定程度才会出现畸形，最常见的是脊柱后突畸形，较少部分有侧弯畸形，当骨质破坏较重时如多椎体病变，表现为俗称"罗锅"的圆背畸形。

3. **寒性脓肿**　结核形成的脓肿因为没有表现出红、热、疼等急性炎症反应，故称为寒性脓肿或冷脓肿。因为部位不同分为：椎旁脓肿、流注脓肿、咽后壁脓肿、腰大肌脓肿、髂窝脓肿、腰三角脓肿、骶前脓肿等。

4. **窦道脓肿** 经组织间隙流动通向体表溃破形成窦道，经窦道口流出脓液，有时可有死骨及干酪样物质流出。脓肿也可以穿破内脏腔壁形成内瘘。

5. **神经功能障碍** 神经功能障碍是最严重的并发症，是指病变组织直接压迫神经脊髓，表现为四肢感觉、运动功能障碍和大小便障碍等，最后出现不同程度的截瘫或者完全瘫痪。

二、脊柱结核的诊断

（一）脊柱结核诊断依据

1. 具有典型的临床表现，如结核病的全身中毒症状，不同脊柱节段的典型体征如拾物实验阳性、后突畸形、脓肿形成、窦道等。或有其他部位结核的确诊证据。

2. 具有明确的实验室依据，支持如 PPD 试验强阳性、血清结核抗体阳性、分子生物学检查阳性。

3. 具有典型的影像学特征，如椎间隙狭窄、骨质破坏、脊柱畸形、脓肿形成等。

4. 具有细菌学和 / 或病理学诊断结核的证据。

（二）脊柱结核鉴别诊断

对于慢性发病、低度感染的患者，不同的阶段表现出不同的临床表现，早期确诊其实很难，特别是"金标准"的获得难，常常需要同其他疾病进行鉴别。

1. **脊柱转移性肿瘤** 可在影像学引导下穿刺活检，取得病理学诊断依据是最重要的。

2. **脊柱化脓性骨髓炎** 确诊需要行穿刺活检细菌学检查。

3. **强直性脊柱炎** 慢性免疫性疾病，特别是强直脊柱炎 Anderson 损伤容易误诊为脊柱结核，综合病史和临床检查特别是血清 HLA-B27 检查阳性，基本可以确立诊断。

4. **布氏菌性脊柱炎** 最常见的误诊脊柱结核病例之一，综合布病检测可以得出诊断。

5. **多发性骨髓瘤** 骨髓瘤多慢性发病，骨质破坏容易误诊，免疫球蛋白检查、骨髓象检查有重要的诊断鉴别意义。

6. **脊柱原发肿瘤** 神经母细胞瘤、骨巨细胞瘤、软骨肉瘤等，各有其不同的特点，但骨质破坏的形态多样，椎旁软组织影肿胀但有时密度较高，多需要穿刺病理学确诊。

三、脊柱结核的治疗

（一）药物治疗

按照抗结核治疗方案，具体的跟肺结核基本相同（具体见第七章部分表述），但骨结核的治疗周期有时延长，一般 12 ~ 18 个月不等，具体根据保守和手术后患者的临床表现而定。

（二）手术治疗

手术对于脊柱结核是关键的治疗措施，决定着患者能否完全治愈和能否回归社会正常生活。依据患者病灶部位、椎体破坏程度及范围、椎管累及程度、椎旁脓肿及流注脓肿的部位大小，个体化选择合适的手术方式。

手术时机和手术适应证：抗结核治疗有效，一般在抗结核 2 ~ 3 周，患者没有发热、病情没有进行性加重的情况下：①穿刺活检无法确诊，不能排除肿瘤者；②一线药物治疗失败后，耐药者特别是耐多药者；③较大的寒性脓肿持续存在或脓肿对局部器官产生压迫症状、长时间不愈的窦道及较大的死骨或空洞存在者；④出现脊髓或马尾神经、神经根受压的表现，椎管内、硬膜内外有结核肉芽肿者；⑤椎体严重破坏塌陷或缺失者；⑥严重的骨破坏致腰背痛；⑦脊柱畸形或不稳；⑧脊柱结核未治愈或复发。

知识要点

1. 结核性脑膜炎，是 MTB 通过血液、淋巴系统或直接侵入蛛网膜下腔，引起软脑膜、蛛网膜，进而累及脑血管、脑神经、脑实质和脊髓的非化脓性炎症。

2. 淋巴结结核，是 MTB 侵入淋巴系统导致的淋巴结肿大坏死或化脓性炎症。发病率占所有肺外结核的首位。

3. 肾结核，是结核分枝杆菌引起的肾脏系统病变，并且造成肾脏器质和功能损害的一种慢性进行性破坏性疾病。

练习题

一、单选题

1. 肺外结核不包括以下哪一种（　　　）

A. 结核性脑膜炎

B. 结核性心包炎

C. 结核性胸膜炎

D. 结核性腹膜炎

2. 按照病理特点，结核性腹膜炎分为三型，不包括以下哪一型（　　　）

    A. 渗出型

    B. 干酪型

    C. 粘连型

    D. 包块型

3. 结核性脑膜炎的脑脊液特点，以下哪种说法不正确（　　　）

    A. 脑脊液常规通常外观透明

    B. 脑脊液细胞分类多以中性粒细胞为主

    C. 脑脊液生化表现为"蛋白定量高、葡萄糖低、氯化物低"

    D. 当单纯脑膜脑炎时，脑脊液检测可无异常

4. 以下结核性腹膜炎诊断要点中，哪项是错误的（　　　）

    A. 渗出型结核性腹膜炎腹水可以是漏出液

    B. 粘连型结核性腹膜炎可触及腹部包块或腹壁柔韧感

    C. 结核性腹膜炎治疗不及时可出现肠梗阻、肠穿孔

    D. 比较癌性腹腔积液，结核性腹膜炎的腹腔积液增长速度较慢

5. 肾结核的典型尿液特点，哪一项不符合（　　　）

    A. 可见较多白细胞

    B. 可出现红细胞，红细胞形态为畸形红细胞

    C. 可查到抗酸杆菌

    D. 早期一般不会出现蛋白尿

6. 肾结核必要时实施全肾切除术，以下哪项是不正确的（　　　）

    A. 全肾结核性破坏肾功能已丧失

    B. 肾结核伴有脓肿

    C. 双侧肾结核，一侧破坏严重，而另一侧为极轻度结核，需将严重侧切除

    D. 肾实质中存在局限性结核性空洞者

7. 结核性脑膜炎的脑膜刺激征不包括以下哪项（　　　）

    A. 颈强直

    B. 克尼格征阳性

    C. 布鲁津斯基征阳性

    D. 颅内高压

8. 下面哪一项不属于浅表淋巴结结核（　　　）

    A. 颈部淋巴结结核　　　　　　　　　B. 肺门淋巴结结核

    C. 腹股沟淋巴结结核　　　　　　　　D. 腋下淋巴结结核

9. 临床确诊结核性脑膜炎，以下哪项正确（　　）

　　A. 脑脊液以外的标本发现 MTB

　　B. 胸部 X 线发现活动性肺结核，尤其是血行播散性肺结核

　　C. 其他肺外结核的临床证据

　　D. 脑脊液 Gene Xpert MTB/RIF 阳性

10. 淋巴结结核的临床表现中，哪一项不正确（　　）

　　A. 增大的淋巴结一般无疼痛

　　B. 如果没有合并感染，浅表淋巴结核可以不出现发热、盗汗、消瘦等中毒症状

　　C. 查体淋巴结局部皮温升高

　　D. 腹腔淋巴结核大多合并结核性腹膜炎或肠结核

二、名词解释

1. 结核性脑膜炎
2. 肾结核
3. 淋巴结结核

三、简答题

1. 简述典型结核性脑膜炎主要的神经系统症状及体征。
2. 简述结核性腹膜炎的诊断要点。

第九章
肺结核常见急症处理

学习目的

1. 掌握肺结核临床常见急诊的病因和发病机制。
2. 掌握肺结核常见急症的临床表现、诊断和鉴别诊断。
3. 掌握肺结核临床常见急诊处理原则和治疗方法。

  肺结核是慢性肺部疾病，抗结核治疗过程中因结核病病理损伤等原因可以发生自发性气胸、咯血、呼吸衰竭等并发症。这些急症对肺结核患者是致命的，需要立即进行治疗和处置，否则会有生命危险。因此对这些肺结核急症快速诊断、规范治疗尤为重要。本章介绍肺结核常见几种急症的诊断和临床处理方法。

第一节　咯血

  咯血（hemoptysis）是指喉以下的呼吸道或肺实质出血，并经口腔咯出的症状。

  通常情况下，24h 咯血量在 100mL 以下为小量咯血，100～500mL 为中等量咯血，500mL 以上或一次咯血量超过 300mL 为大咯血。肺结核常见临床表现是痰中带血，这是咯血量较少时的临床表现，有的患者一次大咯血的量可达数百甚至上千毫升，大咯血可使血容量急剧减少，同时容易造成气道阻塞形成窒息，临床需紧急处理，否则患者会有生命危险。

  在确定患者咯血前，一定要排除上呼吸道出血如牙龈、口咽部、鼻咽部黏膜出血和上消化道出血。因为临床上有时将上消化道出血与下呼吸道出血相混淆，造成误诊。通常情况下，上消化道出血时患者可表现为呕血，有恶心感，因消化道的出血经胃酸作用后可呈咖啡色样外观，出血外观常常为暗红色，与咯血的性状不同；通过气管咯出的血多为鲜红色，可混有痰液或泡沫，出血前患者常常有喉部发痒感。

通常情况下患者的呼吸道少量出血，特别是痰中带血需排除如牙龈出血或口咽部黏膜出血，往往这时患者不伴有明显的咳嗽症状，鼻咽部的出血经咽后壁下流，刺激咽部时可出现类似咯血的症状，此时通过咽后壁的检查即可明确出血的来源。

一、病因

肺是一特殊器官，有双重血液供应，即肺循环和体循环，其中95%为肺动脉及其分支，5%为支气管动脉。而大多数咯血来源于支气管循环，肺动脉及肺泡毛细血管弥漫性病变是咯血的少见原因。

（一）呼吸系统疾病

1. **支气管病变**　急性或慢性支气管炎是咯血最常见的原因。其他还有支气管扩张症、支气管肺癌、支气管腺瘤、支气管结石、支气管异物等。支气管动脉畸形也可引起大咯血。严重的理化损伤如吸入性烧伤可造成支气管黏膜坏死而出现咯血。

2. **肺部病变**　各种原因所致的感染性肺部疾病是咯血临床常见原因之一，如大叶性肺炎、肺结核、急慢性肺脓肿、肺部真菌感染、寄生虫病等。肺栓塞也是咯血常见原因之一。其他相对少见的原因，如特发性肺含铁血黄素沉着症、与月经周期相同的女性子宫内膜异位症所致的咯血。胸部创伤可引起咯血甚至大咯血，如肺挫伤造成支气管撕裂或断裂。

（二）心血管疾病

各种原因所致左心功能衰竭、肺动脉高压、二尖瓣狭窄、肺动静脉畸形等患者可表现为咯血。

（三）血液系统疾病

有出血倾向的疾病如特发性血小板减少性紫癜、白血病、再生障碍性贫血等，患者通常情况下很少引起咯血，但是一旦出现，往往可演变为大咯血，或伴发其他内脏和皮肤的严重出血。

（四）其他

全身性系统性疾病累及肺部引起咯血主要见于原发性或继发性血管炎、系统性红斑狼疮、贝赫切特综合征、抗肾小球基底膜抗体病等，如韦格纳肉芽肿病、肺嗜酸性肉芽肿性多血管炎、肺出血-肾炎综合征。

二、发病机制

咯血的主要发病机制有：①炎症或肿瘤等疾病破坏支气管黏膜或病变处的毛细血管，使黏膜下的血管破裂或毛细血管的通透性增加，一般咯血量较小；②病变侵蚀小血管引起血管破溃常常表现为中等量咯血；③病变引起小动脉、小动静脉瘘或曲张的黏膜下静脉破裂，往往表现为大咯血，如支气管扩张症或空洞性肺结核；④广泛的毛细血管炎症所造成血管破坏和通透性增加，可引起弥漫性肺泡出血，表现为程度不同的咯血，严重时可以发生大咯血和呼吸衰竭。左心房压力的急剧升高可以造成肺毛细血管静水压的显著升高，可引起严重的肺泡出血，如二尖瓣狭窄、急性左心衰竭。

三、临床诊断及鉴别

（一）临床症状

1. **咯血症状** 需要询问患者咯血的量和性状。慢性支气管炎以咳嗽或咳痰为主要表现，咯血量较少；肺癌所致的咯血常见的为痰中带血，且呈持续性或间断性，可伴有刺激性咳嗽，很少引起大咯血；痰中带有脓性成分多见于细菌性肺炎、肺脓肿；肺梗死的咯血特点为纯粹的血液，很少或不混有痰液；急性左心衰竭的咯血通常为大量粉红色泡沫痰；大咯血常见于支气管扩张症、空洞性肺结核、二尖瓣狭窄及严重的弥漫性肺泡出血，如肉芽肿性血管炎。

2. **针对伴随症状的问诊** 伴有大量脓性痰通常见于支气管扩张症和肺脓肿；少数支气管扩张症患者仅表现为反复发作的咯血，而缺乏明显咳嗽、咳痰病史，称为干性支气管扩张。伴有发热常见于肺部感染性疾病，肺结核病患者可有低热、盗汗、乏力和消瘦等结核中毒症状；伴有胸痛症状应关注有无肺梗死、胸膜炎；伴有呼吸困难常见于肺栓塞、大面积的肺实质病变；大咯血伴严重呼吸困难可见于急性左心衰竭、抗中性粒细胞胞质抗体相关性血管炎、抗肾小球基底膜抗体病；伴有肾损害者常见于抗中性粒细胞胞质抗体相关性血管炎、抗肾小球基底膜抗体病和系统性红斑狼疮；伴有皮肤或内脏出血常见于出血性疾病；伴有杵状指常见于支气管扩张症、慢性肺脓肿和支气管肺癌。

3. **针对相关病史的问诊** 有无慢性呼吸系统疾病史如慢性支气管炎、支气管扩张症、肺结核等；有无心脏病和血液系统疾病史；有无外伤史；幼年时有无麻疹肺炎和百日咳病史；有无消化系统溃疡病、肺硬化和肾病史；有无吸烟史，如有吸烟量多少；有无疫区生活史。

（二）体格检查

1. 需排除外鼻、口腔等上呼吸道出血，当患者后鼻道出血量大时，可观察到咽后壁的血流。

2. 注意皮肤黏膜有无出血、发绀。咯血本身常常不引起明显的体征变化，主要是原发病的体征，须进行特别详细的肺、心脏检查，有无杵状指。

（三）辅助检查

1. 实验室检查

（1）一般检查：血常规、血小板计数和凝血功能。

（2）免疫指标：抗中性粒细胞胞质抗体（antineutrophil cytoplasmic antibody，ANCA）、抗肾小球基底膜抗体、抗核抗体、自身抗体谱等是各种血管炎的重要血清标志物。

（3）病原学：痰中抗酸杆菌，痰细菌、真菌、厌氧菌等病原菌检查和培养有助于感染性疾病的病原学诊断。

（4）其他：如肿瘤标志物、β-D 葡聚糖试验（G 试验）、半乳甘露聚糖抗原试验（galactomannan antigen test，GM test）对诊断真菌感染引起的咯血有一定帮助。

2. 影像学检查

（1）胸部 X 线片：这是咯血病因检查诊断的基本手段，初次出现咯血的患者均需进行胸部 X 线片检查。它可以显示肺部肿物、肺实变、肺部空洞、支气管扩张、心脏形态异常及肺淤血表现等。

（2）胸部 CT：有助于发现气道内病变和隐匿部位的病变，高分辨对于支气管扩张具有确诊价值。增强 CT 有助于肺部肿物的性质判断，同时可以了解肺门或纵隔肿大的淋巴结。CT 肺动脉造影（CTPA）是肺栓塞的重要确诊手段。

（3）超声心动图：可了解心脏结构、心功能和大血管情况，可评价肺动脉压力，协助肺栓塞的诊断。

（4）支气管动脉造影：可确诊支气管动脉畸形并且可同时进行栓塞治疗。对于小量至中等量咯血，纤维支气管镜检查是确定咯血部位和病因的主要手段。系统性疾病引起的咯血伴呼吸困难需要检查自身抗体，如抗核抗体阳性见于系统性红斑狼疮，抗中性粒细胞质抗体阳性见于原发性小血管炎，抗肾小球基底膜抗体阳性见于肾小球基底膜抗体病。

3. 支气管镜检查　气管镜下可观察出血部位，对病变部位进行黏膜或肺组织活检、支气管肺泡灌洗（包括含铁血黄素细胞检查）等，以进行相关的病原学、细胞学和病理学检查。

（四）鉴别要点

最关键也最主要的临床鉴别是呕血症状，有时易混淆，其详细鉴别要点，见表 9-1。

表 9-1　咯血与呕血的鉴别要点

类别	咯血	呕血
出血部位	下呼吸道	上消化道
病因	肺结核、支气管扩张、肺癌、肺炎、肺脓肿、心脏病等	消化性溃疡、肝硬化、急性胃黏膜病变、胆道出血、胃癌等
出血前症状	喉部痒感、胸闷、咳嗽咳痰	上腹部不适,恶心、呕吐等
血液性状	色鲜红,碱性	暗红色、棕色,有时为鲜红色,酸性
血后痰的性状	无,咽入较多量血液后,可有黑便,咯血后常持续痰中带血数天	柏油样便,呕血停止后仍可持续数日,无痰

四、治疗

咯血最严重的并发症是血块阻塞气道造成的患者窒息和大量出血引起的出血性休克。一旦咯血,患者应立即转运到能够行气管镜检查、胸部 CT 检查、血管造影、介入治疗、具有 ICU 病房和外科经验的医疗中心进行救治。大量咯血的患者应尽快行胸部 CT 检查以确定出血原因和部位。

(一)咯血的生命体征监测和紧急治疗

大咯血患者应进行严密的生命体征监测,给予患者吸氧,监测患者的血压、呼吸频率、心率、血氧饱和度,观察患者有无意识障碍、有无呼吸急促和呼吸困难。

紧急治疗的目的是要保持生命体征平稳和气道通畅,如果大量咯血,引起血压下降,应即刻进行配血、备血、输液,保持血压稳定,必要时输注红细胞。

一旦患者出现意识障碍、血氧饱和度下降、CO_2 潴留,应果断行气管插管,呼吸机辅助支持治疗。插管时应选择粗一些的气管插管,以便清除大气道内积血。机械通气后,可适当应用镇痛、镇静及肌松药物控制血压,减轻患者与呼吸机的对抗,减轻患者的烦躁不安,使患者保持安静状态。

(二)咯血的内科保守治疗

1. 一般内科治疗　咯血患者应绝对卧床,如果能确定患者出血部位,应保持患侧卧位,以免血液流入健侧。如果患者过度烦躁、精神紧张,可应用小剂量镇静剂;但老年患者应用镇静剂易引发意识障碍、呼吸抑制、降低血压等症状,因而对于老年咯血患者应慎用镇静剂。

2. 药物治疗

（1）止血药物

1）维生素 K：为肝脏合成凝血酶原（因子Ⅱ）的必须物质，还参与因子Ⅶ、Ⅸ、Ⅹ的合成而起到止血作用。

用法：肌内注射每次 2～4mg，每日 4～8mg；或口服每次 2～4mg，每日 6～20mg。

2）酚磺乙胺（止血敏）：能使血小板数量增加，并增强血小板的凝集和黏附力，促进凝血活性物质的释放，缩短凝血时间，加速血块收缩，还可增强毛细血管抵抗力，降低毛细血管通透性，减少血液渗出，从而产生止血作用。

用法：口服，每日 0.5～1g，每日 3 次；肌内注射或静脉注射，酚磺乙胺也可与 5% 葡萄糖溶液或生理盐水混合静脉滴注，每次 0.25～0.75g，每日 2～3 次，必要时可根据病情增加剂量。

3）6-氨基己酸：能抑制纤维蛋白溶解酶的形成，抑制纤维蛋白溶解，达到止血作用。高浓度时，对于纤维蛋白溶酶活性增高所致的出血有良好疗效。

用法：4～6g 加入 5% 葡萄糖溶液 250mL 静脉滴注，每日 1～2 次。

4）氨甲苯酸：有很强的抗纤维蛋白溶解作用，其作用与 6-氨基乙酸相同。

用法：0.1～0.3g 加入 5% 葡萄糖液或 0.9% 氯化钠注射液 10～20mL 稀释后缓慢注射，一日最大用量 0.6g。

5）血凝酶（蛇凝血素酶，巴曲酶）：具有类凝血酶样作用及类凝血激酶样作用。其凝血酶样作用能促进出血部位（血管破损部位）的血小板聚集，能促进纤维蛋白原降解生成纤维蛋白，促进在出血部位的血栓形成和止血。其类凝血激酶样作用可加速凝血酶的生成，促进凝血过程。

用法：急性出血时，可静脉注射，一次 2KU，5～10min 起效，每日总量不超过 8KU，一般用药不超过 3d。

6）卡络磺钠：能降低毛细血管通透性，促进受损毛细血管端回缩血管而止血，增加毛细血管对损伤的抵抗力，常用于毛细血管通透性增加而产生的多种出血。

用法：肌内注射，每次 20mg，每日 2 次；静脉滴注：每次 60～80mg。

7）云南白药：对肺结核小量咯血有一定作用。

用法：0.2～0.3g 口服，一次不宜超过 0.5g，每隔 4h 服 1 次，孕妇忌服。

（2）收缩血管药物：主要是垂体后叶素，其内含催产素及加压素，后者能直接收缩小动脉及毛细血管，尤其对内脏血管，可降低肺循环压力，有利于血管破裂处血栓形成而止血。一般以 6～12U 垂体后叶素，加 25% 葡萄糖液 20～40mL，静脉注射。因半衰期短需持续滴注维持止血效果，2～6h 后可重复静脉注射，或继以 12U 加入葡萄糖液 250～500mL 中静脉滴注。由于垂体后叶素收缩冠状动脉、子宫及肠管平滑肌，因此对高血压、冠心病、心力衰竭、动脉硬化、肺心病、肠结核及孕妇均应禁用，注意注射过快患者可有恶心、面色苍白、心悸出汗、腹痛、便意等不良反应。

（3）扩血管药物

1）酚妥拉明：为 α- 受体阻滞剂，通过直接扩张血管，使肺血管阻力降低，而达到减轻出血的目的。

2）硝酸甘油：松弛血管平滑肌，扩张外周静脉，使回心血量减少，肺循环血量减少而达到止血目的。有报道硝酸甘油和垂体后叶素联合应用总有效率 93.3%。可用 5 ～ 10mg 加入 5% ～ 10% 葡萄糖液 250 ～ 500mL 中静脉滴注，滴速 20 ～ 30 滴 /min，每日 1 次，连用 3d。

3）M 受体阻滞剂：阻滞神经节后末梢释放乙酰胆碱，解除平滑肌痉挛，使腹腔脏器贮血量增加，并使四肢血管偏于扩张，从而使淤积在肺部的血液流至四肢及其他部位，因此降低肺血管压力达到止血目的。阿托品 1mg 或山莨菪碱（654-2）10mg 肌内注射、皮下注射，6 ～ 8h 一次。

4）普鲁卡因：能抑制血管运动神经中枢，兴奋迷走神经，扩张外周血管，减少肺循环血量和降低肺循环的压力而达到止血效果。普鲁卡因（皮试阴性）160mg 加入 10% 葡萄糖 250mL 中，以 20 ～ 40 滴 /min 静脉滴注维持。

（4）糖皮质激素治疗：肾上腺糖皮质激素能抑制炎症反应、稳定细胞膜、降低体内肝素水平。如经上述治疗效果不佳时，可选泼尼松 30mg/d，或静脉注射氢化可的松 100 ～ 300mg/d，见效后酌情减量，注意使用时间不宜超过 2 周。

（三）支气管动脉栓塞治疗

咯血大部分来自体循环，主要是支气管动脉。对咯血的部位进行支气管动脉造影和支气管动脉栓塞术（BAE），已在国内外广泛应用。栓塞支气管动脉，已成为临床采用的控制咯血的有效方法。支气管动脉栓塞大咯血的止血成功率已提高到 91.4%，显著降低大咯血患者的死亡率。支气管动脉栓塞的适应证很广，几乎可用于一切内科控制困难的大咯血。除对造影剂过敏和在造影中见到脊髓动脉显像，要慎重对待，选择非离子型造影剂，几乎没有其他绝对禁忌证。BAE 优点突出，并发症少，可急诊施行，相对安全可靠。特别是对那些内科止血无效而又不能施行外科手术的患者来说，常常是唯一可行的止血措施。对胸部 X 线片和 CT，纤维支气管镜检查均为阴性或没有发现出血来源的隐源性咯血的患者，由于支气管动脉栓塞术后可立即行支气管动脉造影，集诊断和治疗一次完成，所以对这部分患者尤为适用。

BAE 治疗的适应证、禁忌证及术前准备包括以下内容。

（1）适应证：①急性大咯血，危及生命而不具备手术条件或拒绝手术者；②反复大咯血，内科治疗无效者；③手术治疗后复发者。

（2）禁忌证：①插管禁忌或造影剂过敏者；②严重心功能、肺功能、肝功能、肾功能不全者。

（3）术前准备：所有患者术前均行血常规、血型、交叉配血试验、生化、凝血功能、心电图、胸部 CT 等检查。

（四）大咯血的外科治疗

外科手术一般仅在支气管动脉栓塞术治疗不能进行或可能无效时才考虑进行。对于呼吸功能储备不足、两肺广泛弥漫性病变、凝血功能障碍、全身情况差不能耐受手术者，不适合外科手术治疗。尽管手术是唯一永久治疗咯血的方法，但外科手术的术后并发症和死亡率仍较高。因此，多学科综合治疗才是大咯血治疗的发展方向。

第二节　自发性气胸

自发性气胸（spontaneous pneumothorax，SP）是因肺部疾病使患者肺组织脏层胸膜破裂，或靠近肺表面的微小泡和肺大疱自行破裂，肺和支气管内空气进入胸膜腔所致。可分成原发性和继发性，前者发生在无基础肺疾病的健康人，后者常发生在有基础肺部疾病的患者。自发性气胸是常见的内科急症，成年男性的年发病率为 18/10 万～28/10 万人，女性为 1.2/10 万～5/10 万人。患者发生气胸后，胸膜腔内负压可变成正压，致使肺脏压缩，静脉回心血流受阻，产生不同程度的心、肺功能障碍。

一、病因和发病机制

气胸的发病原因通常可分为 3 种情况：胸壁受损，气体进入胸膜腔；脏胸膜受损；胸膜腔感染产气菌。在临床上多分为下列类型。

（一）创伤性气胸

是指由胸部创伤引起的气胸。医源损伤引起的气胸也属于该型。

（二）自发性气胸

是指自行发生、无胸部创伤史者所发生的气胸。又可分为原发性（特发性）自发性气胸和继发性自发性气胸。

1. **原发性自发性气胸**　指常规胸部 X 线检查没有发现肺部明显病变的健康者所发生的气胸。可能由于先天性肺组织发育不全、胸膜下存在着的肺小泡或肺大疱破裂后引起，病变常位于肺尖部；多见于 20～40 岁的青壮年，男性多于女性；吸烟可增加该型气胸发生的风险。

2. 继发性自发性气胸 由于患者原有的肺部病变，形成胸膜下的肺大疱破裂，或者是由于病变本身直接损伤胸膜所致。以继发于慢性阻塞性肺疾病（chronic obstructive pulmonary disease，COPD）和肺结核最为常见，其他可见于肺癌、肺脓肿、肺尘埃沉着病等疾病。有时胸膜上具有异位子宫内膜，在月经期可以破裂而发生气胸（月经性气胸）。航空、潜水作业而无适当防护措施时，从高压环境突然进入低压环境，以及持续正压人工呼吸加压过高等，均可发生气胸。

二、临床类型

根据脏层胸膜破裂情况不同及其发生后对胸腔内压力的影响，自发性气胸通常分为以下 3 种类型。

（一）闭合性（单纯性）气胸

胸膜裂口较小，随着肺萎缩和浆液性渗出而闭合，不再有空气进入胸膜腔。胸膜腔内压接近或略超过大气压，抽气后胸膜腔内压下降。

（二）交通性（开放性）气胸

破裂口较大或因两层胸膜间有粘连或牵拉，使破口持续开放，气体随呼吸自由进出胸膜腔。胸内压在 $0cmH_2O$ 上下波动，抽气后胸膜腔内压无改变。

（三）张力性（高压性）气胸

破裂口呈单向活瓣或活塞作用，吸气时胸廓扩大，胸膜腔内压变小，空气进入胸膜腔；呼气时胸膜腔内压升高，压迫活瓣使之关闭，气体不能排出，导致胸膜腔内空气越积越多，胸膜腔内压持续升高，使肺受压迫，纵隔向健侧移位，影响心脏血液回流。胸膜腔内压测定常超过 $10cmH_2O$，甚至高达 $20cmH_2O$，抽气后胸膜腔内压可下降，但又迅速复升，对呼吸循环系统的影响最大，必须紧急抢救处理。

三、临床表现

（一）诱因

患者常有抬举重物等用力动作，咳嗽、打喷嚏、屏气或高喊大笑、剧烈运动等诱发胸腔、腹腔压力增加的因素，但也有在睡眠中发生气胸者。

（二）症状

大多数起病急骤，典型症状为突发针刺样或刀割样胸痛，继而胸闷或呼吸困难，可伴有刺激性干咳，系气体刺激胸膜所致。也有患者发病缓慢，甚至无自觉症状。许多患者（尤其是原发性气胸）在症状出现前几天即已存在气胸，且这段时间越长，越容易发生复张性肺水肿。部分患者发病前可能有持重物、屏气、剧烈活动等诱因，但大多数患者在正常活动或安静休息时发生。症状的轻重与有无肺部基础疾病及功能状态、气胸发生的速度、胸膜腔内积气量及其压力大小 3 个因素有关。一般来讲，继发性气胸患者的症状要比原发性气胸患者严重。

（三）体征

取决于积气量的多少和是否伴有胸腔积液。少量气胸无明显体征，大量气胸时气管向健侧移位，患侧胸部隆起，呼吸运动与触觉语颤减弱，叩诊过清音或鼓音，心或肝脏浊音界缩小或消失，听诊呼吸音减弱或消失。左侧少量气胸或纵隔气肿时，可在左心缘处听到与心跳一致的气泡破裂音，称急性间质性肺炎（阿曼 - 里奇综合征）。液气胸时，胸内有振水声。血气胸如失血量过多，可出现血压下降，甚至发生失血性休克。当患者出现发绀、大汗、严重气促、心动过速和低血压时应考虑张力性气胸的存在。

四、辅助检查

（一）影像学检查

胸部 X 线为最可靠的诊断方法，可判断气胸程度、肺被压缩情况、有无纵隔气肿、胸腔积液等并发症。典型 X 线表现为外凸弧形的细线条形阴影，称为气胸线，线外透亮度增高，无肺纹理，线内为压缩的肺组织。

气胸容量的大小可依据胸部 X 线判断。一般采用从侧胸壁与肺边缘的距离估算：侧胸壁至肺边缘的距离为 1cm 时，约占单侧胸腔容量的 25%；2cm 时约 50%。从侧胸壁至肺边缘的距离 ≥ 2cm 为大量气胸， < 2cm 为小量气胸；如从肺尖气胸线至胸腔顶部估计气胸的大小，距离 ≥ 3cm 为大量气胸， < 3cm 为小量气胸。

CT 表现为胸膜腔内出现极低密度的气体影，伴有肺组织不同程度的萎缩改变。CT 对于小量气胸、局限性气胸以及肺大疱与气胸的鉴别，比胸部 X 线更敏感和准确。

（二）胸膜腔内压测定

有助于气胸分型和治疗。

（三）血气分析

多数气胸患者的动脉血气分析异常，超过 75% 的患者 PaO_2 低于 80mmHg，16% 的继发性气胸患者 $PaO_2 < 55mmHg$、$PaCO_2 > 50mmHg$。

（四）胸腔镜检查

可明确胸膜破裂口的部位以及基础病变，同时可进行治疗。

五、诊断

根据患者的临床症状、体征及影像学表现，气胸的诊断临床通常并不困难。X 线或胸部 CT 显示气胸线是确诊依据。可通过测定患者胸膜腔内压来明确气胸类型的诊断，如闭合性、交通性、张力性等。若患者病情十分危重无法搬动做 X 线检查时，应当机立断在患侧胸腔体征最明显处试验穿刺，如抽出气体，即可证实气胸的诊断。

六、鉴别诊断

自发性气胸尤其是老年人和原有心、肺慢性疾病者，临床表现酷似其他心肺急症，临床必须认真鉴别。

（一）肺大疱

患者通常起病缓慢，呼吸困难并不严重，而气胸多突然发生。影像学上，肺大疱气腔呈圆形或卵圆形，位于肺野内，疱内仍有细小条状纹理；而气胸为条带状影，位于肺野外胸腔内。经较长时间观察，肺大疱大小很少发生变化，而气胸形态则日渐变化，最后消失。肺大疱内压力与大气压相仿，抽气后，大疱容积无明显改变。如误对肺大疱抽气，甚易引起气胸，临床须仔细鉴别。

（二）慢性阻塞性肺疾病和支气管哮喘

COPD 患者的呼吸困难多表现为长期缓慢进行性加重，哮喘患者常有反复阵发性喘息发作史。当 COPD 和哮喘患者突发严重呼吸困难且有胸痛时，应考虑并发气胸的可能，胸部 X 线片检查有助鉴别。

（三）急性心肌梗死

患者有突发胸痛、胸闷，甚至呼吸困难等症状，与气胸症状类似，但患者常有冠心病、糖尿病、高血压病史，无气胸体征，心电图、胸部 X 线片、血清酶学检查有助于鉴别。

（四）肺血栓栓塞症

大面积肺栓塞可突发起病，出现呼吸困难和胸痛，与气胸症状类似，但患者常有下肢静脉血栓、骨折、心房颤动等产生栓子的基础疾病，无气胸体征，胸部 X 线片可鉴别。

（五）其他

消化性溃疡穿孔、胸膜炎、肺癌等亦可有急起的胸痛、上腹痛及气促等，临床上亦应注意与自发性气胸鉴别。

七、治疗

气胸的治疗目的是促进患侧肺复张、消除病因及减少复发。基本治疗措施有保守治疗、排气疗法、防止复发措施、手术疗法及防治并发症等。应根据气胸的类型与病因、发生频次、肺压缩程度、病情状态及有无并发症等适当选择。对于首次发生的原发性自发性气胸，治疗方法是由症状而不是气胸量大小决定的。

（一）保守治疗

对于稳定型小量气胸，首次发生的无明显症状的闭合性气胸，患者可采用保守治疗，包括休息、保持大便通畅、酌情使用镇咳药和严密的临床观察。对住院治疗的患者均应给予高流量吸氧，具体方法为鼻导管或鼻面罩吸氧，氧流量为 19L/min，每日 2 次，每次 20min。如患者年龄偏大，并有肺基础疾病如 COPD，其胸膜破裂口愈合慢，呼吸困难等症状严重，即使气胸量较小，原则上亦不主张保守治疗。

（二）排气疗法

1. **胸腔穿刺抽气**　适用于小量气胸（20% 以下），呼吸困难较轻，心肺功能尚好的闭合性气胸患者。通常选择患侧胸部锁骨中线第 2 肋间为穿刺点，局限性气胸患者则要选择相应穿刺部位。每次抽气不宜超过 1 000mL，每日或隔日抽气 1 次。张力性气胸因患者病情危急，应迅速解除胸腔内正压以避免发生严重并发症，如无条件紧急插管引流，紧急时亦须立即胸腔穿刺排气；如无抽气设备时，为抢救患者生命，可用粗针头迅速刺入胸膜腔以达到暂时减压的目的。

2. **胸腔闭式引流**　适用于不稳定型气胸，呼吸困难明显、肺压缩程度较重、交通性或张力性气胸、反复发生气胸的患者。插管部位一般多取锁骨中线外侧第 2 肋间或腋前线第 4～5 肋间，如为局限性气胸或需引流胸腔积液，则应根据胸部 X 线片定位选择适当部位插管。目前多采用带有针芯的硅胶管经切口直接插入胸腔，大多数患者适用于 16～22F 导管，如有支气管胸膜瘘或机械通气患者，应选择 24～28F 的大导管。导管固定后，另一端可连接 Heimlich 单向活瓣，或置于水封瓶的水面下 1～2cm，使胸膜腔内压力保持在 $-2～-1cmH_2O$，插管成功则导管持续逸出气泡。对于肺压缩严重，时间较长的患者，插管后应夹住引流管分次引流，以避免胸膜腔内压力骤降产生肺复张性肺水肿。闭式负压吸引宜连续，如经 12h 后患者肺仍未复张，应查找原因。如无气泡冒出，表示肺已复张，停止负压吸引，观察 2～3d，经胸部 X 线片证实气胸未再复发后，即可拔除引流管。

胸腔插管后，如过早采用负压引流，尤其是对已发病数天的原发性气胸患者，可能会诱发肺复张性肺水肿。气胸容量过大可能是自发性气胸患者导管引流失败的预测因素。对于大量气胸患者，可以考虑早期手术治疗。

（三）手术治疗

经内科治疗无效的气胸为外科手术适应证，主要适应于长期气胸、血气胸、双侧气胸、复发性气胸、张力性气胸引流失败者、胸膜增厚致肺膨胀不全或多发性肺大疱者。

1. **开胸手术**　一般而言，开胸手术采用单侧肺通气，在患者外侧胸廓切开进行脏胸膜切除术、肺切除术、肺大疱结扎或胸膜剥脱术。若患者肺内原有明显病变，可考虑将肺叶或肺段切除，手术治疗远期效果最好，复发率最低。

2. **电视胸腔镜外科手术**（video assisted thoracic surgery，VATS）　目前临床上较常采用，可行肺大疱结扎、肺段或肺叶切除，具有微创、安全、不易复发等优点，单就并发症、住院时间而言，比开胸手术有明显优势。研究表明，VATS 可能更适合年轻复杂性或复发性原发性气胸患者，而对继发性气胸患者，VATS 可以作为由于肺功能太差不能耐受开胸手术患者的备选方案。

（四）并发症及其处理

1. **脓气胸**　由金黄色葡萄球菌、肺炎克雷伯菌、铜绿假单胞菌、结核分枝杆菌及多种厌氧菌引起的坏死性肺炎、肺脓肿及干酪样肺炎患者可并发脓气胸，也可因胸腔穿刺或肋间插管引流医源性感染所致。临床上应排脓和排气，并积极使用有效的抗生素，必要时可根据具体情况考虑手术治疗。

2. **血气胸**　常与患者胸膜粘连带内血管断裂有关，肺复张后出血多能自行停止。如出血不止，抽气、排液、输血等处理无效，应考虑行开胸结扎出血血管。

3. **纵隔气肿与皮下气肿**　由于肺泡破裂逸出的气体进入肺间质，患者形成间质性肺气肿。肺间质内的气体沿着血管鞘进入纵隔，甚至进入胸部或腹部皮下组织，形成皮下气肿。张力性气胸抽气或闭式引流后，患者亦可表现为沿针孔或切口出现胸壁皮下气肿，或全身皮下气肿及纵隔气肿。气体积聚在纵隔间隙可压迫纵隔大血管，患者出现胸骨后疼痛、气急、发绀、血压下降、心浊音界缩小或消失、心音遥远，心尖部可听到清晰的与心跳同步的"咔嗒声"（阿曼 - 里奇综合征）。胸部 X 线片可见患者皮下和纵隔旁透明带。

皮下气肿及纵隔气肿随胸腔内气体排出减压可自行吸收。若纵隔气肿张力过高影响呼吸及循环，可行胸骨上窝切开排气。

第三节　呼吸衰竭

呼吸衰竭（respiratory failure）是多种不同的基础疾病最终导致患者严重的肺通气和 / 或换气功能障碍，以致在静息状态下患者不能维持足够的气体交换，导致低氧血症伴（或不伴）高碳酸血症，从而引起的一系列病理生理改变和相应的临床表现的综合征。呼吸衰竭的诊断有赖于动脉血气分析，当动脉血氧分压（PaO_2）< 60mmHg，伴或不伴有二氧化碳分压（$PaCO_2$）> 50mmHg，呼吸衰竭诊断成立。根据 PaO_2 是否升高，可将呼吸衰竭分为低氧血症型（Ⅰ型）和高碳酸血症型（Ⅱ型）；根据主要发病机制不同，分为通气性和换气性；根据病变部位的不同，分为中枢性和外周性；根据发病的缓急，分为慢性和急性呼吸衰竭。

一、病因

（一）气道阻塞性病变

从声门、气管、主支气管以至各级支气管和小气道任何一个部位的严重阻塞，都可引起呼吸衰竭。喉结核、气管、支气管结核导致气道狭窄、阻塞，气道瘢痕产生，大咯血窒息、严重肺结核患者痰阻窒息，肺通气不足，或伴有通气 / 血流比例失调，均可导致低氧和 CO_2 潴留，从而患者发生呼吸衰竭。

（二）肺组织病变

累及肺泡的病变，导致参与气体交换的面积减少；累及肺间质的病变，导致气体通过呼吸膜的效能下降；部分疾病可同时影响到有效的气体交换面积和交换效能。同时继发的改变，如通气 / 血流比例失调、肺顺应性减低等，进一步影响患者呼吸功能，导致患者缺氧或合并 CO_2 潴留。如血行播散性肺结核、干酪性肺炎，严重的浸润性肺结核、慢性纤维空洞型肺结核、毁损肺、肺结核术后均可导致有效呼吸的肺泡面积减少，肺顺应性下降，肺换气功能障碍，导致低氧血症，造成呼吸衰竭。

（三）肺血管病变

肺血管的病变可以直接影响患者通气 / 血流比例失调。多数肺血管病变同时伴有肺实质（肺泡）的渗出和呼吸膜（肺间质）的病变，参与呼吸衰竭的发病过程。常见的疾病有肺动脉栓塞、肺血管炎等。

（四）胸廓和胸膜病变

胸廓和胸膜的病变，影响到胸膜腔压力的变化以及胸廓容积的变化，最终影响患者肺的通气量，可以导致呼吸衰竭。如结核性胸膜炎大量胸腔积液、结核性脓胸胸膜增厚粘连、肺结核导致的气胸，都可导致限制性呼吸功能障碍，肺通气量减少而导致呼吸衰竭。

（五）神经肌肉病变

呼吸中枢病变、传出神经病变、神经肌肉接头的病变，最终导致患者无法产生足够的呼吸驱动力，尤其是不能产生足够的吸气相胸膜腔负压，引起肺通气不足，可以导致呼吸衰竭。如结核性脑膜脑炎导致患者昏迷，呼吸节律改变、痰阻窒息导致的肺通气功能下降、胸椎结核、严重结核病营养不良、水电解质紊乱而使呼吸肌无力导致呼吸功能障碍。

二、发病机制

患者无论何种病因，最终通过下列 5 个共同途径导致高碳酸血症和低氧血症：肺通气量不足、气体弥散（交换）障碍、肺泡通气 / 血流比例失调、肺内动 - 静脉解剖分流增加和氧耗量增加。以肺通气量不足、气体弥散功能障碍和通气 / 血流比例失调三种机制最为常见。

（一）肺通气量不足

正常静息状态下有效通气量约为 4L/min，才能维持正常的肺泡氧分压（P_AO_2）和肺泡二氧化碳分压（P_ACO_2）。肺泡通气量（V_A）下降引起 P_AO_2 下降和 P_ACO_2 上升，两者有伴随的关系。此种类型的低氧血症容易通过吸氧（提高 PaO_2）而纠正。当结核病患者呼吸中枢抑制、呼吸肌无力、胸廓畸形、胸膜病变致胸廓顺应性降低，可引起限制性通气障碍；而气道的狭窄、阻塞可导致阻塞性通气不足。

（二）肺弥散功能障碍

气体的弥散速度取决于肺泡膜两侧气体分压差、气体弥散系数、肺泡膜的弥散面积、厚度和通透性、通气 / 血流比例以及接触时间等。严重的肺结核或肺切除术引起的肺水肿、实变、不张可导致患者肺泡膜面积减少、肺泡膜异常增厚、肺弥散功能障碍。一般弥散功能障碍多引起 PaO_2 下降，不会使 PaO_2 增高，因为 CO_2 在水中的溶解度比 O_2 大，故弥散速度快，能较快地弥散入肺泡使血中 CO_2 分压与肺泡 CO_2 取得平衡，只要肺泡通气量正常，则可保持 $PaCO_2$ 正常。

（三）通气 / 血流比例失调

血液流经肺泡毛细血管时，相应的肺泡通气量与血流量需要有合适的比例，才能保证正常的 O_2 吸收和 CO_2 排出。正常成人静息状态下，通气 / 血流比值的平均值约为 0.8，该比值在肺部不同的区域也存在差异。疾病过程可以使部分肺组织的通气 / 血流比值明显失调。如肺结核导致的肺水肿、气肿、肺纤维化、损毁等可导致肺泡通气的严重不均，病变重的部位肺泡通气减少，但血流未减少，流经肺泡的血液未经充分氧合而入肺静脉，类似动 - 静脉短路，故称功能性分流，又称静脉血掺杂，从而影响换气功能。另外，肺动脉栓塞、弥散性血管内凝血（disseminated inravascular coagulation，DIC）、肺动脉炎、肺动脉收缩等可使部分肺泡血流减少，患处肺泡血流少而通气多，肺泡通气不能充分利用，称为死腔样通气。死腔样通气增多，也会引起呼吸衰竭。

氧耗量的增加也是加重缺氧的原因。重症肺结核患者高热、寒战、呼吸急促、结核性脑膜脑炎患者抽搐都可增加呼吸功，氧耗量增加，肺泡氧分压下降，若伴有严重的肺通气功能障碍，肺内动 - 静脉解剖分流增加，则会出现严重的低氧血症。

三、呼吸衰竭对机体的影响

（一）对中枢神经系统的影响

脑组织重量仅占全身重量的 2%，而其耗氧量约占全身耗氧量的 $1/5 \sim 1/4$。中枢皮质神经元细胞对缺氧最为敏感，缺氧的程度和发生的急缓可对中枢神经产生显著不同的影响。如突然中断供应氧气改为纯氮，20s 可出现深昏迷和全身抽搐；逐渐降低吸氧的浓度，症状可出现缓慢。轻度缺氧便可引起注意力不集中、智力减退、定向障碍。随着缺氧的加重，可致患者烦躁不安、神志恍惚、谵妄，乃至昏迷。缺氧和 CO_2 潴留均会使患者脑血管扩张，血流阻力减小，血流量增加以代偿之。呼吸衰竭晚期患者因大量 CO_2 通过血流屏障进入脑脊液，使 H^+ 浓度增加，导致脑组织酸中毒，发生脑水肿。颅内压增高与缺氧等综合因素，可导致患者以中枢神经系统功能紊乱为主要表现的综合征，称为肺性脑病。

（二）对循环系统的影响

一定程度的 PaO_2 降低和 $PaCO_2$ 升高，可以反射性引起患者心跳加快、心肌收缩力增强，使心排血量增加；缺氧和 CO_2 潴留时，交感神经兴奋，皮肤和腹腔脏器血管收缩，冠状动脉扩张，血流量增加，保证患者心脏的供血供氧。严重的低氧血症和 CO_2 潴留可直接抑制患者心血管中枢，造成心脏活动受抑制，冠状动脉扩张、血压下降、心律失常。急性缺氧可导致患者心室颤动或心搏骤停。长期慢性缺氧和 CO_2 潴留可导致患者肺动脉高压、心肌纤维化、心肌硬化。在呼吸衰竭的发病过程中，缺氧、肺动脉高压、心肌受损等多种病理变化导致肺源性心脏病。

（三）对呼吸系统的影响

缺氧主要通过颈动脉窦和主动脉体化学感受器的反射作用增强患者呼吸运动，肺通气量加大。$PaO_2 < 60mmHg$ 时，患者此反应才明显，但 $PaO_2 < 30mmHg$ 时，缺氧对患者呼吸系统的兴奋作用减弱，抑制作用增强。$PaCO_2$ 升高主要作用于中枢化学感受器，使呼吸中枢兴奋，呼吸加深加快。但当 $PaCO_2 > 80mmHg$ 时，患者呼吸中枢受抑制。此时患者的呼吸运动主要靠 PaO_2 降低对外周化学感受器的刺激作用得以维持。因此，对这种患者进行氧疗时，如果吸入高浓度氧，由于解除了低氧对呼吸的刺激作用，可致呼吸抑制，应予避免。

（四）对肾功能的影响

低氧和高碳酸血症反射性通过患者交感神经使肾血管收缩，肾血流量减少，肾功能受损，严重时可出现肾功能衰竭，多为功能性肾功能损害，而无肾结构变化，故当呼吸功能好转后，患者肾功能多可恢复。

（五）对酸碱平衡和电解质的影响

严重缺氧可抑制患者细胞能量代谢的中间过程，如三羧酸循环、氧化磷酸化作用和有关酶的活动。这不但导致患者能量产生减少，还因产生乳酸和无机磷引起代谢性酸中毒。由于患者能量不足，体内离子转运的钠泵功能障碍，使细胞内 K^+ 转移至血液，而钠离子 Na^+ 和 H^+ 进入细胞内，造成患者细胞内酸中毒和高钾血症。代谢性酸中毒产生的固定酸与缓冲系统中碳酸氢盐起作用，产生碳酸，使患者组织 CO_2 分压增高。pH 值取决于 HCO_3^- 与 H_2CO_3 的比值，前者靠肾脏调节（1~3d），而后者靠呼吸调节（数小时）。健康人每天由肺排出碳酸多达 1.5 万毫摩尔之多，故急性呼吸衰竭时患者 CO_2 潴留对血液酸碱度的影响十分迅速，其与代谢性酸中毒同时存在时，因严重酸中毒引起患者血压下降，心律失常，乃至心脏停搏。而慢性呼吸衰竭因 CO_2 潴留发展缓慢，肾减少 HCO_3^- 排出，不致使血液酸碱度明显降低。

（六）对消化系统的影响

缺氧和 CO_2 潴留还常造成患者消化系统功能障碍。严重缺氧可使患者胃壁血管收缩，降低胃黏膜的屏障作用，CO_2 潴留可增强胃壁细胞碳酸酐酶活性，使胃酸分泌增加，加之有些患者合并弥散性血管内凝血、休克等，故呼吸衰竭患者可以出现胃肠黏膜糜烂、坏死、出血与溃疡形成。缺氧还可以直接或间接造成患者肝细胞损害，转氨酶升高，随着呼吸衰竭的纠正，肝功能也可以恢复正常。

四、临床表现

（一）呼吸困难

是患者最早出现的症状。多数患者早期表现为呼吸加深加快，随着呼吸困难进一步地加重，患者可出现三凹征，若 $PaCO_2$ 显著升高，患者可由深快呼吸转为浅慢呼吸或潮式呼吸，中枢性呼吸衰竭患者主要表现为呼吸节律的变化。

（二）精神神经症状

急性缺氧患者可出现精神错乱、躁狂、昏迷、抽搐等症状。慢性呼吸衰竭患者伴 CO_2 升高时可表现为先兴奋后抑制现象。患者兴奋症状包括失眠、烦躁、躁动、昼夜颠倒。后期随着 $PaCO_2$ 的升高，患者可出现神志淡漠、肌肉震颤或扑翼样震颤、间歇抽搐、昏睡、昏迷等。故肺性脑病早期，患者兴奋时，不宜应用镇静药物，以免 $PaCO_2$ 升高，加重肺性脑病。

（三）循环系统表现

呼吸衰竭时，多数患者有心动过速，严重低氧血症可以引起心肌损害，周围循环衰竭、血压下降，心律失常，甚至心搏骤停。CO_2 潴留时，患者外周体表静脉充盈、皮肤充血、多汗，血压升高因脑血管扩张而引起搏动性头痛。

（四）其他表现

呼吸衰竭时，还可造成患者肝、肾功能的损害，表现为转氨酶升高，血肌酐、尿素氮异常，尿液中出现蛋白尿、管型尿。严重低氧血症还可引起患者消化道黏膜糜烂、溃疡，导致消化道出血，部分患者还可出现腹胀。

五、治疗

呼吸衰竭总的治疗原则是保持呼吸道通畅、积极治疗原发病、氧疗、呼吸支持、防治并发症、器官功能维护、监护与生命支持治疗。

（一）保持呼吸道通畅

保持呼吸道通畅是治疗呼吸衰竭最基本、最重要的措施。也是其他呼吸支持技术有效实施的前提。对于肺结核合并咯血的患者，应鼓励患者将血咯出，咳痰无力的患者应协助患者排痰、给予雾化稀释痰液，以免血、痰阻塞气道，引起患者肺不张，减少通气量及换气面积，加重呼吸衰竭。对于呼吸衰竭导致肺性脑病的患者，应考虑气管插管，必要时行气管切开以确保患者呼吸道通畅。

（二）氧疗

通过吸氧来缓解低氧血症的方法即氧疗，通常作为首先采用的救治措施。低氧血症的患者，氧疗的目标是要使患者的 PaO_2 达到 60mmHg 或血氧饱和度（SO_2）达到 90% 以上，可采用鼻导管和面罩吸氧，而对于合并 CO_2 潴留的患者，应采用低流量吸氧，以免患者氧浓度过高，解除了低氧对呼吸的刺激作用，反而加重呼吸衰竭。

（三）原发病的治疗

引起患者呼吸衰竭的原因多种多样，在解决呼吸衰竭本身造成危害的前提下，针对不同病因采取适当的治疗措施十分重要，也是治疗呼吸衰竭的根本所在。氧疗和呼吸支持等措施只是起到生命支持的作用，以及为基础疾病的治疗提供合适的条件与争取时间。如当结核病合并呼吸衰竭时往往是肺结核患者合并严重的其他细菌、真菌感染，合并休克等原因，在积极治疗肺结核的同时，要控制其他细菌感染，控制真菌感染，纠正休克，这是关乎呼吸衰竭是否可以纠正的关键。

（四）呼吸兴奋剂的使用

呼吸兴奋剂的使用原则：必须保持呼吸道通畅，否则会诱发呼吸肌疲劳，进而加重患者 CO_2 潴留；患者的脑缺氧、水肿等症状未纠正而出现频繁抽搐时也应慎用；患者的呼吸肌功能基本正常，不可突然停药。主要适用以中枢抑制为主、通气量不足引起的呼吸衰竭，对以肺结核合并肺部感染、肺水肿，肺纤维化等病变引起的肺换气功能障碍为主所导致的呼吸衰竭患者，不宜使用。常用的药物有尼可刹米和洛贝林，大剂量长期应用呼吸兴奋剂，可导致患者呼吸肌做功增加，呼吸肌疲劳，肺通气量下降，反而加重呼吸衰竭。

（五）机械通气

当患者出现严重的通气和/或换气功能障碍时，机械通气是重要和有效改善肺通气和换气治疗。机械通气是临床上利用机械辅助通气的方式，达到维持、改善和纠正患者因诸多原因所致的急/慢性重症呼吸衰竭的一种治疗措施。机械通气的作用就是代替控制或改变人的正常生理呼吸，增加肺通气量，改善肺气体交换功能，维持有效的气体交换，纠正低氧血症及急性呼吸性酸中毒，减轻呼吸功消耗，节约心脏储备能力。机械通气一般没有绝对的禁忌证，只有相对禁忌证，包括肺大泡、张力性气胸或纵隔气肿未经引流者、大咯血或严重误吸引起窒息。

当呼吸衰竭患者出现严重低氧血症、CO_2 潴留、肺性脑病、神志不清时，应尽快气管插管，行有创机械通气，在机械通气过程中，应根据患者的临床资料和血气分析调整呼吸机参数，通气过度会造成呼吸性碱中毒；通气不足，原有的呼吸衰竭不能纠正，反而加重；气道压力过高，可致气压伤，如气胸、纵隔气肿和肺间质气肿；长期应用有创机械通气，可造成呼吸机相关性肺炎。

近年来，无创呼吸机在肺结核合并呼吸衰竭患者中的应用越来越多，无创正压通气是指患者通过鼻罩、口鼻面罩或全面罩等无创性方式将患者与呼吸机连接进行正压辅助通气，与有创正压通气的根本区别是不建立人工气道。因为无须插管，无创正压通气较有创通气更易为患者接受，呼吸机相关肺炎等与机械通气有关的严重并发症也随之减少。但无创正压通气要求患者具备以下基本条件：①患者清醒能够合作；②血流动力学稳定；③不需要气管插管保护（无误吸、严重消化道出血、气道分泌物过多且排痰等情况）；④无影响使用鼻（面）罩的面部创伤；⑤能够耐受鼻（面）罩。近年来，对于慢性呼吸衰竭患者，应用家庭无创通气的病例不断增加。

（六）营养支持，纠正水电平衡紊乱

慢性呼吸衰竭患者常有 CO_2 潴留、呼吸性酸中毒和 HCO_3^- 代偿性增加。高碳酸血症时，患者表现为呼吸性酸中毒，代谢性碱中毒时，患者表现为低钾低氯血症，营养不良、电解质紊乱可造成患者呼吸肌无力，加重通气功能障碍。可给予患者进行静脉和/或胃肠营养支持治疗，根据血电解质情况纠正电解质紊乱。如结核病是慢性消耗性疾病，患者常合并严重的营养不良，长期进食不好，导致低钠、低钾血症，需要密切观察和及时纠正。

第四节　慢性肺源性心脏病

肺源性心脏病（cor pulmonale）简称肺心病，是指由支气管-肺组织、胸廓、神经肌肉或肺血管病变致肺血管阻力增加，产生肺动脉高压，继而右心室结构和/或功能改变的一种心脏病。肺血管阻力增加和肺动脉高压是其中的关键环节。肺心病根据起病缓急和病程长短，可分为急性肺心病和慢性肺心病两类；慢性肺心病根据临床表现分为缓解期和急性加重期。在我国 80% ~ 90% 的慢性肺心病继发于慢性阻塞性肺疾病。

一、病因

（一）支气管、肺疾病

慢性阻塞性肺疾病（COPD）是我国肺源性心脏病最主要的原因，其次是支气管哮喘、支气管扩张症、肺结核、弥漫性间质性肺疾病、放射性肺炎和过敏性肺泡炎等。

（二）肺血管疾病

原发于肺血管的疾病，包括特发性肺动脉高压、慢性血栓栓塞性肺动脉高压、肺动脉炎等均可引起肺血管阻力增加、肺动脉压力升高和右心负荷加重，最终可发展成慢性肺源性心脏病。

（三）胸廓疾病

先天性胸廓、脊柱畸形、严重的胸膜肥厚、脊柱结核、类风湿性关节炎、神经肌肉疾病均造成胸廓或脊椎畸形，可引起胸廓活动受限、肺受压、支气管扭曲或变形，肺泡通气不足，导致肺功能受损，继发肺动脉压力升高，产生肺心病。

（四）其他

喉气管狭窄、先天性口咽畸形、原发性肺泡通气不足、睡眠呼吸暂停低通气综合征等通气驱动失常的疾病，以及重症肌无力、多发性神经病等神经肌肉病变，由于各种原因引起呼吸活动减弱，肺泡通气不足，长期慢性缺氧，导致肺血管收缩，促使形成肺动脉高压，可发展成慢性肺源性心脏病。

二、发病机制

（一）肺动脉高压的形成

肺动脉高压是由肺血管阻力增加所引起。导致肺血管阻力增加的因素较多，但最根本的原因是肺泡内长期慢性低氧。慢性肺部疾病导致长期低氧，进而引起肺血管床结构改变，即肺血管重构。肺血管的重构可以导致肺血管阻力升高，进而肺动脉压力增高。还有一个解剖因素，如肺气肿、纤维化、肺血管床减少、肺动脉和肺的毛细血管受压也是肺动脉高压的重要原因。另外其他功能性的因素，如高碳酸血症和红细胞增多症所致血液黏度增加等，也可导致肺血管阻力增加，促进肺动脉高压的形成。

（二）心功能改变

肺循环阻力增加导致肺动脉高压，右心发挥其代偿功能，以克服升高的肺动脉阻力而发生右心室肥厚。随着病情的进展，肺动脉压力持续增高，超过右心室的代偿能力，右心室失代偿，促使右心室扩大和右侧心力衰竭。慢性肺心病除右心改变外导致右心室、右心房均增大肥厚外，严重的右心结构和/或功能异常可导致左心室受压，同时由于缺氧、高碳酸血症、酸中毒等因素，影响左心功能并导致其功能受损。

（三）其他重要脏器的损害

长期慢性缺氧和高碳酸血症可导致脑、肝、肾、胃肠及内分泌系统、血液系统等发生病理改变，引起多脏器功能损害。

三、临床表现

慢性肺心病按肺、心功能分为代偿期和失代偿期，除原有肺、胸疾病的症状和体征外，不同期的慢性肺心病临床表现不同。

（一）代偿期

1. **症状** 咳嗽、咳痰和喘息，活动后心悸、气促，乏力、劳动能力下降，不同程度地发绀。少数患者可出现胸痛、咯血。

2. **体征** 不同程度的发绀和肺气肿体征。急性期肺部可闻及干、湿啰音。剑突下心尖冲动明显，右心室扩大，心音遥远，肺动脉瓣第二心音亢进，三尖瓣心音较心尖部明显增强或可闻及收缩期杂音。

（二）失代偿期

1. **呼吸衰竭**

（1）症状：头痛常见，夜间为甚；发绀、呼吸困难明显，患者表现为强迫坐位，呼吸节律、频率和强度异常。中重度呼吸衰竭时，可有不同程度的肺性脑病表现。

（2）体征：患者皮肤潮红、多汗，球结膜充血水肿，早期有血压增高，晚期血压下降甚至休克。

2. **右心力衰竭**

（1）症状：患者有明显的心悸、气促、发绀、腹胀、食欲缺乏、尿少等症状，以及以双下肢水肿为主的全身水肿。

（2）体征：患者有颈静脉怒张，心率增快，严重者可出现心律失常，剑突下闻及收缩期杂音，三尖瓣区舒张期奔马律，肝大有压痛，肝颈静脉回流征阳性，腹水征阳性，双下肢水肿。少数患者可出现急性肺水肿或全心衰竭。

3. **并发症**

（1）酸碱失衡及电解质紊乱：酸碱失衡及电解质紊乱为慢性肺心病最常见的并发症，如患者存在慢性呼吸衰竭，由于低氧血症、CO_2潴留和肾脏代偿机制，可出现代偿/失代偿性呼吸性酸中毒合并代谢性碱中毒，或呼吸性酸中毒合并代谢性酸中毒、代谢性碱中毒。当失代偿性酸中毒时，可能出现高钾、低钠血症，但由于肾代偿以及治疗中利尿剂的使用等原因，患者可能出现低钠、低钾、低氯血症。

（2）肺性脑病：由于呼吸衰竭，低氧血症、CO_2 潴留等可引起患者精神障碍、神经系统症状的一种综合征。

（3）心律失常：慢性肺心病患者多表现为房性期前收缩及阵发性室上性心动过速，其中以紊乱性房性心动过速最具特征性。也可有心房扑动或心房颤动。急性严重心肌缺氧时患者可出现心室颤动，甚至心搏骤停。

（4）消化道出血：由于失代偿期慢性肺心病患者长期胃肠道黏膜充血水肿，胃肠道黏膜屏障功能受损害，缺氧、严重感染时极易诱发胃肠道黏膜糜烂、溃疡和出血，尤其容易导致患者上消化道出血。

（5）其他：患者还可以并发休克、弥散性血管内凝血、肾功能损害等。

四、辅助检查

（一）血液检查

血常规可出现红细胞计数和血红蛋白增高，合并感染时白细胞总数、中性粒细胞增多。血生化、血气分析可出现电解质、酸碱失衡，严重者可出现肝肾功能异常、低氧血症或合并高碳酸血症。

（二）胸部 X 线片检查

除基础肺部疾病的影像表现外，肺动脉高压表现为：①右下肺动脉干扩张，横径 ≥ 15mm；②肺动脉段明显突出；③中心肺动脉扩张和外周血管纤细，形成"残根"征；④右心室增大。⑤圆锥部显著突出。

（三）心电图检查

慢性肺心病心电图可以表现为：①额面平均电轴 ≥ + 90°；② V_1 导联 R/S ≥ 1，V_5 导联 R/S ≤ 1；③顺钟向转位；④ RV_1 + SV_5 ≥ 1.05mV；⑤ aVR 导联 R/S 或 R/Q ≥ 1；⑥ V_1-V_3 呈 QS、Qr 或 qr，V_1-V_3 导联 ST 段压低或 T 波倒置；⑦肺型 P 波。

（四）超声心动图检查

慢性肺源性心脏病的超声心动图检查是肺动脉高压评估的重要方法，超声心动图可以表现为：①右心室流出道内径 ≥ 30mm；②右心室内径 ≥ 20mm；③右心室前壁厚度 ≥ 5mm 或前壁波动幅度增强；④左、右心室内径比值 < 2；⑤右肺动脉内径 ≥ 18mm 或肺动脉干 ≥ 20mm；⑥右心室流出道 / 左心房内径 > 1.4；⑦肺动脉瓣曲线出现肺动脉高压征象者（a 波低平或 < 2mm）。

超声心动图检查是一种无创检查手段，在肺心病的评估中得到了广泛的应用，但其应用价值目前仍有争议。

（五）MRI 检查

MRI 检查可以更好地显示肺动脉管腔以及右心室形态，更准确地评估右心室功能，有望成为进一步评价肺动脉高压的有效手段。

五、鉴别诊断

（一）冠状动脉粥样硬化性心脏病（简称冠心病）

慢性肺心病与冠心病都常见于老年人，临床常以共患病的形式存在，通过冠状动脉造影提示冠状动脉狭窄可有效鉴别此类疾病。

（二）风湿性心脏病

慢性肺心病的三尖瓣关闭不全与风心病的三尖瓣病容易混淆，但依据病史及临床表现，结合 X 线、心电图、血气分析和超声心动图等检查，一般可以作出鉴别。

（三）其他心脏病

原发性心肌病、先天性心脏病和缩窄性心包炎等，一般可通过病史及 X 线、心电图、血气分析和超声心动图检查，不难作出鉴别诊断。

六、治疗

慢性肺心病的治疗主要目的为减轻患者症状、改善生命质量和活动耐力，减少急性加重发作次数，提高患者生存率。肺心病的治疗分为缓解期的治疗与急性加重期的治疗。

（一）缓解期的治疗

以患者基础病的治疗为主，积极改善肺基础疾病，延缓疾病进展为目标。具有明显气流受限的患者，建议联合吸入支气管扩张药治疗为主。同时辅以预防感染、免疫调节、康复锻炼等治疗，对于长期缺氧患者，血氧分压 < 60mmHg 的患者建议长期氧疗或无创呼吸机辅助治疗。

（二）急性加重期的治疗

以控制患者诱发因素，改善呼吸功能，控制心力衰竭，防治并发症为主。
1. **控制感染** 抗生素的使用原则同慢性阻塞性肺疾病急性加重期。

2. **控制呼吸衰竭** 根据患者基础病不同，采取相应措施，通畅呼吸道，改善通气功能。合理氧疗以纠正缺氧。必要时给予无创正压通气或气管插管有创正压通气治疗。

3. **控制心力衰竭**

（1）利尿药：有消除水肿、减少血容量、减轻右心前负荷的作用。临床采用量出为入的原则用药。

（2）正性肌力药：慢性肺心病患者由于慢性缺氧及感染，对洋地黄类药物耐受性较低，且易致中毒。目前已不常规推荐使用。

（3）血管扩张药：对于治疗肺血管病变本身导致的肺动脉高压（即动脉性肺动脉高压）具有较好疗效，某些慢性血栓栓塞性肺动脉高压继发的肺心病也可应用，但对慢性肺部疾病继发的肺动脉高压及肺心病的疗效临床尚不满意。

（三）防治并发症

1. **酸碱失衡及电解质紊乱** 呼吸性酸中毒以通畅气道、纠正缺氧和解除 CO_2 潴留为主。呼吸性酸中毒并代谢性酸中毒通常需要补碱治疗。

2. **心律失常** 患者多表现为房性期前收缩及阵发性室上性心动过速，其中以紊乱性房性心动过速最具特征性。一般情况下患者心律失常经过治疗肺源性心脏病的感染、缺氧后可自行消失。如果持续存在，可根据心律失常的类型选用药物。

3. **静脉血栓栓塞** 慢性肺心病患者存在静脉血栓栓塞症风险，对于急性加重住院患者，如无禁忌证，建议常规预防应用抗凝血药。

4. **消化道出血** 因患者胃肠道淤血以及应用糖皮质激素常常并发消化道出血。治疗过程中注意适当预防。

知识要点

1. 咯血、大咯血的定义，咯血与呕血的鉴别要点，咯血的处理原则与关键点。
2. 自发性气胸的定义，临床分型，诊断及鉴别诊断要点，治疗要点。
3. 呼吸衰竭定义，临床分型，发病机制，临床表现，治疗原则。
4. 慢性肺源性心脏病的临床表现，诊断及鉴别诊断要点，治疗原则。

练习题

一、单选题

1. 支气管疾病最常伴有咯血的疾病是（　　）

    A. 良性支气管瘤

    B. 支气管内异物

    C. 支气管扩张

    D. 支气管结石

    E. 支气管哮喘

2. 诊断呼吸衰竭的主要化验指标是（　　）

    A. 标准重碳酸盐增高

    B. CO_2 结合力降低

    C. 血液 pH 降低

    D. $PaO_2 < 60mmHg$，$PaCO_2 > 50mmHg$

    E. 血钾增高，血氯增高

3. 下列哪一项对确诊自发性气胸最有意义（　　）

    A. 突起剧烈胸痛

    B. 明显呼吸困难

    C. 胸部 X 线检查

    D. 呼吸音消失、语颤明显减低

    E. 气管移位，胸部饱满

4. 呼吸机的功能主要是（　　）

    A. 改善缺氧状态

    B. 改善通气功能

    C. 改善换气功能

    D. 缺氧、CO_2 潴留同时改善

    E. 主要改善肺功能

5. 以下哪项为呼吸衰竭的诊断依据（　　）

    A. 必须靠血气分析

    B. 呼吸困难严重即为呼吸衰竭

    C. 有口唇及指甲发绀即可诊断

    D. 自觉气短严重即为呼吸衰竭

    E. 端坐呼吸即为呼吸衰竭

6. 关于 pH 值，正确的是（　　　）

    A. pH 值说明酸碱平衡的结果

    B. pH 值能反映酸碱失衡的急剧或缓慢

    C. pH 值可表示酸碱缺乏或过剩的具体数量

    D. pH 值正常说明无酸碱紊乱

    E. 酸中毒时，pH 值升高

7. 判断自发性气胸的类型最可靠的依据是（　　　）

    A. 呼吸困难的程度

    B. 气管移位的程度

    C. 胸廓鼓音区的大小范围

    D. 胸腔测压动态观察

    E. 有无循环衰竭

8. 严重的呼吸困难最主要特点是（　　　）

    A. 呼吸频率、深度及节律改变

    B. 发绀明显

    C. 鼻翼扇动

    D. 三凹征

    E. 自觉气短

9. 呼吸机主要应用于哪一类疾病效果最好（　　　）

    A. 低氧血症者

    B. 有通气功能障碍者

    C. 有换气功能障碍者

    D. 通气及换气功能障碍并存者

    E. 以上都不对

10. 合并自发性气胸相对较少见的疾病是（　　　）

    A. 特发性间质纤维化

    B. 金葡菌肺炎

    C. 肺气肿

    D. 肺大疱

    E. 肺结核

二、名词解释

1. 咯血
2. 肺源性心脏病

三、简答题

1. 简述咯血与呕血的鉴别要点。
2. 简述呼吸衰竭总的治疗原则。
3. 简述慢性肺源性心脏病急性加重期的主要治疗措施。

第十章
抗结核药物不良反应及处理

学习目的

1. 掌握抗结核药物不良反应的定义。
2. 掌握抗结核药物治疗过程中药物不良反应的临床表现和处理措施。
3. 掌握抗结核药物不良反应预防。

由于肺结核治疗需要多种抗结核药物联合使用，且治疗时间长，在治疗过程中出现药物不良反应比较常见。抗结核药物不良反应是影响肺结核患者治疗依从性、完成治疗疗程的十分重要的问题。因此，及时识别、妥善处理抗结核药物不良反应，可起到促进患者坚持治疗，完成疗程，提高治愈率的重要作用。

第一节　药物不良反应概述

药物不良反应（adverse drug reaction，ADR）系指正常剂量的药物用于预防、诊断、治疗疾病或调节生理机能时出现的有害的、与用药目的无关的反应。该定义排除有意的或意外的过量用药及用药不当而引起的反应。

药物进入人体后除了达到用药的目的外，由于药物结构、代谢的复杂性，药物除起到期望的治疗作用外，也不可避免会引起与治疗目的无关的反应，如过敏反应、毒性反应、致畸、致突变等反应，为患者带来除原发疾病以外的伤害，随着药物研发技术的进步，高效、低毒直至精准靶向药物的出现，替代了原有不良反应较大的药物，例如新型大环内酯类药物克拉霉素及阿奇霉素的问世，替代了红霉素，但是药物的不良反应仍不能杜绝。

药物不良反应有些是可以预见的，如副作用、毒性作用、致畸等。但有些不良反应与机体的特异质相关，是不可预见的，如过敏反应。虽然不良反应是药物治疗过程中难以避免的，医生在为患者选择药物治疗时，在考虑有效性的同时，应顾及药物可能带给患者的不良反应，权衡利弊，尽可能将药物不良反应带给患者的伤害减少到最低。

第二节　抗结核药物常见不良反应

抗结核药物由于化学结构不同，各有不同的药理作用，所引起的不良反应不尽相同，结核科医生应该熟知各种抗结核药物不良反应的临床表现及特点，在治疗过程中一旦患者出现不适，及时甄别是否是由抗结核药物引起。这里仅介绍抗结核药物的主要不良反应及出现不同不良反应可能相关的药物。

一、抗结核药物常见不良反应

（一）异烟肼

单胺氧化酶抑制剂，具有高效、低毒特点，常规用量很少发生不良反应，主要的不良反应如下。

1. **肝毒性**　表现为食欲缺乏、恶心、呕吐，肝区不适甚至疼痛，谷丙转氨酶和谷草转氨酶增高，黄疸严重者出现肝坏死，急性肝萎缩，抢救不及时可造成死亡。老年、有肝炎史，酗酒、营养不良者更易发生。

2. **末梢神经炎**　初期表现末梢皮肤感觉异常，多为两侧对称性改变，进而指趾末端麻木、疼痛、四肢无力和关节软弱。常规用量时很少发生，大剂量应用时该反应显著增加。营养不良、酗酒、孕妇及伴有糖尿病的患者更易发生。

3. **中枢神经系统障碍**　表现为欣快感、记忆力减退、注意力不集中等。亦可出现兴奋、抑郁、头晕、头疼、失眠、嗜睡甚至精神失常。有癫痫或精神病史者可诱发发作。

4. **过敏反应**　偶有药物热，体温可达39℃以上。大多表现为皮肤药疹、皮疹，严重者可发展为剥脱性皮炎。

5. **胃肠道反应**　食欲缺乏、恶心、呕吐。

6. **骨髓抑制**　贫血、白细胞减少、血小板减少。

7. **内分泌失调**　男性出现乳房发育、阳痿，女性月经失调，心动过速，库欣综合征。

（二）利福类药物

肝细胞色素 P450 诱导剂，包括利福平、利福喷丁及利福布汀，对细胞色素 P450 诱导作用较弱。主要不良反应如下。

1. **肝毒性**　早期多表现为食欲缺乏、恶心，肝区不适，继而出现转氨酶升高，肝肿大，严重时伴有黄疸，胆道梗阻者更易发生。多数患者表现一过性转氨酶升高，肝损害多见于与其他抗结核药物特别是异烟肼合并用药者，老年人，孕妇，长期嗜酒者，营养不良和患有慢性肝病者较易发生。

2. **过敏反应**　间歇用药较每日连续用药更易发生过敏反应。在间歇用药时，每周2次以下较每周3次以上用药发生机会多，表现为药物热、皮肤瘙痒、皮疹、严重者导致剥脱性皮炎。嗜酸性粒细胞增多、血小板减少、粒细胞减少、血红蛋白降低。急性肝炎伴有黄疸，急性肾功能衰竭，出现少尿、蛋白尿、血尿、管型尿。严重时发生过敏性休克等。

3. **类流感样综合征**　表现寒战、高热、头痛、哮喘、呼吸困难、全身酸痛、关节痛等。

4. **胃肠道症状**　恶心、呕吐，腹胀、腹泻，严重者进食即吐。

5. **类赫氏反应**　多发生在用利福平治疗2～3个月的初治利福平敏感肺结核患者，治疗中出现渗出性胸膜炎或纵隔淋巴结肿大，但患者痰菌阴转，结核中毒症状消失，即谓利福平引起的"暂时性恶化"。

（三）吡嗪酰胺

通过干扰结核分枝杆菌摄取氧或产生吡嗪酸而杀菌，广泛分布全身各组织并可透过血脑屏障经肾脏排出，主要不良反应如下。

1. **肝脏损害**　常与用药剂量和用药的时间相关。长期大剂量应用时可发生中毒性肝炎，轻者只引起转氨酶升高，重者可发生肝肿大，进而出现肝细胞坏死、黄疸、血浆蛋白减少等。常规用量下较少发生肝损害，老年人，酗酒和营养不良者肝损害的发生率增加。

2. **胃肠症状**　表现食欲缺乏、恶心，严重时呕吐。

3. **痛风样关节炎**　是因吡嗪酰胺的代谢物吡嗪酸抑制了尿酸排出，而造成的高尿酸所致。表现为关节酸痛、肿胀、强直、活动受限，血尿酸增加。与利福平合用时由于利福平能抑制肾小管对尿酸的重吸收，而减轻其关节痛。

4. **过敏反应表现**　药物热、皮疹、光敏反应。光敏反应主要表现为暴露皮肤红肿或色素沉着等。

5. **其他反应**　偶可诱发溃疡病发作，低色素贫血及溶血反应。

（四）乙胺丁醇

通过阻碍核糖核酸的合成，抑制结核分枝杆菌的生长。抑菌活性在pH值为6.8～7.2时最高，不易透过血脑屏障，肾功能障碍时乙胺丁醇排出减少可引起蓄积。主要不良反应如下。

1. **视神经损害**　乙胺丁醇最严重的毒性反应，发生率与使用剂量成正比。视力损害偶可突然发生，但多数患者在用药半年左右出现。出现视力障碍前多有眼睑瘙痒、眼窝痛、流泪、畏光等。视力损害表现为视力减退、视野缩小或视神经炎，也可同时伴有辨色力下降。酗酒者、糖尿病患者视力损害的发生率增高，程度也会更为严重。

2. 多发性末梢神经炎 少数患者用药后，出现四肢麻木、蚁走感、触觉减弱、疼痛和关节无力。营养不良和糖尿病患者大剂量应用时更易发生。轻症停药数日，症状即能消失；重者需加用 B 族维生素治疗。

3. 过敏反应表现 发热、皮疹，严重时出现剥脱性皮炎，血小板减少性紫癜及过敏性休克。

4. 胃肠道反应 少数患者有食欲缺乏、恶心、呕吐等反应。

5. 偶见不良反应 如肝功能障碍、高尿酸血症、精神障碍、粒细胞减少、低血钙等。罕见动眼神经障碍、听力减退和癫痫发作。

（五）氨基糖苷类

包括链霉素、卡那霉素和阿米卡星，通过多个环节阻碍结核分枝杆菌蛋白质合成而发挥杀菌作用，可渗入胸膜腔、腹膜腔、心包腔、关节腔等体液中，难以透过血脑屏障，但易透过胎盘进入胎儿循环，于 24h 内由肾脏排出，当肾功能减退时排出量大为减少。主要不良反应有以下表现。

1. 对第八对脑神经的毒性作用 主要损害前庭神经和耳蜗神经，并随着年龄增长和剂量增大发生率升高、症状加重。前庭神经损害出现早而多见，表现为眩晕、头痛、恶心，严重时平衡失调，光线暗时更加明显。耳蜗神经损害表现为耳鸣、听力减退、耳聋等，耳聋多在持续耳鸣后出现，停药后耳聋难以恢复。可经胎盘进入羊水和胎儿循环，妊娠者使用易造成婴幼儿先天性耳聋。

2. 肾毒性 常与听神经的损害同时出现，受损程度随链霉素剂量和疗程的增加而增大。主要损害近端肾小管，导致上皮细胞退行性变和坏死，引起蛋白尿、管型尿。一般停药后可恢复，严重时发生氮质血症，急性肾功能衰竭。

3. 神经肌肉传导阻滞 表现为面部、口唇、四肢麻木，不同程度的抽搐。腹腔注入链霉素 1g 以上，偶可引起呼吸麻痹等。

4. 过敏反应 以皮疹、药物热、嗜酸性粒细胞增多症多见，偶可引起血管神经性水肿、紫癜、过敏性休克，后者的发生率低于青霉素的反应程度，但死亡率往往较高。

（六）氟喹诺酮类

包括左氧氟沙星和莫西沙星，主要不良反应如下。

1. 消化系统不良反应 有时会出现恶心、呕吐、腹部不适、腹泻、食欲缺乏、腹痛、消化不良等。

2. 过敏症 偶有浮肿、荨麻疹、发热感、光过敏症，以及有时会出现皮疹、瘙痒、红斑等症状，罕见中毒性表皮坏死松解症、多形性红斑。

3. **神经系统不良反应**　偶有震颤、麻木感、视觉异常、耳鸣、幻觉、嗜睡等，有时会出现失眠、头晕、头痛等症状；可能加剧重症肌无力的症状。

4. **肾脏不良反应**　偶见血中尿素氮上升。

5. **肝脏不良反应**　可出现一过性的肝功能异常，如血氨基转移酶增高、血清总胆红素增加等，罕见暴发型肝炎。

6. **血液**　有时会出现贫血、白细胞减少、血小板减少和嗜酸性粒细胞增多等，罕见全血细胞减少。

7. **偶见反应**　倦怠、发热、心悸、味觉异常等。一般均能耐受，疗程结束后迅速消失。

8. **肌腱病和肌腱断裂**　可发生在服药后数小时和数天，60岁以上老年人、同时服用皮质类固醇、剧烈活动、肾功能衰竭、既往肌腱疾病史可增加出现风险。

9. **QT间期延长**　可使心电图的QT间期延长，少数患者可出现心律失常，避免应用于已知QT间期延长的患者、未纠正的低钾血症及使用Ia类（奎尼丁、普鲁卡因胺）和Ⅲ类抗心律失常药物（胺碘酮、索他洛尔）。

（七）贝达喹啉

二芳基喹啉类抗结核药物，用于利福平耐药结核病治疗，主要不良反应如下。

1. **死亡率高**　在一项安慰剂对照试验中，观察到本品治疗组的死亡风险（9/79，11.4%）较安慰剂治疗组（2/81，2.5%）增加。

2. **QT间期延长**　本品可延长QT间期。在治疗前以及本品治疗开始后至少2、12和24周时，应进行心电图（ECG）检查。

3. **肝毒性**　服用本品时应避免饮酒、摄入含酒精的饮料和使用其他肝脏毒性药物，尤其是肝功能受损的患者。

4. 在本品治疗期间，应避免与强效CYP3A4诱导剂，例如利福霉素（利福平、利福喷丁和利福布汀）或中效诱导剂，例如依非韦仑同时服用，以避免降低贝达喹啉吸收利用。

5. **头晕**　建议患者在服用本品期间如果发生头晕，不要驾驶或操作机动车。

6. **其他不良反应**　恶心、关节痛、头痛、咯血、胸痛、食欲减退、皮疹、血淀粉酶升高。

（八）利奈唑胺

利奈唑胺最常见的不良事件为腹泻、头痛和恶心。其他不良事件有呕吐、失眠、便秘、皮疹、头晕、发热、口腔念珠菌病、阴道念珠菌病、真菌感染、局部腹痛、消化不良、味觉改变、舌变色、瘙痒。

利奈唑胺上市后见于报道的不良反应有骨髓抑制（包括贫血、白细胞减少、各类血细胞减少和血小板减少）、周围神经病和视神经病（有的进展至失明）、乳酸性酸中毒。这些不良反应主要出现在用药时间过长（超过28d）的患者中。利奈唑胺合用5-羟色胺类药物（包括抗抑郁药物，如选择性5-羟色胺再摄取抑制剂SSRI）的患者中，有5-羟色胺综合征的报道。

（九）氯法齐明

1. **皮肤黏膜着色** 为主要不良反应，服药2周后即可出现皮肤和黏膜红染，呈粉红色、棕色，甚至黑色。着色程度与剂量、疗程成正比。停药2月后色素逐渐减退，1~2年才能褪完。本品可使尿液、汗液、乳汁、精液和唾液呈淡红色，且可通过胎盘使胎儿着色，但未有致畸报道。应注意个别患者因皮肤着色反应而导致抑郁症。曾有报道，2例患者继皮肤色素减退后，因精神抑郁而自杀。

2. **皮肤改变** 70%~80%用本品治疗的患者皮肤有鱼鳞病样改变，尤以四肢和冬季为主。停药后2~3个月可好转。

3. **胃肠道反应** 本品可致食欲减退、恶心、呕吐、腹痛、腹泻等胃肠道反应。

4. **其他不良反应** 个别患者可产生眩晕、嗜睡、肝炎、上消化道出血、皮肤瘙痒、皮肤色素减退等；个别报道发生阿-斯综合征；偶有服药期间发生脾梗死、肠梗阻或消化道出血而需进行剖腹探查者。因此，应高度注意服药期间出现急腹症症状者。

（十）环丝氨酸

1. 常见头痛、眩晕、嗜睡、行为异常、精神抑郁、定向或记忆障碍、震颤、抽搐、烦躁不安、惊厥或昏迷。

2. 偶见加重心力衰竭、发热、恶心、呕吐、腹痛、肝功能异常（AST或ALT升高），本品可诱发精神病性反应，出现精神障碍和自杀倾向。

3. 患有癫痫、严重忧郁症、烦躁或精神病者禁用。

4. 严重肝、肾功能损害者禁用。

5. 嗜酒者禁用。

（十一）德拉马尼

1. 最大安全性隐患为心电图QTc间期延长。导致QTc间期延长的主要因素为低白蛋白血症（尤其低于2.8g/dL）。

2. 还包括焦虑、感觉异常和震颤。

3. 接受德拉马尼治疗的患者中发生率最高的不良反应包括恶心（38.3%）、呕吐（33%）和头晕（30.2%）。

（十二）丙硫异烟胺

丙硫异烟胺是异烟肼的衍生物，对结核分枝杆菌有较强的抑菌作用，广泛地分布至各种组织和体液中，并可透过血脑屏障进入蛛网膜下腔，并能达到有效浓度，亦可进入胸膜腔和干酪病灶中。经肾排出体外，主要不良反应如下。

1. 胃肠反应多见食欲缺乏、恶心、呕吐、反酸、腹部不适、腹泻。

2. 肝功能损害转氨酶升高、黄疸。

3. 少数患者有糙皮病表现如舌炎、口角炎、角膜炎。

4. 精神抑郁，失眠。

5. 多发性神经炎蚁走感，抽搐，复视等。

6. 大剂量应用偶可引起体位性低血压。

7. 偶可引起痤疮、色素沉着、脱发、皮疹、紫癜，男性乳房发育，甲状腺增生，月经紊乱等。

（十三）对氨基水杨酸（钠）

1. 发生率较多的不良反应，如瘙痒皮疹、关节酸痛与发热、极度疲乏或虚弱，嗜酸性粒细胞增多（较常见于过敏）。

2. 发生率较少的不良反应，如下背部疼痛、尿痛或排尿烧灼感（结晶尿）、血尿；月经失调、发冷、男性性欲减低、皮肤干燥、颈前部肿胀、体重加重（甲状腺肿，黏液水肿）；眼或皮肤黄染（黄疸、肝炎）；腹痛、背痛、脸色苍白[溶血性贫血，由于葡萄糖-6-磷酸脱氢酶（G6PD）缺乏]；发热、头痛、皮疹、咽痛、乏力（传染性单核细胞增多症）。

3. 充血性心力衰竭、胃溃疡、G6PD缺乏症、严重肝功能损害、严重肾功能损害。

（十四）美罗培南

1. **过敏反应** 主要有皮疹、瘙痒、药热等过敏反应；偶见过敏性休克。

2. **胃肠道反应** 主要有腹泻、恶心、呕吐、便秘等胃肠道症状。

3. **肝脏不良反应** 偶见肝功能异常、胆汁郁积型黄疸等。

4. **肾脏不良反应** 偶见排尿困难和急性肾功能衰竭。

5. **中枢神经系统不良反应** 偶见失眠、焦虑、意识模糊、眩晕、神经过敏、感觉异常、幻觉、抑郁、痉挛、意识障碍等中枢神经系统症状。国外有报道，用药后偶可诱发癫痫发作。

6. **血液系统不良反应** 偶见胃肠道出血、鼻出血和腹腔积血等出血症状。

7. **注射给药时不良反应** 可致局部疼痛、红肿、硬结，严重者可致血栓性静脉炎。

（十五）亚胺培南 / 西司他丁

1. **局部反应**　红斑，局部疼痛和硬结，血栓性静脉炎。

2. **过敏反应**　皮疹、瘙痒、荨麻疹、多形性红斑、约翰逊综合征、血管性水肿、中毒性表皮坏死（罕见）、表皮脱落性皮炎（罕见），念珠菌病，发热包括药物热及过敏反应。

3. **胃肠道反应**　恶心、呕吐、腹泻，牙齿和 / 或舌色斑。与使用其他所有广谱抗生素一样，已有报道本品可引起假膜性小肠结肠炎。

4. **血液不良反应**　嗜酸性粒细胞增多症、白细胞减少症，中性粒细胞减少症、粒细胞缺乏症、血小板减少症、血小板增多症、血红蛋白降低和全血细胞减少症，以及凝血酶原时间延长均有报道。部分患者可能出现直接库姆斯试验阳性反应。

5. **肝功能不良反应**　血清转氨酶、胆红素和 / 或血清碱性磷酸酶（ALP）升高；肝衰竭（罕见），肝炎（罕见）和暴发性肝炎（极罕见）。

6. **肾功能不良反应**　少尿、无尿、多尿、急性肾功能衰竭（罕见），由于这些患者通常已有导致肾前性氮质血症或肾功能损害的因素，因此难以评估本品对肾功能改变的作用。已观察到本品可引起血清肌酐和血尿毒氮升高的现象。尿液变色的情况是无害的，不应与血、尿混淆。

7. **神经系统 / 精神疾病**　与其他 β- 内酰胺抗生素一样，已有报道本品可引起中枢神经系统的副作用，如肌阵挛、精神障碍，包括幻觉、错乱状态或癫痫发作，感觉异常和脑病亦有报道。特殊感觉听觉丧失，味觉异常。

8. **其他**　与无粒细胞减少症的患者相比，粒细胞减少的患者使用本品静脉滴注更常出现药物相关性的恶心和 / 或呕吐症状。

（十六）注射用母牛分枝杆菌

注射用母牛分枝杆菌无肝毒性。

主要不良反应为发热，注射部位疼痛、发红、肿胀、瘙痒。

二、引起常见不良反应的药物

（一）恶心、呕吐、食欲缺乏

是抗结核治疗过程中最多见的不良反应，所有药物均可以引起。以利福平、吡嗪酰胺、丙硫异烟胺、对氨基水杨酸钠多见，一般发生在抗结核治疗早期，主要是药物刺激胃肠道黏膜产生不适，一般随着抗结核治疗的持续，结核病相关症状得到有效控制，胃肠道适应药物后，症状可减轻或消失。

（二）肝功能损害

抗结核药物引起的肝损害有两种机制，一种是药物对肝脏的直接毒性，如异烟肼、利福平、吡嗪酰胺、丙硫异烟胺、对氨基水杨酸钠均具有肝脏毒性，可引起单纯转氨酶升高或同时伴有胆红素升高；另一种是机体对抗结核药物过敏产生的免疫损伤累及肝脏。因此无论何种药物，当其出现过敏反应时，均可引起肝脏损伤，导致转氨酶升高，甚至急性肝衰竭，危及生命。

（三）肾脏损害

抗结核药物中链霉素、卡那霉素、阿米卡星、卷曲霉素、利福平、乙胺丁醇具有肾毒性，可引起肾小管损伤及间质肾炎，表现为尿蛋白阳性，血肌酐、尿素氮水平升高，尤其在老年患者及有肾脏基础疾病的患者。如糖尿病肾病者更易发生肾脏损害。

（四）血液系统不良反应

有些抗结核药物尤其是利福类药物可以引起白细胞、血小板减少，以白细胞减少多见，程度可由轻度到重度，极少情况下出现急性溶血性贫血。利奈唑胺可引起全血减少，尤其在老年患者中比较常见。

（五）电解质紊乱

卷曲霉素可以引起严重电解质紊乱，为低钾、低氯及代谢性碱中毒，患者表现为疲乏、无力。患者服用抗结核药物后出现严重胃肠道反应时，如剧烈呕吐，也可引起电解质紊乱。

（六）神经、精神系统不良反应

异烟肼、丙硫异烟胺、利奈唑胺可引起多发性末梢神经炎，尤其是在糖尿病患者中出现概率较高；氨基糖苷类药物可引起头晕、耳鸣、听力下降，个别患者可出现失聪；乙胺丁醇、利奈唑胺可导致视神经损伤；异烟肼、氟喹诺酮、德拉马尼可引起失眠、头痛；异烟肼、丙硫异烟胺、环丝氨酸、德拉马尼可引起抑郁、自杀倾向、暴力倾向；异烟肼还可导致兴奋、精神分裂，与阿片类药物同用可引起中毒性脑病，出现谵妄等症状。

（七）骨骼、肌肉、关节不良反应

吡嗪酰胺可导致尿酸排泄障碍，引起关节酸痛等"痛风"样表现；氟喹诺酮可引起肌腱酸痛，严重者可导致肌腱断裂；儿童使用氟喹诺酮可能会影响骨骺发育。

（八）心脏毒性

主要是 QT 间期延长，贝达喹啉及德拉马尼可引起 QT 间期延长，在其上市的说明书中均以黑框警告的方式提醒使用者注意；其次莫西沙星及氯法齐明也可引起QT间期延长。

（九）皮肤不良反应

氯法齐明可引起皮肤、黏膜红染，呈粉红色、棕色，甚至黑色，着色程度与剂量、疗程成正比，约70%～80%使用氯法齐明的患者还可出现皮肤鱼鳞病样改变；氟喹诺酮类药物可导致光毒性反应，主要表现为在光照皮肤处出现红肿、发热、瘙痒、疱疹等症状。

（十）过敏反应

所有抗结核药物均可能引起过敏反应，其表现也多种多样，可有过敏性休克、喉头水肿、皮疹、剥脱性皮炎、药物热；过敏反应可能为单一器官损伤，也可能表现为多脏器损伤，如肝、肾功能损害。

三、抗结核药物不良反应的识别方法

（一）时间顺序是诊断药物不良反应的重要依据

在服用抗结核药物前应该详尽记录患者既往疾病史、体格检查所见、完善血、尿常规及肝、肾功能等化验检查。服药后出现不适后，需要根据临床表现进行相关检查，并与服药前基线检查结果比对，需要仔细甄别出现的临床症状与抗结核药物、基础疾病、其他伴随药物甚至饮食、环境的相关性，初步判定所出现的临床症状与抗结核药物的相关性，即肯定无关、可能无关、可能有关、肯定有关或无法判断。

（二）再激发试验（rechallenge）

在用药过程中出现药物不良反应，停药后反应消退，就增强了对药物引起不良反应的怀疑，判断不良反应和该药可能有关。再激发试验，是用来证实某些药物存在时可激发疾病（不良反应），当去除该药物时疾病（不良反应）即消失或恢复正常。具体做法是在某药物停用、不良反应消失后，再给予该药试验剂量，能可靠地发现引起相同不良反应的症状重现，由此可判断该药物与该不良反应肯定相关。一般临床上不主动去做再激发试验，往往是在逐一试用药物的过程中偶然遇见。

第三节　抗结核药物不良反应处理

早期识别抗结核药物引起的不良反应，采用积极、正确的处理措施是将药物不良反应带给患者的损失减到最少，保障患者生命安全的关键。

一、抗结核药物不良反应的处理原则

1. 临床用药过程中，一旦发现不良反应应即刻去除一切可能引起不良反应的因素，包括立即停用所有正在服用的药物（患者既往长期服用的、赖以维持正常生理功能的药物除外，例如心功能不全患者应用的地高辛、利尿药，糖尿病患者的降糖药物等）及可能引起过敏的食物等。

2. 不论出现何种不良反应都应及时复查肝功能、肾功能、电解质、血常规、尿常规，以便及时发现不良反应波及的器官和系统。

3. 根据反应的轻重程度适时选用肾上腺皮质激素。由于肾上腺皮质激素具有阻断抗原抗体复合物形成，抑制肥大细胞释放组胺，降低细胞膜通透性，减少过敏介质形成的作用，其强大的抗感染及免疫抑制作用在保护机体细胞免受抗结核药物所致的超敏反应及毒性反应的破坏方面起到了积极的作用。肾上腺皮质激素的应用方法原则是早期、足量、短程。鉴于患者的原发病为结核病，故肾上腺皮质激素的疗程不宜过长，以早期大剂量冲击疗法为主。①早期即当发现严重的不良反应发生时即刻应用；②足量：首剂以甲强龙 40～160mg，或地塞米松 5～10mg 静滴，或根据病情酌情应用；③短程：冲击剂量视情况应用 1～3d，病情好转后逐渐减量，肾上腺皮质激素持续应用 1～2 周，不应超过 3 周。

4. H_1 受体阻断药与组胺竞争靶细胞上的 H_1 受体而发挥抗组胺作用，其主要药理作用为：①抑制血管渗出和减少组织水肿；②抑制平滑肌收缩，从而拮抗组胺引起的支气管、胃肠道等平滑肌收缩以及毛细血管扩张和通透性增加；③抗胆碱、止痛、麻醉作用。用法：苯海拉明 20mg/次，肌内注射，1～2 次/日；25～50mg/次，3 次/日，口服。盐酸异丙嗪 12.5～25mg/次，3 次/日，口服；25～50mg/次，肌内或静脉注射。马来酸氯苯那敏片 4mg/次，3 次/日，口服。

5. 应用特异性解毒药物对抗药物的毒性反应，如原方案中含有异烟肼，则应选用大剂量维生素 B_6 来解救 INH 中毒；由吡嗪酰胺引起的尿酸升高可以应用别嘌呤醇或丙磺舒促进尿酸排泄；肝损害可以应用甘草类制、还原型谷胱甘肽、硫普罗宁等解毒治疗。

6. 补充液量，促进排泄。根据患者心、肺、肾功能状况，要适量增加静脉补液量，促进药物排泄，尽可能降低损害药物的血药浓度。静脉补液时注意液体出入量及水、电解质平衡，严防发生心功能不全、肺水肿。

二、各种不良反应的处理办法

（一）恶心、呕吐、食欲缺乏

首先判断是否与食物有关，其次鉴别是否与疾病有关，如合并结核性脑膜炎导致的高颅压所致的呕吐、合并肠结核所致肠梗阻的恶心、呕吐；对于轻度恶心、呕吐，可以调整服药时间以改善症状。如空腹服药改为睡前服药，餐前服药改为餐后服药，顿服改为分服；如症状仍不缓解，可加用止吐药物如甲氧氯普胺治疗。重症者可改用静脉注射治疗或调整方案。

（二）肝损害

1. **肝损害分级及临床对策** 肝功能异常 40U/L ＜ ALT ≤ 80U/L，患者无相关症状和体征；可在保肝治疗、严密监测下继续原抗结核治疗方案。

（1）轻度肝损害：40U/L ＜ ALT ≤ 120U/L，或 38μmol/L ＜总胆红素 ≤ 57μmol/L；间隔 2 周以上 2 次检测 ALT ＞ 40U/L（正常值上限），或总胆红素 ＞ 19μmol/L（正常值上限）；患者无症状或仅有轻微症状；暂时停用严重影响肝功能的药物，如吡嗪酰胺、丙硫异烟胺。

（2）中度肝损害：120U/L ＜ ALT ≤ 200U/L，或 57μmol/L ＜总胆红素 ≤ 95μmol/L；或 80U/L ＜ ALT ≤ 120U/L 和总胆红素 ＞ 38μmol/L（或伴有肝损害症状和体征）；停用严重影响肝功能的药物，如吡嗪酰胺、丙硫异烟胺。

（3）重度肝损害：ALT ＞ 200U/L（正常值上限 5 倍），或总胆红素 ＞ 95μmol/L（正常值上限 5 倍），患者出现明显肝损害症状和体征；停用所有抗结核药物，积极保肝治疗。

（4）肝衰竭：下列客观检查（①～③）及临床表现（④～⑧）中各具备两条，① ALT ＞ 200U/L（正常值上限 5 倍）；②胆红素上升 1mg/d；③凝血酶原活动度 ＜ 60%；④患者极度乏力、厌食、呕吐；⑤肝脏进行性缩小，黄疸进行性加深；⑥出现腹水、浮肿、出血倾向；⑦发病 7～10d 内出现精神症状；⑧肝性脑病、肝肾功能衰竭。一旦判断患者出现肝衰竭，需要停用所有抗结核治疗，积极救治，必要时行人工肝替代治疗或肝移植。

2. **保肝治疗措施**

（1）去除病因：停用一切可导致肝脏损害的药物。

（2）加速肝细胞解毒：针对药物对肝细胞产生损伤的机制，应用解毒，保护肝细胞的药物治疗。

（3）促进黄疸的消退：如患者同时出现黄疸，则应积极促进黄疸的消退，防止因胆汁淤积造成的肝细胞进一步缺氧性坏死。

（4）治疗方案中含有异烟肼，可应用大剂量的维生素 B₆ 来解救：用法维生素 B₆100mg 加入 10% 葡萄糖溶液中静脉输入，一日一次。

（5）对症处理，积极处理腹胀：因为肝细胞受损后，消化酶分泌减少，患者可出现不同程度的腹胀，腹胀后加重了肠道有毒物质经肝肠循环进入肝脏，致使肝细胞再次受损。处理腹胀的办法有：补充消化酶、增强胃肠蠕动、酸化结肠，可用乳酶生、西沙必利、乳果糖等药物治疗。

（6）改善一般状态：补充足够的液量和热量、维生素；补充蛋白质、支链氨基酸、必要电解质。

（三）肾功能损害

抗结核药物引起的肾损害多为急性间质性肾炎和急性肾小管坏死，前者多见，后者少见但易引起急性肾功能衰竭。易引起间质性肾炎的抗结核药物有利福平、乙胺丁醇，易引起急性肾小管坏死的常见药物为氨基糖苷类抗生素如卡那霉素和阿米卡星。在抗结核治疗过程中应密切监测肾功能。

首先一旦判断患者出现由抗结核药物引起肾功能损害，或者不明原因的肾功能损害，应及时停用上述可能对肾功能有影响的药物。对于严重患者或停药后进行性加重的患者，应进一步检查如肾活检，获得组织病理学诊断依据，从而指导进一步的治疗。

一般认为对于药物引起的急性间质性肾炎，糖皮质激素治疗有一定价值。常用泼尼松 $1mg/(kg \cdot d)$，$2 \sim 6$ 周。最初两周无效可加用环磷酰胺 $2mg/(kg \cdot d)$；有效者可逐渐减量。疗程通常不应超过 $2 \sim 4$ 个月，个别可达 1 年，6 周无效则应停药。严重患者可用甲基泼尼松龙。肾脏间质改变通常在适当治疗后能部分或完全恢复，但诊断前病程长短和肾功能受损程度、间质浸润和纤维化情况及治疗及时与否均影响恢复的时间和程度。

对于急性肾小管坏死的治疗，虽然动物模型中发现小剂量多巴胺、甘露醇、祥利尿剂、钙通道阻滞剂和多种多肽生长因子能防治和促进肾小管恢复的作用，但在临床上都未取得肯定的效果，对于急性肾小管坏死的治疗仍以对症治疗和防止并发症为主。

对出现急性肾功能衰竭的患者行血液透析或腹膜透析，可以维持水、电解质、酸碱平衡，防止肾脏进一步受损，促进肾功能恢复，为其他治疗创造条件。

紧急透析指征：①急性肺水肿或充血性心力衰竭；②严重高钾血症，血钾在 6.5mmol/L 以上，或心电图出现明显异位心律，伴 QRS 波增宽。

一般透析指征：①少尿或无尿两日以上；②已出现尿毒症症状如呕吐、神志淡漠、烦躁或嗜睡；③高分解代谢状态；④出现体液潴留现象；⑤血 pH 值在 7.25 以下，实际碳酸氢根低于 15mmol/L 以下或 CO_2 结合力在 13mmol/L 以下；⑥尿素氮 $\geqslant$ 17.8mmol/L，除外肾外因素引起，或血清肌酐 $\geqslant$ 442μmol/L；⑦对非少尿患者出现体液过多、球结膜水肿、心脏奔马律或中心静脉压高于正常；血钾 5.5mmol/L 以上，心电图已有高钾图形等任何一种情况，亦应透析治疗。

（四）血液系统损害处理

多种抗结核药物如利福类对骨髓造血系统有影响，因此在应用抗结核药物治疗时应监测骨髓造血功能，同时向患者宣教骨髓造血系统出现异常时的临床症状（如牙龈出血、皮肤出现淤血、瘀斑、血尿、无力、睑结膜苍白等），一旦发现相应症状及时就诊复查血常规。血常规检查与治疗前对比出现异常时，在排除其他诱因的情况下，应考虑为药物不良反应所致。根据损害程度，给予不同处理。

1. **粒系细胞受损**

（1）白细胞 $3 \sim 4 \times 10^9/L$：可维持原治疗方案，在严密监测下继续抗结核治疗（每周复查一次或两次血常规）。

（2）白细胞 $2 \sim 3 \times 10^9/L$：停用利福类及氟喹诺酮类药物，并应用升白细胞药物，如利血生 20mg，每日 3 次，口服，每周复查一次血常规。

（3）白细胞 $< 2 \times 10^9/L$：停用所有可能引起骨髓抑制的药物，积极给予升白细胞治疗，如利血生等，每周复查两次血常规。

（4）白细胞 $< 1 \times 10^9/L$：停用所有结核药物，并给予集落刺激因子。皮下注射集落刺激因子 $2\mu g/kg$（或 $50\mu g/m^2$），每日 1 次。如皮下注射有困难，可改为静脉滴注，成人 $5\mu g/kg$（或 $100\mu g/m^2$），儿童 $2\mu g/kg$（或 $100\mu g/m^2$）。

（5）当白细胞恢复至 $4 \times 10^9/L$，且中性粒细胞恢复至 $2 \times 10^9/L$ 以上时，才可逐步恢复抗结核治疗，尽量避免使用可能引起骨髓抑制的药物。

2. **血小板受损**

（1）血小板 $80 \sim 100 \times 10^9/L$：可维持原治疗方案，在严密监测下继续抗结核治疗（每周复查一次或两次血常规）。

（2）血小板 $50 \sim 80 \times 10^9/L$：停用利福类药物，并应用升血小板药物。

（3）血小板 $< 50 \times 10^9/L$：应停用所有可能引起血小板减少的药物。

（4）血小板 $< 30 \times 10^9/L$ 以下：应密切监测出、凝血时间。有出血倾向时，应及时给予输注血小板或新鲜全血。

3. **贫血** 血红蛋白很少受药物影响，一旦发生溶血性贫血时可危及患者的生命安全。有些结核病患者尤其是重症结核病患者，在抗结核治疗前由于结核菌毒素的作用，或因食欲缺乏长期处于营养不良状态，存在不同程度的贫血，因此观察血红蛋白的变化应与患者治疗前水平或前次复查结果比较，当血红蛋白较前下降 30g/L 时，在排除其他原因引起的血红蛋白下降后，应该考虑为抗结核药物引起的骨髓抑制或溶血，应停用利福类药物。

当出现严重造血功能障碍时须注意并发症的预防。如血小板减少时注意预防出血；粒细胞减少时注意预防感染，必要时可以少量输新鲜血或成分血，以尽快达到缓解症状。如出现血红蛋白尿时，需给予大量液体，保证有足够量的尿液排出，并使尿呈碱性，注意电解质平衡。

（五）过敏反应的处理

抗结核药物引起的过敏反应多种多样，常见的为皮肤瘙痒、皮疹和药物热。有时过敏反应波及全身多个系统，肝、肾功能及血液系统的损害有时也为过敏反应所致。过敏反应轻者无须特殊处理，重者则可威胁患者的生命。过敏反应对患者所致损害的大小与是否在发生后第一时间给予正确处理密切相关。因此临床医生应时刻警惕药物所致的过敏反应，熟练掌握过敏反应的处理原则。

1. **停用致敏药物或可疑药物**　一旦诊断为药物过敏反应后，应尽可能立即停用致敏药物，对于尚不能明确致敏药物的患者，也应停用一切可疑药物。

2. **过敏反应轻者**　停用引起过敏的药物后症状迅速消失，无须任何治疗。

3. **过敏反应严重或持久者**　可给予相应的药物治疗，如钙制剂、维生素 C、抗组织胺类药物。

4. **特别严重的过敏反应**　已经或即将对患者重要器官产生严重的功能损害，甚至威胁患者生命安全时可以在严密监测下应用肾上腺皮质激素。

5. **出现喉头水肿**　可能出现窒息而危及生命，应及时行气管切开术。

6. **出现过敏性休克**　应立即皮下或肌内注射肾上腺素 1：1 000（1mg/mL）0.5～1mL，或采用肾上腺素静脉滴注，2～4μg/min，总量 100～500μg。但要注意室性心律失常与心肌缺血。对于低血压者应采取扩容及升压药物，如去甲肾上腺素、间羟胺、多巴胺等，也可加用葡萄糖酸钙。对于出现酸中毒的患者应用碳酸氢钠治疗。

7. **脱敏疗法**　对于病情需要，而又没有替代药物的情况下，可以采用脱敏疗法逐渐加用致敏药物。脱敏疗法是采用非常小量的致敏抗原，一般在 pg 水平，以后逐渐增加剂量直至达到治疗需要量为止。脱敏疗法应在备有监护与急救设备的病房中进行，脱敏治疗成功后中断应用，如需继续用药，则必须重新进行脱敏。

（六）精神症状

患者在应用抗结核药物的过程中出现精神症状，应停用异烟肼、环丝氨酸等可以引起精神症状的药物。一般情况下停药后症状逐渐缓解，严重者需加用抗抑郁或躁狂的药物。

（七）末梢神经炎

可补充 B 族维生素、腺苷谷胺等对症治疗。是否停用抗结核药物可根据患者耐受程度及结核病严重程度综合考虑决定。

（八）尿酸增高、关节疼痛

别嘌呤醇对症处理，严重者需停药，停药后症状可自行缓解。

（九）肌肉、肌腱疼痛

因可引起肌腱断裂，故一旦出现肌肉、肌腱疼痛需停药，严重者可以使用非甾体类解热镇痛药，如芬必得等对症治疗。

（十）听力减退或致聋

应用链霉素或阿米卡星抗结核治疗时应密切监测患者的听力。高频听力常先受累，停用药物后听力减退仍可能进行性加重。持续耳鸣和耳部饱满感有时为听力减退的先兆症状，如立即停药，症状可望缓解。听力减退的高危人群包括家族中有因氨基糖苷类药物致听力减退的家族史者，儿童、老年患者、肾脏损害者及中耳炎患者。对此类患者需严密监测。当患者不能正确表达听力状况时（如幼童、昏迷患者），避免应用氨基糖苷类药物。可用 B 族维生素，腺苷谷胺及六味地黄丸等对症治疗。

（十一）视神经损害

主要由乙胺丁醇、异烟肼、利奈唑胺引起。多表现为视物模糊、视野缩小。糖尿病患者为视神经损害的高危人群，应慎用或禁用乙胺丁醇。患者在抗结核治疗的过程中一旦出现视力下降，应首先停用乙胺丁醇、利奈唑胺，应用神经营养药物。

第四节　抗结核药物不良反应的预防

为避免抗结核药物不良反应对患者造成的伤害，针对抗结核药物特点，采取适当预防手段，可以有效降低不良反应的发生频率及程度。

一、抗结核药物不良反应的预防和监测

（一）服药前评估，制订合理、安全的化疗方案

抗结核治疗前需要详尽了解患者既往病史、合并用药状况、基线化验结果，化疗方案的制订应结合患者的结核病病情、避免选用有禁忌证或与原有药物不良反应有叠加或可能加重原有疾病的药物。如肝硬化失代偿期的患者不宜选用肝损害风险较高的吡嗪酰胺、丙硫异烟胺；有抑郁症、精神分裂症或癫痫患者禁用异烟肼、丙硫异烟胺、环丝氨酸。

（二）向患者宣传教育

向患者详细讲解抗结核药物治疗过程中可能出现的不良反应的临床表现，一旦出现疑似不良反应，应及时就诊。

（三）治疗过程中的监测

鉴于抗结核药物出现肝、肾功能及血液系统损害的概率较高，除在抗结核治疗之前进行基线检测，治疗后一旦出现相关症状，应及时复查。无症状者进行主动监测，每月至少

复查一次肝、肾功能及血常规；使用卷曲霉素者需要监测电解质；使用贝达喹啉及德拉马尼者需要监测心电图，观察 QT 间期，用药早期及高危人群要增加监测频率。对于治疗方案中含有环丝氨酸等易引起精神障碍药物的患者，接诊医生除完成客观的安全性化验检查外，尚需要仔细观察患者的精神状态，必要时进行量表评估及向患者家属等了解患者的情绪变化。

二、抗结核药物再用药原则

经停药及对症治疗后，不良反应消退，需要制订新的治疗方案，继续完成抗结核治疗疗程。新方案的制订需要结合患者的病情、不良反应的程度来选用药物。在保证安全的条件下，制订合理的治疗方案。

1. 由于抗结核治疗为多种药物联合应用，首先仔细分析患者发生不良反应的临床表现，评估不良反应与药物的相关性，结合化验检查结果，分析不良反应为超敏反应还是毒性反应，判断不良反应发生的程度。

2. 避免选用同类已经确定引起严重不良反应的药物。如对利福平过敏则不应该再选用利福喷丁；如因利福平毒性反应引起的转氨酶轻到中度增高则可改用利福喷丁；应用异烟肼出现严重精神症状后，不应再选用丙硫异烟胺。

3. 根据不良反应表现，合理选用替代药物。肝脏曾出现不良反应的患者，在肝功能指标恢复正常后应该考虑选用对氨基水杨酸异烟肼取代异烟肼；利福喷丁取代利福平，可每周一次给药；以喹诺酮类取代吡嗪酰胺；根据年龄及肾脏功能情况选用乙胺丁醇、氨基糖苷类药物。

4. 加药顺序从引起超敏反应可能性小的药物逐一加起。每种药物之间应间隔 3～5d，试药期间避免进食易过敏食物。患者试用药物时期住院观察为宜，严密观察病情变化，每周查肝、肾功能和血、尿常规。

知识要点

1. 药物不良反应（ADR）指正常剂量的药物用于预防、诊断、治疗疾病或调节生理机能时出现的有害的、与用药目的无关的反应。该定义排除有意的或意外的过量用药及用药不当引起的反应。

2. 抗结核药物引起的肝损害有两种机制，一种是药物对肝脏的直接毒性，如异烟肼、利福平、吡嗪酰胺、丙硫异烟胺、对氨基水杨酸钠均具有肝脏毒性，可引起单纯转氨酶升高或同时伴有胆红素升高，另一种是机体对抗结核药物过敏产生的免疫损伤累及肝脏。

3. 抗结核药物不良反应的识别方法时间顺序是诊断药物不良反应的重要依据。

练习题

一、单选题

1. 药物不良反应正确描述是（　　）

　　A.合格药品在正常用法、用量下，出现的与用药目的无关的或意外的有害反应

　　B. 只要正确服药，就不会出现不良反应

　　C. 所有药品在正常用法、用量下，出现的与用药目的无关的或意外的有害反应

　　D. 不良反应是药品质量不合格导致的

2. 异烟肼的主要不良反应不包括（　　）

　　A.周围神经炎：四肢感觉异常，肌肉痉挛等

　　B. 中枢症状：欣快感，兴奋，记忆力减退，抑郁，中毒性脑病，癫痫发作等

　　C. 肝脏损害：转氨酶升高，极少有黄疸出现，发生急性肝坏死或肝萎缩者更为罕见

　　D. QT 间期延长

3. 药物性肝损害的高危人群不包括（　　）

　　A. 老年人　　　　　　　　　　　　B. 乙肝病毒携带者及肝炎史者

　　C. HIV　　　　　　　　　　　　　D. 营养不良

4. 判断是否为药物不良反应的最基本条件是（　　）

　　A. 用药与不良反应出现有合理的时间顺序　B. 患者的病理状态

　　C. 患者出现的不良反应临床表现　　　　　D. 患者的性别、年龄、种族因素

5. 下列哪组药物均可引起精神障碍、自杀倾向（　　）

　　A.异烟肼、吡嗪酰胺、丁胺卡那

　　B. 异烟肼、利福平、对氨基水杨酸钠

　　C. 对氨基水杨酸钠、丙硫异烟胺、环丝氨酸

　　D. 异烟肼、丙硫异烟胺、环丝氨酸

6. 下列有关药品过敏反应的描述哪项是错误的（　　）

　　A. 药物过敏反应是指有特异体质的患者使用某种药物后产生的不良反应，如瘙痒、各种类型的皮疹、荨麻疹及过敏性休克等

　　B. 过敏反应一般发生在用药早期

　　C. 药物过敏反应与药物剂量没有直接关系

　　D. 过敏反应完全消退后可以继续原来的治疗方案

7. 肺结核合并糖尿病患者伴有视网膜病变，禁用下列哪种抗结核药物（　　　）

    A. 吡嗪酰胺

    B. 异烟肼

    C. 乙胺丁醇

    D. 卡那霉素

8. 可能引起 QT 间期延长的药物是（　　　）

    A. 丙硫异烟胺

    B. 异烟肼

    C. 乙胺丁醇

    D. 莫西沙星

9. 有关不良反应监测描述正确的是（　　　）

    A. 用药前需要完成肝、肾功能、血、尿常规检查及心电图检查

    B. 用药后没有出现不适，不用复查血常规、肝肾功能

    C. 所有患者每个月均需要完成心电图检查

    D. 患者主诉不能成为患者服药后发生不良反应的证据

10. 不良反应后再用抗结核药物原则描述错误的是（　　　）

    A. 仔细分析病史，结合化验检查结果，分析不良反应为超敏反应还是毒性反应，判断不良反应发生的程度

    B. 新方案的制定应结合结核病病变程度，不良反应的轻重综合考虑

    C. 新方案中应剔除可能引起严重不良反应的药物

    D. 不良反应症状消退后应该尽快恢复原抗结核治疗

二、名词解释

1. 药物不良反应

2. 除激发试验

三、简答题

1. 简述贝达喹啉的主要不良反应。

2. 简述抗结核药物不良反应处理原则。

3. 简述保肝治疗措施。

第十一章
特殊人群结核病治疗

学习目的

1. 掌握特殊人群结核病治疗原则，方案选择，不良反应处理。
2. 了解特殊人群的生理特点。

特殊人群有其独特的生理特点和病理表现，结核病的治疗不同于普通人群，因此在抗结核治疗中，一定要充分了解特殊人群各自的特点，在遵守抗结核治疗原则的基础上，在制订抗结核治疗方案时给予必要的调整，同时特别注重抗结核药物与患者原发病用药之间的相互作用，可以调整药物剂量，可以调整药物组合，也可以调整给药间隔时间等，要密切注意治疗过程中患者的不良反应，给予准确诊断和及时处理，以保证治疗的成功。

第一节　儿童结核病的治疗

儿童结核患者体重低，一定要根据患者的体重来给予合适的药物剂量，既不能因为给药剂量不足影响疗效，也不能因为剂量过大而增加药物毒性。同时，还要注意营养，选用富含蛋白质和维生素的食物。有明显结核中毒症状及病情较重者应卧床休息，居住环境应阳光充足，空气流通，避免感染麻疹、百日咳等疾病。

一、儿童敏感肺结核的治疗

根据 2014 年 WHO 发布的《儿童结核病的管理指南（第 2 版）》，推荐儿童肺结核的药物剂量分别为：异烟肼（H）10mg/kg（7～15mg/kg），每日最高 300mg；利福平（R）15mg/kg（10～20mg/kg），每日最高 600mg；吡嗪酰胺（Z）35mg/kg（30～40mg/kg）；乙胺丁醇（E）20mg/kg（15～25mg/kg），具体治疗方案见表 11-1。

强调链霉素不再作为肺结核或淋巴结结核患儿的一线抗结核药物。由于婴幼儿及无反应能力者不能主诉及配合检查视力，应慎用乙胺丁醇。

表 11-1　抗结核药物敏感儿童肺结核治疗方案

结核病类别	抗结核药物治疗方案	
	强化治疗期	巩固治疗期
HIV 低发（HIV 阴性儿童）和异烟肼低耐药地区		
涂阴肺结核	2HRZ	4HR
肺内淋巴结结核		
广泛肺部病变	2HRZE	4HR
涂阳肺结核		
HIV 高发和 / 或异烟肼高耐药地区		
涂阳肺结核	2HRZE	4HR
涂阴肺结核伴或不伴广泛实质病变		

资料来源：2014 年 WHO《儿童结核病的管理指南（第 2 版）》。

二、儿童耐药肺结核的治疗

儿童耐药肺结核的治疗遵循以下原则：①早期、适量、联合、规律、全程的治疗原则；②个体化治疗原则，仅在无法获得耐药信息时采用标准化治疗或经验性治疗；③利大于弊的原则，药物选择要充分考虑患儿用药不良反应、耐受性、依从性等因素。

（一）耐药肺结核治疗的药物及剂量

根据 2019 年 WHO《耐药结核病治疗整合指南》列出了可用于儿童耐药结核病治疗的二线抗结核药物及用药剂量，见表 11-2。儿童处于生长发育的过程中，在治疗过程中需根据患儿体质量变化及时调整药物剂量，一般每个月评估 1 次。

表 11-2　二线抗结核药物的儿童用药剂量

药物名称	用药剂量	每日最大剂量 /mg	备注
左氧氟沙星	15 ～ 20mg/kg	1 500	
莫西沙星	10 ～ 15mg/kg	400	< 6 个月的患儿使用 10mg/kg

药物名称	用药剂量	每日最大剂量 /mg	备注
贝达喹啉	体重 15 ~ 29kg 的儿童：最初两周 200mg 口服，每日 1 次；之后改为每次 100mg，每周 3 次；持续 22 周 体重 > 29kg 的儿童：最初两周 400mg 口服，每日 1 次；之后改为每次 200mg，每周 3 次；持续 22 周	—	仅用于 > 5 岁的儿童
利奈唑胺	体重 < 16kg 的儿童：15mg/kg 体重 > 15kg 的儿童：10 ~ 12mg/kg	600	
氯法齐明	2 ~ 5mg/kg	100	如单片给药时剂量较高，可采用隔天给药 1 次
环丝氨酸 / 特利齐酮	15 ~ 20mg/kg	1 000	
乙胺丁醇	15 ~ 25mg/kg	—	
德拉马尼	3 ~ 5 岁：25mg，每日 2 次 6 ~ 11 岁：50mg，每日 2 次 12 ~ 17 岁：100mg，每日 2 次		仅用于 2 岁以上的儿童
吡嗪酰胺	30 ~ 40mg/kg	—	
美罗培南	20 ~ 40mg/kg，静脉滴注，每 8h 1 次	—	与克拉维酸同时使用
阿米卡星	15 ~ 20mg/kg	1 000	
乙硫异烟胺 / 丙硫异烟胺	15 ~ 20mg/kg	1 000	
对氨基水杨酸	200 ~ 300mg/kg，分 2 次使用	—	如果耐受的话，可以一次给足剂量
高剂量异烟肼	15 ~ 20mg/kg		通常同时服用维生素 B_6，< 5 岁的儿童 12.5mg 口服；> 4 岁的儿童 25mg 口服
阿莫西林 / 克拉维酸	30mg/kg/ 次，每日 3 次	—	
卡那霉素	15 ~ 20mg/kg	1 000	
卷曲霉素	15 ~ 20mg/kg	1 000	

（二）不同类型耐药肺结核的治疗

1. **异烟肼单耐药肺结核的治疗** 推荐 6REZ-Lfx 方案。当患儿对左氧氟沙星耐药或不耐受时，可仅采用 6REZ 进行治疗。不推荐应用链霉素或其他注射类药物。

WHO 指南建议：①高度怀疑异烟肼耐药的患儿（与异烟肼耐药患者密切接触后患结核病，但耐药性尚未经实验室确诊），可在确诊之前开始进行 6REZ-Lfx 治疗，若 DST 最终结果为异烟肼敏感，则停用 Lfx 并完成 2HRZE/4HR 治疗；②采用标准方案 2HRZE/4HR 开始治疗后发现异烟肼耐药，需排除利福平耐药后，改用 6REZ-Lfx 进行治疗；③ REZ-Lfx 方案的疗程应满足使用 Lfx6 个月。但如果异烟肼耐药发现较晚（如在采用 2HRZE/4HR 治疗 5 个月时），需由临床医师对患儿情况进行评估，确定是否需要从头开始完成 6REZ-Lfx 方案治疗；④对于广泛空洞型病变或涂片 / 培养转阴较慢的患儿，可考虑延长采用 6REZ-Lfx 治疗的时间，但需密切随访和监测，以避免耐药性的产生。

2. **多耐药肺结核的治疗**　采用一线抗结核药物联合 2 种或 2 种以上二线抗结核药物治疗，其疗程可延长至 18 个月以上，见表 11-3。

表 11-3　多耐药肺结核的治疗方案及疗程

耐药种类	推荐方案	疗程	备注
H 和 E	R、Z 和 FQ	9 ~ 12 个月	可在治疗最初 3 个月使用二线注射类药物
H 和 Z	R、E 和 FQ	9 ~ 12 个月	可在治疗最初 3 个月使用二线注射类药物
H、E、Z	R、FQ 和 Eto	18 个月	治疗最初 2 ~ 3 个月加用二线注射类药物；肺内病变广泛的，可延长二线注射剂时间到 6 个月

3. **利福平耐药结核病的治疗**　RR-TB、MDR-TB、Pre-XDR-TB 和 XDR-TB 患者，均可采用 MDR-TB 方案进行治疗。根据我国耐药结核病治疗指南 / 共识，MDR-TB 推荐治疗方案如下。

（1）全程口服方案 1：6Lfx（Mfx）-Bdq-Lzd-Cfz-Cs / 12Lfx（Mfx）-Lzd-Cfz-Cs。总疗程 18 个月，强化期 6 个月。

（2）全程口服方案 2：6Lfx（Mfx）-Bdq（Lzd）-Cfz-Cs-Z（E，Pto）/ 12 ~ 14Lfx（Mfx）-Cfz-Cs-Z（E，Pto）。总疗程 18 ~ 20 个月，强化期 6 个月。

含注射剂方案：6Lfx（Mfx）-Bdq（Lzd）-Cfz（Cs）-Pto-Z（E）-Am（Cm）/12Lfx（Mfx）-Cfz（Cs）-Pto-Z（E）。总疗程 18 个月，强化期 6 个月。

如无法获得贝达喹啉和利奈唑胺，则可采用 6Mfx（Lfx）-Cfz-Cs-Am（Cm）-Pto（E，Z）/12 ~ 14Mfx（Lfx）-Cfz-Cs-Pto（E，Z）。总疗程 18 ~ 20 个月，强化期 6 个月。

（3）短程治疗方案：短程治疗方案总疗程为 9 ~ 12 个月，适用于既往使用短程治疗方案中的二线抗结核药物不超过 1 个月，或者排除氟喹诺酮类和二线注射类药物耐药的患者。

儿童中短程治疗方案使用较少，主要原因是注射类药物可能会导致儿童（尤其是年幼儿童）听力损失，因此儿童若使用注射类药物，必须定期进行听力测试。

以下情况者不适用 MDR-TB 短程治疗方案：①确定对短程方案中的某种药物耐药或怀疑短程方案中的某种药物无效（除外异烟肼耐药）；②采用 1 种或更多种短程方案中的

二线药物治疗超过 1 个月（确定对二线药物敏感的情况除外）；③对短程方案中的药物不耐受或存在毒性风险（如药物间相互作用）；④播散性结核病、结核性脑膜炎或中枢神经系统结核；⑤ HIV 感染患儿中的肺外结核。

4. 儿童耐药结核病治疗的注意事项

（1）虽然 WHO 和我国的指南／专家共识均推荐氟喹诺酮类药物可应用于儿童耐药结核病的治疗，但在选择氟喹诺酮药物治疗时，要慎重考虑，充分权衡利弊，尤其是氟喹诺酮类药物在 5 岁以下或体重低于 10kg 儿童中需更加慎用，必须严格掌握适应证，密切注意可能出现的不良反应（如关节软骨变化、中枢神经系统影响等）。

（2）氟喹诺酮类药物以及贝达喹啉、德拉马尼、氯法齐明均可导致心电图 Q-T 间期延长，联合用药时需慎重，应密切进行心电图监测。

（3）注射类药物可造成耳毒性和肾毒性严重不良反应，在使用过程中要加强监测。

（4）乙硫异烟胺和丙硫异烟胺常见的不良反应为胃肠道功能紊乱和甲状腺功能减退，胃肠道功能紊乱可影响患者的药物耐受性，甲状腺功能减退在停药后可以恢复。

（5）环丝氨酸或特利齐酮主要表现为神经精神不良反应。

（6）利奈唑胺不良反应有乳酸酸中毒，血小板减少症和贫血，停药或减少药物剂量时可逆，但其造成的周围神经病变很难改善。

（7）氯法齐明可在吡嗪酰胺无效时发挥杀菌作用，其不良反应主要是皮肤色泽改变及 Q-T 间期延长。

（8）克拉维酸可降低碳青霉烯类药物的水解速度，故阿莫西林 - 克拉维酸应与碳青霉烯类（如美罗培南）共同纳入治疗方案。

儿童结核病治疗除化学抗结核治疗外，对于 5 周岁以上儿童，将注射用母牛分枝杆菌用于结核病化疗的辅助治疗，无须调整剂量，具体用法用量同成年人。儿科治疗中对于 5 周岁以下儿童应酌减剂量，或遵医嘱。

第二节　老年结核病的治疗

老年人生理功能减退，各器官的实质趋于减少或萎缩，如胃肠道黏膜萎缩，药物主动吸收过程减弱，起效延迟；肝血流量及肝酶活性等减低使药物代谢能力下降；肾小球滤过、肾小管分泌与肾小管再吸收也会降低或减少，容易使经过肾脏排泄为主的药物在体内蓄积；血浆蛋白如白蛋白减少，致游离药物多，使药效增加，用药安全幅度变窄。老年肺结核治疗须遵循早期、规律、联用、适量、全程原则，同时兼顾老年期病理生理改变，药代动力学与药效学特点及与其他疾病治疗药物的相互作用。

一、老年结核病患者生理特点和治疗原则

老年患者服用抗结核药物后较青年患者会产生更多的不良反应。因此老年患者应按年龄分层选择药物，特别是 70 岁以上的高龄患者，药物种类要适当酌减，以选 3~4 种有效敏感的抗结核药物为宜。

（一）低龄老年人（60~69 岁）

初治肺结核可采用我国推荐的标准化疗方案：2HREZ/4~7HR，在强化期 1~2 周检查 1 次肝、肾功能和血常规，有不适症状，即使症状轻微，如恶心、厌食或乏力等要及时复查。PZA 从小剂量试加，如果患者不能接受 PZA 和 RFP，可用左氧氟沙星替代 PZA，利福喷丁每周两次给药替代利福平每日给药，降低不良反应，提高治疗依从性。

（二）中龄老年人（70~79 岁）

一般选 3~4 种药物组成的治疗方案为宜（一般不宜包含 PZA，但对个别需要者应从小剂量试加）。参考方案：HL2E 和（或）Lfx。注意 Lfx 和 EMB 应根据患者体重等具体情况必要时采取适当减量，因为 70 岁老人肾小球数量是 40 岁的一半，经过肾脏排泄的药物必要时适当减量。如左氧氟沙星每日 0.3~0.4g 和乙胺丁醇每日 0.5~0.75g。

（三）高龄老年人（80 岁以上）

选 2~3 种药的治疗方案为宜。必要时剂量可采取适当减量，可根据年龄选剂量安全范围的低界。如利福喷丁（每日 0.3g 或 0.45g，每周两次）。参考方案：HL2E。注意药物剂量的选择应从低剂量试加。总疗程应适当延长至少 1 年。

老年耐药结核病患者要遵循耐药结核病的治疗原则，根据老年患者生理功能减退的特殊性，即各脏器的储备力随着年龄的不断增加而功能逐渐下降的特点，老年耐药患者慎用公认为肝毒性大的药物吡嗪酰胺和丙硫异烟胺等，慎用具有肾损伤的注射剂，如阿米卡星和卷曲霉素等。建议有条件时监测血药浓度对剂量做适当调整。

二、抗结核药物与老年病常用药物的相互作用

老年结核病患者常伴其他合并症，特别注意药物之间的相互作用，防止发生严重不良反应或合并症的加重。抗结核药与其他药物相互作用，见表 11-4。

表 11-4 抗结核药与其他药物相互作用

抗结核药（A）	其他药物（B）	相互作用
氨基糖苷类	乙醚、甲氧氟烷、镁盐（注射）	神经肌肉阻滞作用加强，有引起呼吸麻痹的风险，避免并用(8)
	呋喃苯胺酸、利尿酸	B 有一定的耳毒性，与 A 并用耳毒性显著加强(8)
	抗组胺(H₁)药	B 可掩盖 A 的耳毒性，应予警惕
	右旋糖酐	肾毒性可加强
	地高辛	口服 A 可使 B 的肠道吸收减少
	氟尿嘧啶	口服 A 可使 B 的肠道吸收减少
	青霉素 G	对肠球菌、草绿色链球菌有一定的协同作用；革兰氏阴性杆菌可能降效，并用可加重肾损害，有理化配伍禁忌
	青霉素类	在体外互相灭活，不可置同一容器中给药
异烟肼	利血平	B 加快去甲肾上腺素的释放，A 阻挠去甲肾上腺素的破坏，使体液中的去甲肾上腺素浓度升高，可出现血压升高
	去甲肾上腺素	B 的正常代谢受阻，血压异常升高(4)
	苯妥英钠	A 对其他酶系也有一定的抑制作用，可使 B 的代谢减慢，作用增强，也可能造成中毒(4)
	巴比妥类	A 对其他酶系也有一定的抑制作用，B 的代谢可能受阻，而效应增强(9)
	肼苯哒嗪	B 与乙酰化酶的结合力强，阻挠 A 的代谢灭活，可出现蓄积中毒(4)
	口服降糖药	A 对肝酶系的干扰使甲苯磺丁脲和氯磺丙脲的代谢受阻，而加强效应(4)
	对氨基水杨酸钠	有防止耐药菌发生的作用，B 抑制 A 乙酰化而增强作用(4)
	链霉素、氨硫脲	有防止耐药菌发生的作用，提高治疗效果
	维生素 B₆	B 可对抗 A 的急性中毒，维生素 B₆ 影响 A 的疗效，在一般情况下，A 应用不需用维生素 B₆ 常规配合
	抗酸药	A 的吸收减少，疗效降低
	乙醇（嗜酒者）	A 的代谢加速，疗效降低(5)
利福平	地西泮	B 代谢加速而降效(5)
	美沙酮	B 的镇痛作用减弱(5)
	美西律	B 的代谢加速而降效
	异烟肼	有防止耐药菌发生的作用，但肝毒性增大，个别可发生肝坏死
	对氨基水杨酸	B 使 A 游离血浓度升高，因而代谢加速，尚有认为 B 抑制 A 的吸收，两者配合使用不当，可使敏感菌产生耐药性
	氨硫脲、皮质激素、口服避孕药、普萘洛尔、甲苯磺丁脲、口服抗凝药、氨苯砜、优甲乐	B 代谢加速，药效降低(5)

续表

抗结核 药（A）	其他药物（B）	相互作用
利福平	洋地黄类	B 代谢加速,药效降低(5),须适当加量才能维持原效
	苯巴比妥	互相促进代谢,两者均加速代谢而减效(5)
	丙磺舒	竞争肝中受体,A 的代谢减缓(4)
	四环素	对某些细菌有协同作用,B 的代谢加速(5)
	乙酰氨基酚	肝毒性相加
	氟喹诺酮类	萘啶酸和诺氟沙星(氟哌酸)的作用消失。氧氟沙星(氟嗪酸)和环丙沙星(环丙氟哌酸)的抗菌效能降低
	环孢霉素、他克莫司(FK506)	B 的代谢加速(5)
	利伐沙班	利福平可降低利伐沙班 AUC50%
对氨基 水杨酸	普鲁卡因	A 的抑菌效能降低(9)
	乙酰水杨酸	在排泄与血浆蛋白结合方面相互干扰,二者均可显示毒性,但消除也加速
	丙磺舒	减少 A 的尿排泄,可致中毒(7)
	苯海拉明	竞争肠道吸收,A 血浓度降低,避免同服
卷曲 霉素	氨基糖苷类、多黏菌素类	并用时,耳毒性、肾毒性均增强

注:1. 上表列举了抗结核药品与一些常见药品的相互作用。

2. 联合用药栏中分 A、B 两栏,即 A 药与 B 药同时并用(包括同时或先后,通过相同途径或不同途径给予 A、B 两种或两类药)。

3. 相互作用栏包括合用后药品作用(包括疗效和不良反应)所起的变化,本栏说明后附有括号,其中的数字表示所发生的相互作用类型:(1)促进胃肠蠕动引起的相互作用;(2)减弱胃肠蠕动引起的直接相互作用;(3)竞争血浆蛋白;(4)酶抑作用;(5)酶促作用;(6)尿液 pH 改变而引起药品重吸收的变化;(7)竞争排泄;(8)协同或相加;(9)拮抗。

三、老年结核病治疗期间管理

老年肺结核患者具有痰菌阳率高、死亡率高、治愈率低、合并症多等特点,为保证患者治疗安全,需尽可能做到个体化精准治疗。提倡全程督导治疗,积极处理药物不良反应,提高患者依从性及治愈率。

第三节 结核病合并糖尿病的治疗

糖尿病患者三大代谢障碍导致肝脏受损，转化维生素 A 功能下降，免疫力降低，出现微循环障碍，导致机体抵抗力下降，为结核分枝杆菌感染提供了有利条件。而结核病的中毒症状使胰腺的内分泌功能下降，加重糖尿病的代谢紊乱，两者相互影响，使结核病难以控制。胰岛素与结核病药物之间无明显的相互作用，因此糖尿病合并肺结核应该首选胰岛素皮下注射作为主要治疗方式。

初治结核病使用一线抗结核药物，强化期使用异烟肼、利福平、吡嗪酰胺和乙胺丁醇四联治疗，巩固期使用异烟肼和利福平二联治疗。复治结核病应根据药物敏感性结果选用一线或者二线抗结核药物。如果无条件进行药物敏感性检测、患者又不符合耐多药高危条件或者在药物敏感试验结果检出之前，可采用我国的标准复治方案，即在强化期使用异烟肼、利福平、吡嗪酰胺、乙胺丁醇和链霉素，在巩固期使用异烟肼、利福平和乙胺丁醇。有研究显示，良好的血糖控制能有效地提高机体的免疫功能，是肺结核合并糖尿病治疗的关键。若血糖控制好，则肺结核病灶吸收、空洞闭合、痰菌阴转与单纯肺结核疗效无明显差异。WHO 结核病合并糖尿病治疗和控制合作框架曾指出，目前仍然没有延长治疗疗程的可靠数据。因此目前关于疗程尚未取得统一认识。

糖尿病并发耐药结核病的治疗方案可参照 2020 年 WHO 发布《耐药结核病治疗整合指南（2020 年版）》。首先强调血糖控制要达到良好水平，其次是耐药结核病治疗注意预防和避免糖尿病并发症的加重，即防止糖尿病的并发症与抗结核药物的不良反应相加，导致产生更严重的糖尿病并发症，如糖尿病并发末梢神经炎、视神经炎和糖尿病肾病等。对末梢神经有影响的药物，如乙胺丁醇和利奈唑胺等需慎用或减量应用，用时密切监测视神经（眼底和视野等）改变和四肢末梢有无麻木等，对可致肾损伤的注射剂要慎用或隔日应用；要密切监测尿常规、肾功能及听力等。

第四节 结核分枝杆菌/人类免疫缺陷病毒双重

感染的治疗

针对结核分枝杆菌/人类免疫缺陷病毒（TB/HIV）双重感染者建议全程采用每日服药的 DOT 治疗策略而不主张采取间歇治疗，并强调直视督导服药原则。同时考虑 TB/HIV 双重感染者还具有血液和体液传染的风险，为减少医务人员感染的风险，均不建议使用注射剂。为降低对抗病毒治疗的影响，建议使用利福布汀替代利福平。

一、敏感 TB/HIV 双重感染者的方案、剂量及疗程

敏感的 TB/HIV 双重感染者同 HIV 阴性者抗结核治疗一样，首选一线四联初治方案：异烟肼＋利福平（或利福布汀）＋吡嗪酰胺＋乙胺丁醇，以此四联疗法强化治疗 2 个月，然后再用利福平（利福布汀）和异烟肼继续巩固期治疗 4 个月。用药剂量同 HIV 阴性的肺结核患者。疗程可适当延长 2 ～ 3 个月。

二、初治失败、复发及耐药肺结核合并 HIV 感染患者的方案、剂量及疗程

治疗失败或复发患者应尽力取得病原学诊断，判定耐药情况。

对于耐药肺结核合并 HIV 感染患者，各大指南推荐的方案大同小异，但均强调严格遵守直视下督导服药的原则。

（一）单耐异烟肼的 TB/HIV 双重感染者

根据 WHO 2020 年发布的《结核病整合指南模块 4：耐药结核病治疗》意见，推荐使用利福平（或利福布汀）＋乙胺丁醇＋吡嗪酰胺＋左氧氟沙星治疗 6 ～ 9 个月。

（二）利福平耐药、耐多药和泛耐药的 TB/HIV 双重感染者

RR-TB、MDR-TB 及 XDR-TB 合并 HIV 阳性的患者，抗结核方案及疗程与未合并 HIV 阳性的耐药肺结核患者一致，但需考虑抗结核药物与抗病毒药物的相互作用，制订个体化方案。

（三）WHO 公告的短程耐多药方案

2020 年 WHO 在《结核病整合指南模块 4：耐药结核病治疗》推荐的全程口服短程 MDR/RR-TB 治疗方案（6 个月 BDQ ＋ 4 ～ 6 Lfx/Mfx-Cfz-Z-E- Hhigh-dose-Pto/5 Lfx/Mfx -Cfz-Z-E）说明：现有证据并未发现该方案对 HIV 阳性的耐多药结核病患者疗效存在差异，关注潜在的药物之间的相互作用或重叠毒性反应。例如，依非韦伦与贝达喹啉的相互作用。

三、TB/HIV 双重感染者的抗病毒治疗

（一）高效抗逆转录病毒治疗时机的选择

所有 TB/HIV 双重感染者无论 CD4$^+$T 淋巴细胞计数水平均应尽快接受高效抗逆转录病毒治疗（highly active anti-retroviral therapy，HAART）。一般在开始抗结核治疗的前 8 周

内尽快启动 HAART。对于免疫功能严重低下者（CD4$^+$T 淋巴细胞 < 50 个 /μL）应在抗结核治疗 2 周内待病情稳定或者抗结核治疗耐受性良好后启动 HAART。现有临床试验数据显示在抗结核治疗强化期结束（8 周）相对安全。HIV 感染孕妇合并活动性结核病，为了母亲健康和阻断 HIV 母婴传播，HAART 应尽早进行。如合并耐药结核病（RR-TB、MDR-TB、XDR-TB），在确定结核分枝杆菌耐药使用二线抗结核药物后 2 ~ 4 周内开始抗病毒治疗。

（二）抗病毒治疗方案

目前国际上共有 6 大类 30 多种药物（包括复合制剂），分别为核苷逆转录酶抑制剂（nucleoside reverse transcriptase inhibitor，NRTI）、非核苷类反转录酶抑制剂（non-nucleoside reverse transcriptase inhibitor，NNRTI）、蛋白酶抑制剂（protease inhibitor，PI）、整合酶抑制剂（integrase inhibitor，INSTI）、融合酶抑制剂（FIs）及趋化因子受体 5 辅助受体（CCR5 coreceptor）抑制剂。目前我国常用的免费 HAART 方案为：替诺福韦（TDF）+ 拉米夫定（3TC）+ 依非韦伦（EFV）；齐多夫定（AZT）+ 3TC + EFV。尽量不选择含奈韦拉平（NVP）的方案，也可根据情况选择 TDF/ 恩曲他滨（FTC）、INSTI 利匹韦林等尚未列入免费目录的抗病毒药物。

四、不良反应及其处理

药物的不良反应在 TB/HIV 双重感染者中很常见，尤其是在同时服用抗结核药物和抗逆转录病毒药物过程中。研究报告 TB/HIV 双重感染者发生严重不良反应的危险因素包括：抗结核治疗过程新启动 HAART 4 周内、CD4$^+$T 淋巴细胞 < 100 个 /μL。据文献统计，TB/HIV 双重感染者发生不良反应发生率由高到低依次为：胃肠道反应（包括恶心、呕吐、体重下降、腹痛等）、肝功能损害、神经系统症状、听力下降、肾功能损害、过敏反应。较罕见的有报告下肢深静脉血栓、败血症、流产、自杀、神经阻滞剂恶性综合征等。一旦患者发生不良反应，应首先对症处理后密切观察，再根据情况调整方案。

五、结核相关免疫重建炎症综合征

一些接受 HAART 的患者，虽然血浆 HIV 的 RNA 水平显著下降，外周血 CD4$^+$ T 细胞计数显著升高，但临床病症表型却愈发严重，且通常会出现一些新的病原微生物的机会性感染。这种 HAART 后免疫指标恢复但却伴随临床病情恶化的表型被称为免疫重建炎症综合征（immune reconstruction inflamatory syndrome，IRIS）。在 TB/HIV 双重感染者中，IRIS 的发生率为 7% ~ 40%，多数发生于 HAART 后 6 ~ 7 周，这一类合并感染者发生的

IRIS 反应称为结核相关免疫重建炎症综合征（TB-IRIS）。

对于 TB-IRIS 的管理取决于患者的临床状况、病变部位和广泛程度。关键是早期诊断、鉴别药物不良反应和新的机会性感染。轻度的 IRIS 具有自限性，可使用非甾体类解热镇痛药物，如布洛芬进行治疗，无须调整抗病毒和抗结核治疗方案；对重度 IRIS 患者则可能需要皮质类固醇控制症状。推荐泼尼松或甲泼尼龙 1～1.5mg/（kg·d），1～2 周后逐渐减量，6～12 周减停，但最佳有效剂量尚无共识。

第五节 结核病合并妊娠的治疗

结核病对妊娠的影响取决于多种因素：如疾病的严重程度、诊断时胎龄大小、肺外病灶播散的程度等。一旦确诊为活动性结核病，应立即开始抗结核治疗。妊娠并发结核病时的治疗主要应关注妊娠期前 3 个月应用抗结核药物的致畸性风险，以及治疗过程中药物的不良反应。目前尚缺乏孕妇利福平耐药结核病的治疗指南，推荐根据妊娠不同时期进行分阶段治疗的方案。

一、不同妊娠阶段抗结核治疗药物选择的建议

（一）妊娠期禁用或慎用的药物

氨基糖苷类药物在妊娠期属禁忌。尤其是链霉素，在孕期任何时候使用都有耳毒性，引起婴儿先天性耳聋或眩晕。此外，卡那霉素、卷曲霉素、阿米卡星等也会对听神经产生不良反应，不宜使用。乙硫异烟胺、丙硫异烟胺已证实在动物实验中有致畸作用，为早孕期内禁用的药物。氟喹诺酮类药物能抑制软骨发育，妊娠 3 个月内属禁忌使用药物。

（二）妊娠 3 个月内的患者

应该评估是否有条件延迟到妊娠 3 个月后再开始化学治疗。分娩后应立即加强抗结核药物治疗，增加其他有效药物，以确保方案中含 4 种有效的药物。此时强化期和继续期的顺序可适当模糊，保障注射用药期至少达到相关耐药治疗方案的基本要求。

（三）结核病治疗期间发生妊娠的处理

在结核病治疗期间，育龄期患者应全程避孕，充分重视闭经问题。临床上虽然存在重症患者数月闭经后月经恢复情况，但无妊娠反应的结核病治疗期间妊娠亦不少见。医生应告知女性育龄期结核病患者避孕的利弊关系，如出现闭经或早期妊娠的可疑迹象，应立即进行尿妊娠试验和盆腔超声检查，做到早期发现和早期治疗。

二、妊娠合并敏感结核病患者的治疗

（一）治疗方案选择

可选用一线抗结核药物异烟肼、乙胺丁醇、利福平和吡嗪酰胺，也可选用利福喷丁每周两次给药替代利福平，治疗过程中密切监测肝、肾功能和血常规。

（二）治疗的注意事项

1. **疗程** 对于因药物不良反应无法接受 2HRZE/4 ~ 7HR 抗结核治疗方案者，建议至少 1 年的长程化疗为宜。

2. **辅助用药选择** 妊娠期应减少抗结核的辅助用药，包括护肝药，避免不良反应的发生。

3. **药品不良反应监测** 妊娠期间要密切监测药品不良反应，强化期可每 2 周复查肝、肾功能和血常规，出现不适症状随时复查。

4. **终止妊娠** 终止妊娠的时间及手术方式需由妇产科专科医生根据患者的病情及妊娠时间来决定。以下情况可考虑终止妊娠：①肺结核进展期病变广泛同时合并有肺外结核，特别是肾、肝、骨结核，结核性心包炎，结核性脑膜炎，病情重需长期治疗者；②耐多药或广泛耐药肺结核患者，耐药较重，需要用注射剂等对胎儿有明确损害的药品；③结核病伴心、肝、肾功能不全，不能耐受妊娠、自然分娩及剖宫产术；④严重妊娠反应经治疗无效者；⑤肺结核合并反复咯血者；⑥糖尿病孕妇合并结核病病情较重者。对于病情较重患者，如血行播散性肺结核、结核性脑膜炎、结核性胸膜炎伴胸腔积液或肺内病变广泛及严重者，应予充分抗结核治疗，至少 4 周后由妇产科专科会诊决定终止妊娠的时机，避免人工流产术后造成孕妇结核病的播散。

孕早期终止妊娠可选择对母亲安全性大，出血少的药物流产，而最好不选择刮宫术。有资料报道，应用米非司酮合并米索前列醇终止肺结核患者的早期妊娠，均完全流产，未发生不良反应。

三、妊娠合并耐药结核病的治疗

孕妇对二线抗结核药品安全数据少，治疗耐多药结核病经验有限。WHO 的意见表明，妊娠不是活动性耐药结核病治疗的禁忌，但治疗会对母亲和胎儿造成风险，强烈建议进行耐药结核病治疗的女性避孕。

妊娠合并耐多药结核病患者不建议应用短程治疗方案。因为耐多药结核病短程治疗的两个核心药物——注射剂乙硫异烟胺、丙硫异烟胺在妊娠期间是禁止使用的，方案中如果没有这些药物，会严重影响短程治疗的效果。妊娠合并耐多药结核病患者推荐个体化的含

有 4 种以上有效且无致畸作用的抗结核药的传统方案。贝达喹啉（Bdq）、吡嗪酰胺（PZA）、特立齐酮（Trd）、莫西沙星（Mfx）、高剂量异烟肼（INH-h）、乙胺丁醇（EMB）、氯法齐明（Cfz）、左氧氟沙星（Lfx）、环丝氨酸（Cs）均可选择应用，但要严密观察药物不良反应，及时处理。

四、结核病母亲产后哺乳及治疗

美国儿科学会及国内业内人士较为一致地认为对乳儿安全性较大的药品有：INH、RFP、PAS 和 Cs。目前多数学者主张，肺结核母亲产后服药期间停止哺乳，主张人工喂养婴儿。原因为多数抗结核药品能从乳汁分泌，这些药品的潜在不良反应对婴儿不利，产后母亲需要充分的休息和避免母婴之间传播。也有不同的观点认为，母亲不传染，抗结核药品通过乳汁很少，不会对婴儿构成威胁，应鼓励母乳喂养，即在服药前哺乳。我们的经验认为根据母亲所患结核病的严重程度以及用药情况综合考虑决定是否哺乳。

产妇分娩后应立即加强抗结核治疗，产后的抗结核药品治疗应按照耐多药结核病的治疗原则选至少 4 种有效敏感的药物，如可选 Lfx（Mfx）、Am（Cm）、PZA、Pto、PAS 和/或 Cs 等。Am（Cm）至少使用 6 个月，总疗程根据患者病情和选药情况而确定疗程的长短。抗结核治疗监测项目见耐多药结核病治疗监测。

五、妊娠期结核病的预防

鉴于我国结核病感染率高、患病率高的流行特点，以及预防胜于治疗的最佳策略，凡育龄期妇女计划妊娠者，应进行结核病的常规筛查。盆腔结核的症状隐蔽，体征不明显，极易误诊，应予充分重视，对多年不孕症者，准备行体外受精胚胎移植术（in vitro fertilization and embryo transfer，IVF-ET）的患者，应先仔细筛查有无结核分枝杆菌感染和结核病（输卵管结核最常见），IVF-ET 后，发生急性血行播散性肺结核和结核性脑膜炎等而危及孕妇和胎儿生命。

对免疫学检查阳性、既往未患过结核病者，经检查体内无明确活动性病变的 LTBI 者，必要时给予预防性抗结核治疗后再妊娠，疗程为 6~9 个月。对女性育龄期新发活动性病变者，应提早告知避孕的必要性和重要性，结核病治愈后再考虑妊娠。对结核病合并过早闭经者（非生理性闭经）应常规进行妇科检查，避免结核病治疗期间发生妊娠。对孕期接受抗结核治疗者在抗结核治疗监测的同时，亦应监测胎儿。在妊娠 28 周前对胎儿进行全方位检查，发现畸形及早制订治疗方案或终止妊娠。孕 10~13 周和 15~18 周做血清学筛查，有助于发现染色体异常、神经管缺陷或某些结构畸形的可疑异常胎儿。孕 18~24 周行超声筛查，可发现无脑儿、唇腭裂等多种畸形，以便尽早启动应对策略。感染 HIV 和患免疫缺陷的婴儿不推荐接种卡介苗，因存在发生播散性卡介菌病的风险。

知识要点

1. 特殊人群结核病的治疗不同于普通人群结核病的治疗，有其独特生理特点和病理表现，因此在抗结核治疗中，一定要充分了解特殊人群各自的特点，在遵守抗结核治疗原则的基础上，制订抗结核治疗方案。

2. 儿童结核患者因其体重低，药物一定要根据患者的体重来给予合适的剂量，既不能因为给药剂量不足影响疗效，也不能因为剂量过大而增加药物毒性。

3. 老年结核病患者生理特点和治疗原则，关注药物相互作用，合理制订抗结核方案。

练习题

一、单选题

1. 儿童肺结核化疗的原则是（   ）

   A. 早期、适量、联合、规律、全程

   B. 择期、适宜、联合、规律、全程

   C. 早期、足量、联合、规律、全程

   D. 早期、适宜、联合、精准、全程

2. 以下说法哪项正确（   ）

   A. 链霉素不作为肺结核或淋巴结结核患儿的一线抗结核药物

   B. 婴幼儿可使用乙胺丁醇

   C. 儿童耐药结核病的治疗应采用标准化治疗或经验性治疗

   D. 儿童耐药结核病治疗的药物选择以达到治愈为目标

3. 儿童耐药肺结核治疗的药物及剂量遵从以下原则，除了（   ）

   A. 根据患儿体重给予药量

   B. 一旦应用，在整个治疗过程中最好不改变剂量

   C. 治疗过程中需根据患儿体质量变化及时调整药物剂量，一般每个月评估 1 次

   D. 可以使用利奈唑胺

4. 老年耐药结核病患者要遵循以下治疗原则，除了（　　　）

A. 老年耐药患者慎用吡嗪酰胺

B. 老年耐药患者慎用丙硫异烟胺

C. 老年耐药患者慎用阿米卡星

D. 老年耐药患者建议优先选用卷曲霉素

5. 下列哪种药物与利福平之间无明确相互作用（　　　）

A. 利伐沙班

B. 环孢霉素 A

C. 他克莫司（FK506）

D. 头孢菌素

6. 糖尿病合并耐药结核病的治疗以下哪种说法是错误的（　　　）

A. 治疗过程中不用关注血糖控制

B. 耐药结核病治疗注意预防和避免糖尿病并发症的加重

C. 糖尿病肾病患者慎用氨基糖苷类药物

D. 利奈唑胺会加重糖尿病患者的末梢神经病变

7. 针对 TB/HIV 双重感染者的治疗以下哪项是错误的（　　　）

A. 建议全程采用每日服药的 DOT 治疗策略而不主张采取间歇治疗

B. 强调直视督导服药

C. 建议方案中加用注射剂

D. 建议用利福布汀替代利福平

8. TB/HIV 双重感染者抗病毒治疗时机的选择以下说法哪项是错误的（　　　）

A. 所有合并结核病的 HIV 感染者无论 $CD4^+T$ 淋巴细胞计数水平均应尽快接受 HAART

B. 一般在开始抗结核治疗 8 周后启动 HAART

C. $CD4^+T$ 淋巴细胞 < 50 个 /μL 的患者应在抗结核治疗 2 周内待病情稳定后启动 HAART

D. HIV 感染孕妇合并活动性结核病，为了母亲健康和阻断 HIV 母婴传播，HAART 应尽早进行

9. 结核相关免疫重建炎症综合征以下哪种说法是错误的（　　　）

A. TB-IRIS 是 HIV 相关结核病治疗早期常见并发症

B. TB-IRIS 是重建的免疫系统在病变部位形成的针对结核分枝杆菌抗原的炎性反应

C. TB-IRIS 常表现为局部或全身过度炎性反应

D. 一旦发现 IRIS，立即应用皮质类固醇阻断炎症反应

10. 关于妊娠期合并结核病的治疗以下哪种说法是错误的（   ）

    A. 氨基糖苷类药物在妊娠期禁用

    B. 妊娠合并耐多药结核病患者可以选择乙硫异烟胺

    C. 妊娠 3 个月内属禁止使用氟喹诺酮类药物

    D. 丙硫异烟胺已证实在动物实验中有致畸作用，孕妇禁用

二、名词解释

1. 结核相关免疫重建炎症综合征（TB-IRIS）
2. 耐多药结核病

三、简答题

1. 简述儿童耐药肺结核的治疗原则。
2. 简述哪些耐多药结核病患儿不适用 MDR-TB 短程治疗方案。
3. 简述 TB/HIV 双重感染者的抗病毒治疗时机。

第十二章
临床常用操作技术

学习目的

1. 掌握标本采集、运输和保存方法。
2. 掌握胸腔穿刺、腰椎穿刺和胸腔闭式引流术的适应证和操作方法。

在临床工作中，无论是结核病诊断，还是治疗均离不开各种临床操作，掌握及了解这些操作技术是临床医生基本技能，也是保证检查质量的重要内容。

第一节　标本采集、运输及保存

病原学检查阳性是结核病确诊依据，合格标本是提高阳性检出率的保障。痰是肺结核患者病原学检查最常用的标本，儿童肺结核诊断胃液是最重要病原学检测标本。

一、标本的采集

（一）痰标本采集

1. **制订详细的标本采集手册**　内容包括但不限于标本类型、采集容器、采集方法、标本的质量和体积要求、储存条件、转运时限、标识方法、生物安全要求、需要获得的临床资料等。

2. **采集时机**　痰标本尽量在抗结核药物治疗之前采集，治疗中为评估治疗效果、怀疑耐药发生或耐药谱变化、治疗后评估结局可以在相应时间进行采样。

3. **采集场所**　由于患者咳嗽、咳痰时易产生含有结核分枝杆菌的飞沫和气溶胶，故采集痰标本时应在远离人群的开放空间进行，或在通风良好、有消毒装置的专用留痰室内进行。留痰室应与其他场所进行物理隔离，装备外排风或换气装置、紫外线灯和洗手设施等。

4. 采集容器 应使用透明、螺旋盖、可密封、广口的容器采集痰标本，参考规格为直径 4cm，高度 2cm。

5. 采集方法

（1）咳痰：医护人员应通过解释和宣教，使患者充分了解痰检的重要性及痰标本质量对检查结果的影响，解释合格痰标本的性状，说明痰和唾液的区别，示范并指导其掌握从肺部深处咳痰的方法。如患者识字，可提供宣教材料，亦可播放痰标本采集的示范视频，但应注意提供文字宣教材料和视频均不能替代医护人员的面对面解释和示范。咳痰步骤为首先用清水漱口两次，戴假牙的患者摘掉假牙；深呼吸，屏住呼吸片刻，从肺深部剧烈咳嗽同时呼气。勿将唾液和鼻后分泌物当作痰，将痰标本小心收集入痰盒内，立即拧紧盖子，手不要接触痰盒和盖子的内壁，避免痰液泄漏到痰盒外部。如确实咳不出痰，可以尝试在运动（如慢跑、爬楼梯）后进行，或在采集痰标本前轻拍后背帮助咳痰。

（2）诱导痰：当咳嗽无痰或少痰时可采集诱导痰。患者先刷牙（口腔黏膜、舌头和牙龈），勿用牙膏，再用无菌水或生理盐水漱口，用超声雾化器使患者吸入 3%NaCl 3～5mL，用无菌螺帽宽口容器收集诱导痰标本。

6. 痰标本性状判断

（1）干酪痰：标本外观以黄色（或奶酪色）、脓样、团块状的肺部分泌物为主，黏度较黏液痰低，制片时较易涂抹；涂片染色后镜检，可发现大量脓性炎症细胞、肺上皮脱落细胞。

（2）血痰：此类标本由黏液痰或干酪痰标本中混有血液而形成，颜色为褐色或深褐色、鲜红色或伴有血丝。痰涂片染色后镜检，除能够观察到黏液痰或干酪痰的细胞特征外，含新鲜血液的标本中可见到被染色的血细胞。

（3）黏液痰：标本外观以白色、黏稠度较高的肺部和支气管分泌物为主。痰涂片染色后镜检时，镜下可见支气管内膜纤毛柱状上皮细胞，伴有少量肺上皮脱落细胞、脓性炎症细胞、口腔脱落细胞及口腔寄生菌。

（4）唾液：标本外观以透明或半透明水样、黏度较低的口腔分泌物为主，标本中有时伴有气泡。痰涂片染色镜检时，镜下可见少量口腔上皮脱落细胞和口腔内寄生菌，有时可见食物残渣。唾液属于不合格的标本。

7. 采集量 要采集足够量的标本满足检查项目的要求，理想状况下为 3～5mL，过少的标本量可能会影响检测结果。痰涂片镜检需 0.5～1mL，分枝杆菌分离培养或分子生物学检测需 1～2mL。

8. 标本标识 标签应使用放入冰箱后仍能粘贴牢固的材料制成，标签应贴在容器壁上而非容器盖上。标签上的信息至少包括但不限于患者姓名、唯一性标识（门诊序号登记号、住院号等）、痰标本序号 1、2、3（1 为即时痰，2 为夜间痰，3 为次日晨痰）、标本采集日期和时间、标本类型、检验项目。

（二）胃灌洗液

1. 婴幼儿、儿童诊断肺结核时，鉴于无法采集痰标本或支气管灌洗液，推荐采集胃液标本，通过胃灌洗吸出咽下去的痰液。

2. 标本应在采集后 4h 内送到实验室，否则实验室应该提供一次性内含 100mg 碳酸钠的无菌容器。实验室不应接受未经中和的胃液标本。

（三）支气管抽吸物、支气管肺泡灌洗标本、肺穿刺物、肺活检标本

1. 对于确实无法留取痰标本的患者，可以使用侵入性采集技术获取标本，比如纤维支气管镜检查、细针肺穿刺、肺活组织检查。气管镜可采集到感染部位高质量的标本，包括支气管灌洗液标本、支气管肺泡灌洗液标本。利用纤维支气管镜向小支气管和肺泡中注入无菌生理盐水灌洗，在 40～80mL 回收的灌洗液中包含约 1mL 支气管末梢和肺泡中的分泌物，弃去前段可能污染的部分，收集其余部分后立即送检。

2. 严格器械清洁和消毒，避免交叉污染和感染。

3. 支气管镜不能接触自来水，避免污染环境中的分枝杆菌。

（四）标本接收和拒收

1. **标本接收**　实验室应设置单独的标本接收处。标本到达实验室后在接收记录簿、计算机或其他实验室信息系统中对收到的所有原始标本记录接收日期、时间和接收者，核对标本和申请单，包括标本来源、标本属性、检查项目、标本采集和运送是否合乎要求，若信息不全应联系采集部门获得准确信息。标本标识错误或无患者姓名需重新采集标本。对于集中运送的标本，运送人员和接收人员均需做记录并签字存档。

2. **标本拒收**　对不合格的标本进行检测既造成资源浪费也造成实验室人员的负担，且获得结果不可靠，因此每个实验室应制订有关拒收原始样本的准则并告知患者和标本采集负责人员。标记错误或缺少患者姓名、标本类型与检验项目不符、容器破损或容器表面污染、标本质量不合格或体积不满足要求、储存时间过长、储存或运输条件不满足要求的标本应拒收，同时告知临床医生标本被拒收。如确实无法重新获取标本，接收了不合格的标本并进行检测，应在其最终的报告中标注标本不合格及原因，并在检验结果解释中予以说明。

二、标本运输

（一）运送

实验室间运输标本时应按照《可感染人类的高致病性病原微生物菌（毒）种或样本运

输管理规定》进行标识和包装，运送过程符合生物安全要求。县（区）级医疗机构需要将标本或菌株转运至上一级实验室进行耐药筛查时，应妥善保存标本或菌株，并及时转运，避免发生污染等。建议每周至少运送两次，若确实因距离遥远无法在一周内运送痰标本时应在采集痰标本后将痰标本放置于－20℃或－70℃冰箱保存直至运送至开展相关检测的实验室，但需注意的是储存时间越长越会影响后续的检测结果。运输应由经过培训的人员负责，标本采集后应在规定时间内运达实验室，并尽可能缩短运输时间。随样本应附有与样本唯一性编码对应的送检单，送检单应与送检标本容器分开，包含受检者姓名、样本种类等信息，并应放置在第二层和第三层容器之间。第一层容器直接装样本，应防渗漏。容器上应有明显的标记，标明唯一性编码或受检者姓名、种类和采集时间。在容器周围应垫有缓冲吸水材料，以免碰碎。第二层容器容纳并保护第一层容器。要求不易破碎、带盖、防渗漏，容器的材料要易于消毒处理。第三层容器容纳并保护第二层容器的运输用外层包装箱。外面要贴上醒目的标签，注明收样和发样人及联系方式，同时要标明放置方向等字样或标识，还应易于消毒。标本及菌株运送需使用适宜的制冷剂，用于冷藏环境下运输。运送标本或菌株时应填写运送记录。

（二）标本接收

地市级实验室接收县（区）级转运的标本或菌株时，样本运输箱须至少在生物安全二级实验室内由经过培训的工作人员打开。打开包装时应穿戴个人防护装置，在生物安全柜中打开，用后的包装应及时进行消毒，核查标本或菌株容器外观是否完整，如发现溢漏应立即将尚存样本移出，消毒容器，同时报告实验室负责人。核对标本与送检单信息是否相符，检查标本的状况是否合格、菌株是否发生污染等。如果污染过重或者不符合接收要求，应将样本经过生物安全处理后废弃，并立即将样本情况通知送样人，要求重新采集样本。接收样本时应填写样本接收单。

三、标本保存

即时痰采集后立即送检，夜间痰和晨痰采集后推荐放置于2～8℃冰箱保存，并尽快送至实验室检测。实验室收到标本后，应及时开展各种实验室检测，如不能及时检测，需将痰标本储存于2～8℃冰箱暂时保存，防止痰液干涸或污染。分离培养时标本采集到接种时间间隔不能超过7d，储存温度过高或时间过长可能造成杂菌的污染，分子生物学检测时应根据本单位设定的周转时间尽快检测并报告结果，以免延误诊断，建议储存时间不超过10d，仅开展分子生物学核酸检测的标本可存放于－20℃或－70℃较长时间保存。若用于诊断患者是否耐药或确定耐药谱推荐在一周内运送，用于耐药性监测可延长保存时间，在1个月内运送。

第二节　胸腔穿刺

胸腔穿刺（thoracentesis），简称胸穿，是指对有胸腔积液（或气胸）的患者，为了诊断和治疗疾病的需要而通过胸腔穿刺抽取积液或气体的一种技术。

一、适应证

1. **诊断性穿刺**　对于原因未明的胸腔积液可做诊断性穿刺，做胸腔积液涂片、培养、细胞学和生化检查以明确病因，并可检查肺部情况。

2. **治疗性穿刺**　通过抽液、抽气或胸腔减压治疗单侧或双侧胸腔大量积液、积气产生的压迫、呼吸困难等症状；可向胸腔内注射药物（抗肿瘤药或促进胸膜粘连药物等）。

二、禁忌证

1. 体质衰弱、病情危重难以耐受穿刺术者。
2. 对麻醉药过敏。
3. 凝血功能障碍，严重出血倾向，患者在未纠正前不宜穿刺。
4. 穿刺部位或附近有感染。

三、准备工作

1. 了解、熟悉患者病情。
2. 与患者家属谈话，交代检查目的、大致过程、可能出现的并发症等，家属签字。
3. 器械准备，包括胸腔穿刺包、无菌胸腔引流管及引流瓶、皮肤消毒剂、麻醉药、无菌棉球、手套、洞巾、注射器、纱布及胶布。
4. 体位：患者取坐位面向椅背，两前臂置于椅背上，前额伏于前臂上。不能起床患者可取半坐位，患者前臂上举抱于枕部。
5. 选择穿刺点时，以 B 超定位点为穿刺点，如无法 B 超定位，则选在胸部叩诊实音最明显部位进行，胸腔积液较多时一般常取肩胛线或腋后线第 7 ~ 8 肋间。有时也选腋中线第 6 ~ 7 肋间或腋前线第 5 肋间为穿刺点。穿刺点用蘸甲紫（龙胆紫）的棉签或其他标记笔在皮肤上标记。

四、操作过程

1. 常规消毒皮肤时，应以穿刺点为中心进行消毒，直径 15cm 左右，两次。

2. 打开一次性使用胸腔穿刺包，戴无菌手套，覆盖消毒洞巾，检查胸腔穿刺包内物品，注意胸穿针与抽液用注射器连接后检查是否通畅，同时检查是否有漏气情况。

3. 助手协助检查并打开 2% 利多卡因安瓿，术者以 5mL，注射器抽取 2% 利多卡因 2～3mL，在穿刺部位由表皮至胸膜壁层进行局部浸润麻醉。如穿刺点为肩胛线或腋后线，肋间沿下位肋骨上缘进麻醉针，如穿刺点为腋中线或腋前线则取两肋之间进针。

4. 将胸穿针与抽液用注射器连接，并关闭两者之间的开关保证闭合紧密不漏气。术者以一手示指与中指固定穿刺部位皮肤，另一只手持穿刺针沿麻醉处缓缓刺入，当针锋抵抗感突然消失时，打开开关使其与胸腔相通，进行抽液。用止血钳（或胸穿包的备用钳）协助固定穿刺针，以防刺入过深损伤肺组织。注射器抽满后，关闭开关（有的胸穿包内抽液用注射器前端为单向活瓣设计，也可以不关闭开关，视具体情况而定）排出液体至引流袋内，记数抽液量。

5. 抽液结束拔出穿刺针，局部消毒，覆盖无菌纱布，稍用力压迫片刻，用胶布固定。

五、术后处理

1. 术后嘱患者卧位或半卧位休息半小时，测血压并观察有无病情变化。
2. 根据临床需要填写检验单，分送标本。
3. 清洁器械及操作场所。
4. 做好穿刺记录。

六、注意事项

1. 操作中应密切观察患者的反应，如有患者头晕、面色苍白、出汗、心悸、胸部压迫感或剧痛、晕厥等胸膜反应；或出现连续性咳嗽、气短、咳泡沫痰等现象时，立即停止抽液，并皮下注射 0.1% 肾上腺素 0.3～0.5mL，或进行其他对症处理。

2. 一次抽液不应过多、过快，首次不超过 600mL，以后每次不超过 1 000mL。

3. 严格无菌操作，操作中要始终保持胸膜负压，防止空气进入胸腔。

第三节　腰椎穿刺

腰椎穿刺是通过腰椎间隙穿刺测定颅内压，并获得脑脊液进行检查的一种方法。

一、适应证

1. **诊断性穿刺**　用于测定脑脊液压力（必要时进行脑脊液的动力学检查），进行脑脊液常规、生化、细胞学、免疫学和细菌学等检查，并可向蛛网膜下腔注入造影剂，进行空气或碘水脊髓造影等。

2. **治疗性穿刺**　用于引流血性脑脊液、炎性分泌物或造影剂等，或向蛛网膜下腔注入各种药物。在某些脑膜炎、脑蛛网膜炎、正压性脑积水和脑炎时，也可放取适量脑脊液以降低颅内压和改善临床症状。

二、禁忌证

病情危重者或败血症及穿刺部位的皮肤、皮下软组织或脊柱有感染时，均不宜进行，后者因穿刺后可将感染带入中枢神经系统。此外，颅内占位性病变，特别是有严重颅内压增高或已出现脑疝迹象者，以及高颈段脊髓肿物或脊髓外伤的急性期，也属禁忌，因前者可引起脑疝，后者可加重脊髓的受压，均可引起呼吸甚至心跳停止而死亡。

三、准备工作

1. 通常取弯腰侧卧位，自腰 2 至骶 1（以腰 3 ~ 4 为主）椎间隙穿刺。局部常规消毒及麻醉后，戴橡皮手套，用 20 号穿刺针（小儿用 21 ~ 22 号）沿棘突方向缓慢刺入，进针过程中针尖遇到骨质时，应将针退至皮下待纠正角度后再进行穿刺。成人进针 4 ~ 6cm（小儿 3 ~ 4cm）时，即可穿破硬脊膜而达蛛网膜下腔，抽出针芯流出脑脊液，测压和缓慢放液后（不超过 2 ~ 3mL），再放入针芯拔出穿刺针。穿刺点稍加压止血，敷以消毒纱布并用胶布固定。术后平卧 4 ~ 6h。若初压超过 2.94kPa（300mmHg）时则不宜放液，仅取测压管内的脑脊液送细胞计数及蛋白定量即可。

2. 嘱患者侧卧于硬板床上，背部与床面垂直，头向前胸部屈曲，两手抱膝紧贴腹部，使躯干呈弓形。或由助手在术者对面用一手抱住患者头部，另一手挽住双下肢腘窝处并用力抱紧，使脊柱尽量后凸以增宽椎间隙，便于进针。

3. 确定穿刺点，以髂后上棘连线与后正中线的交会处为穿刺点，一般取第 3 ~ 4 腰椎棘突间隙，有时也可在上一或下一腰椎间隙进行。婴幼儿脊髓下端的终止水平较低，故穿刺点宜选择腰 4 ~ 5 或腰 5 ~ 骶 1 椎间隙。

4. 常规消毒皮肤后戴无菌手套与盖洞贴，用 2% 利多卡因自皮肤到椎间韧带作局部麻醉。

5. 消毒好的腰椎穿刺包，局部消毒物品。对神志清楚的患者，应向其说明腰椎穿刺的目的和方法，消除紧张情绪，取得合作，必要时术前应用镇静剂。

四、操作过程

1. 左手固定穿刺点，右手持腰椎穿刺针，进针方向略偏向于头部，即对准脊椎间隙刺入皮下，此时一定要保持针体本身呈水平位，针尖斜面与脊椎平行，穿刺针与背面横轴垂直呈 90°，缓缓进针。

2. 当针穿过棘上韧带、棘间韧带及硬脊膜时，有阻力突然消失样落空感（进针深度成人一般为 4 ~ 5cm，小儿为 2 ~ 4cm，但可因年龄、体形胖瘦而异），说明针已进入蛛网膜下腔，然后再把针头的斜面转向头侧，徐徐抽出针芯，可见脑脊液流出。若无脑脊液流出，则可将穿刺针捻转或略做深浅调节。

3. 穿刺成功后，嘱患者头部、肢体自然放松，接测压管，此时可见测压管内脑脊液柱不断上升，当其不再上升时，脑脊液的液面随着呼吸而上下波动，此时的读数即是所测得的压力值。拔掉测压管，缓慢放出需要量的脑脊液，留脑脊液送检，放液后测末压。

4. 将穿刺针芯插入针体，然后一同拔出。在穿刺点盖无菌纱布，稍加按压以防止出血，后用胶布固定。

五、术后操作

嘱患者去枕平卧 4 ~ 6h，以免使脑脊液经穿刺孔漏入硬膜外腔，引起颅内低压所致的腰椎穿刺后头痛。

六、注意事项

1. 腰椎穿刺时患者采取的侧卧位姿势一定要正确，穿刺针的进针方向与背面的横轴一定呈 90°，且进针方向微偏向头侧，这是腰椎穿刺能否成功的重要环节。

2. 当穿刺针进入蛛网膜下腔后，拔出针芯时一定要缓慢，如遇颅内压太高，脑脊液呈喷射状流出时，要快速把穿刺针拔出，以防脑脊液短时间大量流失。

3. 腰椎穿刺操作的全过程均应严格按照无菌操作程序进行，否则任何一个环节均可能是造成感染的主要原因。另外，千万注意勿将酒精、其他注射液、或皮肤消毒剂等注入鞘内，准备前需严格核对，以免发生危险。

第四节　胸腔闭式引流术

胸腔闭式引流术是将引流管一端放入胸腔内，另一端接入容器，以便排出气体或收集胸腔内的液体，使得肺组织重新张开或液体排出。作为一种诊断和治疗手段广泛地应用于血胸、气胸、脓胸的引流及开胸术后。

一、适应证

1. 气胸，中等量气胸或张力性气胸；对于交通性气胸，或心肺功能较差、自觉症状较重、静息状态下亦感明显呼吸困难的闭合性气胸，无论其肺压缩多少，均应尽早行胸腔闭式引流术。反复发生的气胸，亦应首选闭式引流术。
2. 外伤性中等量血胸。
3. 持续渗出的胸腔积液。
4. 脓胸，支气管胸膜瘘或食管瘘。
5. 开胸术后。

二、禁忌证

1. 体质衰弱、病情危重难以耐受穿刺术者。
2. 对麻醉药过敏。
3. 凝血功能障碍，严重出血倾向，患者在未纠正前不宜穿刺。
4. 穿刺部位或附近有感染。

三、准备工作

1. 了解、熟悉患者病情。
2. 与患者家属谈话，交代检查目的、大致过程、可能出现的并发症等，并签字。
3. 器械准备，包括胸腔闭式引流装置、无菌胸腔引流管及引流瓶（袋）、皮肤消毒剂、麻醉药、无菌棉球、手套、洞巾、注射器、纱布及胶布，其中胸腔闭式引流装置有单瓶、双瓶、三瓶装置3种。
4. 患者取坐位面向椅背，两前臂置于椅背上，前额伏于前臂上。不能起床患者可取半坐位，患者前臂上举抱于枕部。

5. 胸腔积液穿刺选择穿刺点时，应用 B 超定位点为穿刺点，如无法 B 超定位，则选在胸部叩诊实音最明显部位进行，胸腔积液较多时一般常取肩胛线或腋后线第 7～8 肋间，有时也选腋中线第 6～7 肋间或腋前线第 5 肋间为穿刺点，穿刺点用蘸甲紫（龙胆紫）的棉签或其他标记笔在皮肤上标记。气胸穿刺选择穿刺点：胸腔闭式引流的插管部位多取锁骨中线外侧的第二肋间，或者腋前线的第四、五肋间。

6. 打开无菌胸腔闭式引流瓶，倒入生理盐水，使玻璃管埋于水下 3～4cm，在水平线上注明日期和水量（如有负压吸引管，松开；若为 2 瓶、3 瓶引流瓶按引流瓶装置图连接）。

四、操作过程

1. 局部浸润麻醉切口区胸壁背层，在局麻下沿肋骨上缘横行切开 1.5～2cm 皮肤切口，钝性分离皮下组织及肌层，或用套管针穿刺进入胸膜腔，直至胸膜并可见积液或积气抽出。

2. 固定导管，另一端置于水封瓶下 1～2cm，松开血管钳，观察引流瓶中长玻璃水柱波动情况，检查引流管是否通畅，妥善固定。随着呼吸或咳嗽可见气泡逸出，为防止复张性肺水肿，可以间断夹闭引流管，控制排气速度。

3. 引流管伸入胸腔深度根据患者胖瘦、胸壁薄厚和患者胸膜和肺部病灶情况调节，以丝线缝合胸壁皮肤切口，并结扎固定引流管，敷盖无菌纱布。引流管末端连接至水封瓶，引流瓶置于病床下不易被碰倒的地方。

4. 胸膜腔大量积气、积液者，开放引流时应缓慢。引流液体首次勿超过 600mL，防止发生纵隔的快速摆动移位或复张性肺水肿的发生。待病情稳定后，再逐步开放止血钳。

五、术后操作

拔管指征：在闭式引流术后，如果未见气泡逸出 1～2d 后，复查胸部 X 线片显示肺已经全部复张，可以考虑拔除引流管。在拔管时应准备皮肤消毒用品及其他用物，先剪去固定缝线，嘱患者深吸气后屏气，迅速拔出导管。同时立即以凡士林纱布和无菌纱布覆盖伤口，并敷料覆盖、固定。拔管后 24h 内，应注意观察患者的呼吸情况，局部有无渗液、出血、皮下气肿等，如有异常，及时处理。

六、注意事项

1. 水封瓶长管置于水中 3～4cm，并始终保持直立位置，引流瓶位置低于胸腔 60～100cm，防止引流液逆流。

2. 如引流管连接处脱落或引流瓶损坏，应立即双钳夹闭引流管，按无菌操作更换水封瓶或引流装置。

3. 若引流管从胸腔脱落，应立即用手捏闭伤口处皮肤，消毒处理后，用凡士林纱布封闭伤口，并协助医师做进一步处理。

4. 鼓励患者咳嗽，深呼吸运动和变换体位，以利液体、气体排出。

5. 若引流量大于等于 200mL/h，连续大于 3h，引流液呈现红色且有血凝块，同时伴有低血容量表现，则可能成为活动性出血，应通知医师给予积极处理。

6. 要观察患者有无呼吸困难、气胸和皮下气肿。检查切口敷料情况，是否继续渗液，如异常及时通知医师处理。

知识要点

1. 病原学检查阳性是结核病确诊依据，合格标本是提高阳性检出率的保障。痰是肺结核患者病原学检查最常用的标本，儿童肺结核的诊断胃液是最重要病原学检测标本。

2. 胸腔穿刺是指对有胸腔积液（或气胸）的患者，为了诊断和治疗疾病的需要而通过胸腔穿刺抽取积液或气体的一种技术。

3. 腰椎穿刺的诊断性穿刺目的是测定脑脊液压力（必要时进行脑脊液的动力学检查），进行脑脊液常规、生化、细胞学、免疫学和细菌学等检查，并可向蛛网膜下腔注入造影剂，进行空气或碘水脊髓造影等。

练习题

一、单选题

1. 标本外观以黄色（或奶酪色）、脓样、团块状的肺部分泌物为主，黏度较黏液痰低，制片时较易涂抹；涂片染色后镜检，可发现大量脓性炎症细胞、肺上皮脱落细胞。该样本为（ ）

A. 干酪痰   B. 血痰   C. 黏液痰   D. 唾液

2. 要采集足够量的标本满足检查项目的要求，理想状况下应至少为（　　　）

    A. 0.5 ~ 1mL

    B. 1 ~ 2mL

    C. 3 ~ 5mL

    D. 5 ~ 10mL

3. 即时痰采集后立即送检，夜间痰和晨痰采集后推荐放置于（　　　）

    A. 液氮

    B. − 80℃冰柜

    C. − 20℃冰箱

    D. 2 ~ 8℃冰箱

4. 关于胸膜腔穿刺，以下情况者，应酌情或者禁止操作（　　　）

    A. 过抽液、抽气或胸腔减压治疗单侧或双侧胸腔大量积液

    B. 积气产生的压迫、呼吸困难等症状

    C. 胸壁皮肤有感染

    D. 向胸腔内注射药物

5. 胸穿过程中出现以下症状，应立即停止穿刺并皮下注射 0.1% 肾上腺素 0.3 ~ 0.5mL，除了（　　　）

    A. 头晕、面色苍白、出汗

    B. 心悸、胸部压迫感

    C. 连续性咳嗽、气短、咳泡沫痰

    D. 穿刺部位疼痛

6. 腰椎穿刺术，以下情况者，应酌情或者禁止操作，除了（　　　）

    A. 怀疑颅内感染

    B. 病情危重者

    C. 败血症及穿刺部位的皮肤、皮下软组织或脊柱有感染

    D. 已有或怀疑有严重颅内压增高

7. 以下为胸腔闭式引流术的适应证，除了（　　　）

    A. 肺水肿

    B. 气胸

    C. 血胸

    D. 胸腔积液

8. 气胸穿刺、胸腔穿刺选择穿刺点多选择在（　　　）

    A. 胸部叩诊实音最明显部位　　　　　B. 锁骨中线外侧的第二肋间

    C. 腋中线第 6 ~ 7 肋间　　　　　　　D. 肩胛线或腋后线第 7 ~ 8 肋间

9. 以下为腰椎穿刺术的适应证，除了（　　　）

　　A. 椎管造影

　　B. 脑脊液的动力学检查

　　C. 结核性脑膜炎椎管内注药

　　D. 肺部阴影待查

10. 以下为胸腔穿刺术的适应证，除了（　　　）。

　　A. 胸闷喘憋

　　B. 原因未明的胸腔积液

　　C. 结核性胸膜炎胸腔内注射药物

　　D. 胸腔大量积液

二、名词解释

1. 胸腔闭式引流术

2. 腰椎穿刺术

三、简答题

1. 简述腰椎穿刺适应证。

2. 简述胸腔闭式引流术适应证。

3. 简述胸腔闭式引流术禁忌证。

附录

附录1　中英文名词对照表

中文	英文 / 缩写
药物敏感试验绝对浓度法	absolute concentration method for DST
艾滋病患者	acquired immune deficiency syndrome, AIDS
急性呼吸窘迫综合征	acute respiratory distress syndrome, ARDS
急性血行播散性肺结核	acute hematogenous disseminated pulmonary tuberculosis, ADTB
药物不良反应	adverse drug reaction, ADR
血丙氨酸转氨酶	alanine aminotransferase, ALT
阿米卡星	amikacin, Am
血管紧张素转换酶	angiotensin converting enzyme, ACE
抗中性粒细胞胞质抗体	antineutrophil cytoplasmic antibody, ANCA
抗逆转录病毒治疗	anti-retroviral therapy, ART
脓腔表观的扩散系数	apparent diffusion coefficien, ADC
关节结核	articular tuberculosis
贝达喹啉	bedaquiline, Bdq
脑实质结核	brain parenchymal tuberculosis
氯法齐明	clofazimine, Cfz
慢性阻塞性肺疾病	chronic obstructive pulmonary disease, COPD
计算机 X 射线摄影	computed radio-graphy, CR
计算机体层摄影	computed tomography, CT
肺源性心脏病	cor pulmonale
新型结核菌素皮肤试验	creation tuberculin skin test, C-TST
交叉引物核酸恒温扩增	crossing priming isothermal amplification, CPA
环丝氨酸	cycloserine, Cs

续表

中文	英文/缩写
德拉马尼	delamanid, Dlm
脱氧核糖核酸	deoxyribonucleic acid, DNA
数字 X 射线摄影	digital radiography, DR
DOTS 策略	directly observed treatment of short course strategy, DOTS
弥散性血管内凝血	disseminated inravascular coagulation, DIC
药物敏感试验	drug sensitivity test, DST
回波时间	echo time, TE
酶联免疫吸附试验	enzyme-linked immunoadsordent assay, ELISA
酶联免疫斑点试验	enzyme-linked immunospot assay, ELISPOT assay
乙胺丁醇	ethambutol, EMB, E
乙硫异烟胺	ethionamide, Eto
广泛耐药结核病	extensive drug resistant tuberculosis, XDR-TB
固定剂量复合剂	fixed-dose combination, FDC
半乳甘露聚糖抗原试验	galactomannan antigen test, GM test
六胺银	gomori methenamine silver, GMS
肺出血肾炎综合征	goodpasture syndrome
坏死性肉芽肿性血管炎	granulomatous angiitis
苏木素 - 伊红染色法	hematoxylin and eosin staining, HE staining
高分辨率 CT	high resolution CT, HRCT
高分辨率熔解曲线分析	high resolution melting analysis, HRM
高效抗逆转录病毒治疗	highly active anti-retroviral therapy, HAART
人类免疫缺陷病毒	Human immunodeficiency virus, HIV
影像板	imaging plate, IP
亚胺培南 - 西司他丁	imipenem-cilas-tatin, Ipm/Cln
免疫重建炎症综合征	immune reconstruction inflamatory syndrome, IRIS
免疫组织化学法	immunohistochemistry, IHC
整合酶抑制剂	integrase inhibitor, INSTI
γ 干扰素释放试验	interferon-γ release assay, IGRA
国际疾病分类	international classification of diseases, ICD

中文	英文 / 缩写
对氨基水杨酸异烟肼	isoniazid aminosalicylate,Pa
异烟肼	isoniazid,INH,H
结核潜伏感染	latent tuberculosis infection,LTBI
左氧氟沙星	levofloxacin,Lfx
发光二极管	light emitting diode,LED
线性探针杂交技术	line probe hybridization technique
利奈唑胺	linezolid,Lzd
脂阿拉伯甘露聚糖	lipoarabinomannan,LAM
环介导等温扩增	loop-mediated isothermal amplification,LAMP
罗氏培养基	Lowenstein-Jensen medium,L-J medium
磁共振成像	magnetic resonance imaging,MRI
最大稀释度	maximum diluta concentration,MDC
美罗培南	meropenem,Mpm
宏基因二代测序	metagenome next-generation sequencing,mNGS
最低杀菌浓度	minimum bactericidal concentration,MBC
最低抑菌浓度	minimum inhibitory concentration,MIC
混合型颅内结核	mixed intracranial tuberculosis
莫西沙星	moxifloxacin,Mfx
耐多药结核病	multidrug resistant tuberculosis,MDR-TB
分枝杆菌	mycobacteria
结核分枝杆菌复合群	mycobacterium tuberculosis complex,MTBC
结核分枝杆菌	mycobacterium tuberculosis,MTB
非核苷类反转录酶抑制剂	non-nucleoside reverse transcriptase inhibitor,NNRTI
非结核分枝杆菌	nontuberculous mycobacteria,NTM
核酸扩增试验	nucleic acid amplification test,NAAT
核酸杂交	nucleic acid hybridization
核苷逆转录酶抑制剂	nucleoside reverse transcriptase inhibitor,NRTI
对氨基水杨酸	para-aminosalicylic acid,PAS
过碘酸雪夫染色	periodic acid-schiff,PAS

中文	英文/缩写
对硝基苯甲酸	p-Nitrobenzoic acid,PNB
聚合酶链反应	polymerase chain reaction,PCR
准广泛耐药结核病	pre-extensively drug-resistant tuberculosis,Pre-XDRTB
原发综合征	primary syndrome
蛋白酶抑制剂	protease inhibitor,PI
丙硫异烟胺	protionamide,Pto
卡介菌纯蛋白衍生物	Purified protein derivative of BCG,BCG-PPD
结核菌纯蛋白衍生物	Purified protein derivative of tuberculin,TB-PPD
结核纯蛋白衍生物	purified protein derivative,PPD
实时荧光定量 PCR	real time fluorescence quantitative PCR,RT-qPCR
再激发试验	rechallenge
重组结核杆菌融合蛋白（EC）	recombinant mycobacterium tuberculosis fusion protein（EC）
重复时间	repeat time,TR
呼吸衰竭	respiratory failure
核糖核酸	ribonucleicAcid,RNA
利福平耐药结核病	rifampicin resistant tuberculosis,RR-TB
利福平	rifampicin,RFP,R
利福喷丁	rifapentine,Rft
脊柱结核	spine tuberculosis
自发性气胸	spontaneous pneumothorax,SP
链霉素	streptomycin,Sm,S
特立齐酮	terizidone,Trd
胸膜腔穿刺	thoracentesis
结核菌素皮肤试验	tuberculin skin test,TST
结核性脑膜炎	tuberculous meningitis,TBM
骨结核	tuberculous osteomyelitis
电视胸腔镜外科手术	video assisted thoracic surgery,VATS
世界卫生组织	World Health Organization,WHO

附录2　参考答案

第一章　概述

一、单选题

1. D　　　2. E　　　3. C　　　4. C　　　5. C
6. D　　　7. C　　　8. D　　　9. E　　　10. D

二、名词解释

1. 分枝杆菌

分枝杆菌包括结核分枝杆菌复合群、非结核分枝杆菌和麻风分枝杆菌。

2. 结核分枝杆菌形态特征

结核分枝杆菌为细长略带弯曲的杆菌，大小（1~4）μm×0.4μm。结核分枝杆菌在陈旧的病灶中形态常不典型，可呈颗粒状、串珠状、短棒状、索状、长丝形等。

三、问答题

1. 简述结核分枝杆菌的致病性。

结核分枝杆菌的致病性主要与其菌体成分、菌体构造、代谢物质的毒性、在宿主体内大量繁殖引起的炎症以及机体应答的免疫损伤等因素有关。

2. 简述结核分枝杆菌的生理特性。

结核分枝杆菌为嗜温、嗜中性微生物，生长的最适pH值为6.8~7.2，最适温度为37℃，30℃以下停止生长。结核分枝杆菌对外环境的适应性较强，粘附在尘埃上可保持传染性8~10d，在干燥痰内可存活6~8个月，在患者衣物上可存活长达2年，对酸、碱和干燥均有一定抵抗力。但对湿热、紫外线和乙醇敏感，在阳光暴晒下仅能存活数小时，70%~75%乙醇作用5~30min即可将其杀灭。

3. 简述我国肺结核患者发现和治疗管理策略。

早期发现因症就诊、主动筛查和健康体检是早期发现患者的主要方式。

各级定点医疗机构要根据肺结核门诊诊疗规范、临床路径和结核病防治工作规范等有关技术指南要求，对肺结核患者进行诊疗，接受临床诊疗质控，确保患者全程规范治疗，减少耐药发生。

规范抗结核药品临床使用，推荐使用固定剂量复合剂（FDC）进行抗结核治疗。

按照国家基本公共卫生服务项目要求落实肺结核患者健康管理服务，推进结核病患者家庭医生签约服务制度，开展全流程、全链条、全方位的患者关怀，充分利用移动互联网等新技术开展随访服务，提高患者治疗依从性。

第二章 结核潜伏感染

一、单选题

1. B	2. D	3. A	4. A	5. C
6. A	7. B	8. C	9. D	10. C

二、名词解释

1. 结核潜伏感染

结核潜伏感染是人体经结核分枝杆菌抗原刺激后的持续免疫应答阶段，且没有活动性结核病临床证据。LTBI 包含了 MTB 被清除，MTB 无复制的带菌状态和 MTB 复制但无临床表现的亚临床状态。

2. 结核潜伏感染的检查方法

包括皮肤试验和 γ 干扰素释放试验两种，其中皮肤试验包括结核菌素皮肤试验和新型结核菌素皮肤试验。

三、简答题

1. 简述开展结核病预防性治疗的对象。

《中国结核病预防控制工作技术规范（2020 年版）》要求开展结核病预防性治疗对象。

（1）与病原学阳性肺结核患者密切接触的 5 岁以下儿童 LTBI 者；（2）HIV 感染者及艾滋病患者中的 LTBI 者，或感染检测未检出阳性而临床医生认为确有必要进行治疗的个体；（3）与活动性肺结核患者密切接触的学生等新近 LTBI 者；（4）其他人群，包括需使用肿瘤坏死因子治疗者、长期应用透析治疗者、准备做器官移植或骨髓移植者、硅肺病患者，以及长期应用糖皮质激素或其他免疫抑制剂的 LTBI 者。其中，（1）~（3）条为重点对象。

2. 简述结核潜伏感染化学预防性治疗方案和免疫预防性治疗文案。

《中国结核病预防控制工作技术规范（2020 年版）》推荐的 LTBI 预防性治疗方案：

单用异烟肼、异烟肼联合利福平、异烟肼联合利福喷丁、单用利福平等方案。如果有明确传染源且传染源确诊为耐利福平或异烟肼患者，则治疗方案应由临床专家组根据传染源的耐药谱制订，并需做详细的风险评估和治疗方案论证。

进行免疫预防性治疗，使用注射用母牛分枝杆菌，剂量为每 1 人次用剂量为 1.0mL，含母牛分枝杆菌菌体蛋白 22.5μg，推荐每次给药 1 瓶，臀部肌肉深度注射，间隔 2 周给药 1 次，共给药 6 次。

3. 简述 LTBI 诊断标准。

（1）在没有 BCG 接种或 NTM 干扰时，以 PPD 反应硬结平均直径 ≥ 5mm 视为已受 MTB 感染。（2）在 BCG 接种地区或 NTM 感染地区，以 PPD 反应硬结平均直径 ≥ 10mm

视为 MTB 感染标准。（3）对 HIV 阳性或接受免疫抑制剂治疗大于 1 个月，以及与活动性肺结核患者有密切接触的未接种 BCG 的 5 岁以下儿童 PPD 反应硬结平均直径 ≥ 5mm 视为 MTB 感染。（4）重组结核杆菌融合蛋白（EC）皮肤试验阳性即表明受到 MTB 感染。（5）IGRA 检测阳性说明存在 MTB 感染。

第三章　结核病分类

一、单选题

1. A　　　2. C　　　3. D　　　4. C　　　5. C
6. C　　　7. D　　　8. D　　　9. D　　　10. A

二、名词解释

1. 国际疾病分类

是由 WHO 主持编写并发布的一种疾病分类方法，是卫生信息标准体系的重要组成部分。完整的 ICD 的统计范畴涵盖了死因、疾病、伤害、症状、就诊原因、疾病的外部原因等方面，被广泛应用于临床研究、医疗监测、卫生事业管理。

2. 活动性结核病

具有结核病相关的临床症状和体征，结核分枝杆菌病原学、病理学、影像学等检查有活动性结核的证据。活动性结核按照病变部位、病原学检查结果、耐药状况、治疗史分类。

三、简答题

1. 简述结核分枝杆菌潜伏感染者判断原则。

（1）在没有卡介苗（BCG）接种或非结核分枝杆菌（NTM）干扰时，以 PPD 反应硬结平均直径 ≥ 5mm 视为已受结核分枝杆菌感染。

（2）在 BCG 接种地区或 NTM 感染地区，以 PPD 反应硬结平均直径 ≥ 10mm 视为结核分枝杆菌感染标准。

（3）对 HIV 阳性或接受免疫抑制剂治疗大于 1 个月，以及与活动性肺结核患者有密切接触的未接种 BCG 的 5 岁以下儿童 PPD 反应硬结平均直径 ≥ 5mm 视为结核分枝杆菌感染。

（4）重组结核杆菌融合蛋白（EC）皮肤试验阳性即表明受到结核分枝杆菌感染。

（5）IGRA 检测阳性说明存在结核分枝杆菌感染。

2. 简述活动性肺结核基于影像及病理表现特点的分型。

（1）原发性肺结核：包括原发综合征和胸内淋巴结结核（儿童尚包括干酪性肺炎和气

管、支气管结核）。

（2）血行播散性肺结核：包括急性、亚急性和慢性血行播散性肺结核。

（3）继发性肺结核：包括浸润性肺结核、结核球、干酪性肺炎、慢性纤维空洞性肺结核和毁损肺等。

（4）气管、支气管结核：包括气管、支气管黏膜及黏膜下层的结核病。

（5）结核性胸膜炎：包括干性、渗出性胸膜炎和结核性脓胸。

3. 简述复治结核病定义。

（1）因结核病不合理或不规则用抗结核药物治疗 ≥ 1 个月的患者。

（2）初治失败和复发患者。

第四章　结核病实验室诊断及病理学诊断

一、单选题

1. A 2. D 3. A 4. B 5. D

6. A 7. B 8. C 9. C 10. D

11. C

二、名词解释

1. γ 干扰素释放试验

是通过检测全血或全血中单核细胞在 MTB 特异性抗原刺激所产生的 γ 干扰素水平，从而判断受试者是否感染 MTB，用于结核潜伏感染的诊断和活动性结核病的辅助诊断。

2. 罗氏培养基

是一种经典的固体培养基，主要成分有天门冬素、KH_2PO_4、$MgSO_4 \cdot 7H_2O$、枸橼酸镁、甘油、鸡卵液等，通过凝固器加热对培养基进行凝固。

3. 结核结节

结核性肉芽肿病变中形成的一种较特异的形态结构，结节中心常为干酪样坏死，坏死周边围绕类上皮细胞、散在多少不等的朗汉斯巨细胞，结节的外侧为淋巴细胞及少量反应性增生的成纤维细胞。

三、简答题

1. 简述结核分枝杆菌抗酸染色原理。

抗酸染色性是分枝杆菌属的重要特征，是指细菌在经苯胺染料染色后，耐受酸和 / 或醇脱色的着色性。这种特性主要是由于胞壁中的分枝菌酸与染料结合后，很难被酸和 / 或醇脱色。除了分枝杆菌属外，棒状杆菌属、诺卡氏菌属、玫瑰红球菌属和一些细菌孢子也存在程度不同的抗酸染色性，它们的抗酸染色性也与各自细胞壁中所含的脂质有关。也正是如此，在被检样本中发现具有抗酸染色特性的杆状细胞时只能报告为抗酸杆菌阳性。

2. 简述结核菌素试验的结果判读标准。

2017 年国家卫生健康委颁发的肺结核诊断标准中提出 TST 法判断标准如下：①一般情况下，在没有卡介苗接种和非结核分枝杆菌干扰时，PPD 反应硬结 ≥ 5mm 应视为 MTB 感染；②在卡介苗接种地区和 / 或非结核分枝杆菌流行地区，以 PPD 反应 ≥ 10mm 为 MTB 感染标准；③在卡介苗接种地区和 / 或非结核分枝杆菌流行地区，对 HIV 阳性、接受免疫抑制剂 > 1 个月，PPD 反应 ≥ 5mm 为 MTB 感染；④与涂片阳性肺结核有密切接触的 5 岁以下儿童，PPD 反应 ≥ 5mm 为 MTB 感染；⑤ PPD 反应 ≥ 15mm 及以上或有水疱、坏死、淋巴结炎等为 MTB 感染强反应。

3. 简述 Xpert® MTB/RIF 检测的优点。

操作简单快速，适合于各级实验室。灵敏度高，对涂片阴性的痰标本的检出率高，对常规技术检查阳性率不理想的 HIV 感染者和儿童的结核病的诊断效率明显提高；及时诊断利福平耐药，有利于及时调整患者治疗方案；大幅度提高常规诊断技术检查阳性率不理想的体液标本，如胸腔积液、脑脊液等的阳性检出率；生物安全风险低。

4. 简述结核病病理学诊断的常用技术方法。

（1）HE 染色光镜下观察组织学形态特征。

（2）抗酸染色查找抗酸杆菌。

（3）分子病理学技术进行结核分枝杆菌 DNA 检测和耐药基因检测。

第五章 结核病影像学检查

一、单选题

| 1. B | 2. A | 3. A | 4. A | 5. A |
| 6. B | 7. A | 8. D | 9. D | 10. B |

二、名词解释

1. 原发综合征

原发综合征由四个部分组成：即肺部原发灶、支气管淋巴结结核、淋巴管炎及初染灶邻近的胸膜炎。

2. 血行播散性肺结核

又称粟粒型肺结核，是由于结核分枝杆菌进入淋巴血液循环而引起，包括急性、亚急性和慢性血行播散性肺结核。

三、简答题

1. 简述原发性肺结核胸部 X 线表现。

原发性肺结核 X 线表现取决于病变类型和性质。胸部 X 线片可见肺内片状或斑片状影，肺门或气管旁淋巴结肿大，常为单侧。有时可见肺门或气管旁与肺门内病变有条索状影相连接，三者形成哑铃状，伴或不伴胸膜病变。

2. 简述继发性浸润性肺结核的诊断要点。

好发于肺上叶尖后段、下叶背段及后基底段；病变分布可局限也可多肺段受累；影像上呈多形态表现；易合并空洞；多伴有支气管播散灶；可伴胸膜增厚及胸腔积液，病变 1个月之内变化较小。

3. 简述腹膜结核典型影像学表现。

腹膜结核影像学表现为腹腔积液，腹膜增厚，网膜及肠系膜增厚、粘连，其中腹腔积液以局限性或包裹性积液常见，壁腹膜常常表现为光滑增厚，可伴有腹膜结核瘤，网膜及肠系膜增厚典型表现为"污迹样"，即 CT 及 MRI 上可见脂肪密度浑浊，并伴有斑片、结节及索条状影，CT 扫描呈稍高密度影，MR 扫描 T_2 抑脂序列呈等级稍高混杂信号，边缘模糊。

4. 简述脊柱结核寒性脓肿的 MRI 特点。

（1）脓腔：内为脓液，于 T_2WI 呈混杂偏高信号，增强后，无强化。

（2）脓壁：壁薄，于 T_1WI 图像可呈偏高信号，增强后，呈环状线样强化。

（3）周围组织：水肿较轻微。

（4）范围：大于 3 个椎体节段水平是脊柱结核的特点之一。

第六章　肺结核诊断与鉴别诊断

一、单选题

1. C	2. B	3. C	4. A	5. D
6. B	7. C	8. D	9. B	10. D

二、名词解释

1. 类赫氏反应

部分患者抗结核治疗早期出现病变暂时恶化现象，主要强化期抗结核治疗，使大量的结核分枝杆菌在短期内被杀死，结核分枝杆菌菌体游离成分如蛋白质、磷脂质等作为抗原，引起机体产生变态反应，导致肺部病变暂时恶化，如一过性病灶增大、淋巴结增大、出现胸腔积液或原有胸腔积液增多等，随着治疗的进行，这种暂时性恶化现象可消失。

2. 继发性肺结核

包括浸润性肺结核、结核球、干酪性肺炎、慢性纤维空洞性肺结核和毁损肺等。

三、问答题

1. 简述肺部哪些常见疾病需要与原发性肺结核鉴别。

原发性肺结核需要鉴别除外以下疾病：①恶性淋巴瘤（包括肺门纵隔霍奇金淋巴瘤和非霍奇金淋巴瘤）；②中心型肺癌；③结节病；④淋巴细胞白血病；⑤支气管类癌；⑥肺门淋巴结结核肿大引起的肺不张。

2. 简述结核病类赫氏反应。

类赫氏反应：在抗结核药物治疗过程中，大量的结核分枝杆菌在短期内被杀死，大量的死菌菌体的游离成分如蛋白质、磷脂质、肽糖是炎症反应和免疫系统的强烈诱导剂，这些物质作为抗原，使已处于高敏状态的肺、淋巴结、脑膜与脑组织发生更高的变态反应，导致肺部病灶增多或扩大，即病灶周围炎，肺外组织出现病变反应。其病理表现为病灶毛细血管扩张，中性粒细胞渗出、巨噬细胞、淋巴细胞聚集形成结节，甚至病灶坏死，因而X线显示病灶增多等现象。临床表现为病情不变或轻微加重，原有病灶增大、增多，出现新空洞，浆膜积液增多，胸膜炎症状如胸痛，低热转为高热，伴外周白细胞增多。类赫氏反应继续服用抗结核药 15~30d 就会恢复。

3. 简述继发性肺结核 X 线常见类型。

浸润性肺结核，空洞性肺结核，肺结核瘤，干酪性肺炎，慢性纤维空洞性肺结核，毁损肺，肺硬化。

第七章　结核病治疗

一、单选题

1. E	2. C	3. D	4. A	5. B
6. E	7. B	8. C	9. A	10. C

二、名词解释

1. 利福平耐药结核病

结核病患者感染的 MTB 经体外药物敏感试验证实对利福平耐药。

2. 耐多药结核病

是指结核病患者感染的结核分枝杆菌体外 DST 证实至少同时对异烟肼和利福平耐药的结核病。

三、简答题

1. 简述一线抗结核药物及常见的不良反应。

（1）异烟肼，常见的不良反应：末梢神经炎；肝功能受损；药物过敏反应。

（2）利福平，常见的不良反应：肝功能损害：转氨酶升高；消化道不良反应。上腹不适、厌食、恶心、呕吐；神经系统障碍：头疼、嗜睡、眩晕；过敏反应。

（3）乙胺丁醇，常见的不良反应：视神经毒性；过敏；肝功能异常；胃肠道反应。

（4）吡嗪酰胺，常见的不良反应：肝功能异常；高尿酸血症；胃肠道反应；过敏反应。

（5）利福布汀，常见的不良反应：皮疹；胃肠道反应；肝炎。

（6）利福喷丁，常见的不良反应：肝功能损害；转氨酶升高；消化道不良反应，不良反应较利福平轻。

2. 简述肺结核治疗对象及化疗原则。

化疗对象：痰结核分枝杆菌阳性的肺结核患者是治疗的主要对象，痰菌阴性的活动性肺结核及肺外结核患者亦应予以治疗。

具体包括：

（1）初治肺结核：①从未因结核病应用过抗结核药品治疗的患者；②正进行标准化疗方案规律用药而未满疗程的患者；③不规则化疗未满 1 个月的患者。

（2）复治肺结核：①因结核病不合理或不规律用抗结核药品治疗 ≥ 1 个月的患者；②初治失败和复发患者。

化疗原则：尽管化疗易受多种因素的干扰，针对不同病情所采取的治疗方案和治疗形式各异，但都必须遵循"早期、规律、全程、联合、适量"的化学治疗原则，以期达到杀灭结核分枝杆菌、促进病灶愈合、消除症状和防止复发的目的。因此，正确使用抗结核药物，制订合理的化疗方案和遵循化疗原则，是结核病化疗成功的关键。

3. 简述 WHO 对于治疗耐多药 / 利福平耐药结核病的药物是如何分组的，区别又有哪些。

A 组：首选药物，包括左氧氟沙星或莫西沙星、贝达喹啉和利奈唑胺。

B 组：次选药物，包括氯法齐明、环丝氨酸。

C 组：A 组和 B 组药物不能组成有效治疗方案时可添加的药物，包括乙胺丁醇、德拉马尼、吡嗪酰胺、亚胺培南 / 西司他丁、美罗培南、阿米卡星（链霉素）、乙硫异烟胺或丙硫异烟胺、对氨基水杨酸。

第八章　常见肺外结核诊断及治疗

一、单选题

1. C　　　　2. D　　　　3. B　　　　4. A　　　　5. B

6. D　　　　7. D　　　　8. B　　　　9. D　　　　10. C

二、名词解释

1. 结核性脑膜炎

结核分枝杆菌通过血液、淋巴系统或直接侵入蛛网膜下腔，引起软脑膜、蛛网膜，进而累及脑血管、脑神经、脑实质和脊髓的非化脓性炎症。

2. 肾结核

结核分枝杆菌引起的肾脏系统病变，并且造成肾脏器质和功能损害的一种慢性进行性破坏性疾病。

3. 淋巴结结核

结核分枝杆菌侵入淋巴系统导致的淋巴结肿大坏死或化脓性炎症。发病率占所有肺外结核的首位。

三、简答题

1. 简述典型结核性脑膜炎主要的神经系统症状及体征。

（1）脑膜刺激征：表现为颈项强直、克尼格征和布鲁津斯基征阳性等。

（2）颅内高压：产生剧烈头痛和喷射性呕吐，视乳头水肿、外展神经麻痹，可以出现不同程度的昏迷，严重者可形成脑疝，表现为双侧瞳孔大小不等、呼吸节律变化、血压升高等。

（3）脑功能受损：引起脑组织缺血、水肿、软化，甚至脑出血，从而出现中枢性肢体瘫痪，亦可出现癫痫发作等。

（4）脑神经损害：可损害脑神经，以复视、面神经麻痹、视力下降为主要表现。

（5）脊髓损害：可出现根性神经痛或束带感，感觉和运动障碍，大小便功能障碍。

2. 简述结核性腹膜炎的诊断要点。

（1）中青年患者，有发热等中毒症状，伴腹痛、腹胀、腹水、腹部包块或腹壁柔韧感。

（2）有肺部或腹腔其他器官结核病活动证据。

（3）腹水为典型渗出液，以淋巴细胞为主，排除其他病原体感染，无肝硬化等容易导致原发性腹膜炎的其他疾病。

（4）X线片发现肠粘连、肠梗阻等征象。

（5）PPD试验呈阳性反应。

（6）腹水长速较慢，抽液后不会迅速增多。

典型病例可通过常规检查和腹水查到抗酸杆菌或者TB-DNA即可确定临床诊断。不典型病例渗出型结核性腹膜炎，可通过腹膜活检术或腹腔镜检查确诊。有广泛腹膜粘连者腹腔镜检查属禁忌。有手术指征者可剖腹探查。

第九章　肺结核常见急症处理

一、单选题

1. C	2. D	3. C	4. B	5. A
6. A	7. D	8. D	9. B	10. A

二、名词解释

1. 咯血

咯血是指喉以下的呼吸道或肺组织出血，并经口腔咯出。

2. 肺源性心脏病

肺源性心脏病简称肺心病，是指由支气管 - 肺组织、胸廓、神经肌肉或肺血管病变致肺血管阻力增加，产生肺动脉高压，继而右心室结构和 / 或功能改变的一种心脏病。肺血管阻力增加和肺动脉高压是其中的关键环节。

三、简答题

1. 简述咯血与呕血的鉴别要点。

类别	咯血	呕血
出血部位	下呼吸道	上消化道
病因	肺结核、支气管扩张、肺癌、肺炎、肺脓肿、心脏病等	消化性溃疡、肝硬化、急性胃黏膜病变、胆道出血、胃癌等
出血前症状	喉部痒感、胸闷、咳嗽咳痰	上腹部不适，恶心、呕吐等
血液性状	色鲜红，碱性	暗红色、棕色，有时为鲜红色，酸性
黑便	无，咽入较多量血液后，可有	柏油样便，呕血停止后仍可持续数日
出血后痰的性状	咯血后常持续痰中带血数天	无痰

2. 简述呼吸衰竭总的治疗原则。

呼吸衰竭总的治疗原则是：保持患者的呼吸道通畅、积极治疗患者的原发病、氧疗、呼吸支持、防治并发症、器官功能维护、监护与生命支持治疗。

3. 简述慢性肺源性心脏病急性加重期的主要治疗措施。

急性加重期的治疗以控制患者诱发因素，改善呼吸功能，控制心力衰竭，防治并发症为主。主要措施包括如下：

（1）控制感染：抗生素的使用原则同慢性阻塞性肺疾病急性加重期。

（2）控制呼吸衰竭：根据患者基础病不同，采取相应措施，通畅呼吸道，改善通气功能。合理氧疗以纠正缺氧。必要时给予无创正压通气或气管插管有创正压通气治疗。

（3）控制心力衰竭：①利尿药：有消除水肿、减少血容量、减轻右心前负荷的作用。临床采用量出为入的原则用药。②正性肌力药：慢性肺心病患者由于慢性缺氧及感染，对洋地黄类药物耐受性较低，且易致中毒。目前已不常规推荐使用。③血管扩张药：对于治疗肺血管病变本身导致的肺动脉高压（即动脉性肺动脉高压）具有较好疗效，某些慢性血栓栓塞性肺动脉高压继发的肺心病也可应用，但对慢性肺部疾病继发的肺动脉高压及肺心病的疗效临床尚不满意。

第十章　抗结核药物不良反应及处理

一、单选题

| 1. A | 2. D | 3. C | 4. A | 5. D |
| 6. D | 7. C | 8. C | 9. A | 10. D |

二、名词解释

1. 药物不良反应

药物不良反应（adverse drug reactions，ADR）系指正常剂量的药物用于预防、诊断、治疗疾病或调节生理机能时出现的有害的、与用药目的无关的反应。

2. 除激发试验

除激发试验（dechallenge）在用药过程中出现药品不良反应，停药后反应消退，就增强了对药品引起不良反应的怀疑，此法称为除激发试验，判断不良反应和该药可能有关。

三、简答题

1. 简述贝达喹啉的主要不良反应。

（1）死亡率升高：在一项安慰剂对照试验中，观察到本品治疗组的死亡风险（9/79，11.4%）较安慰剂治疗组（2/81，2.5%）增加。

（2）QT 间期延长：本品可延长 QT 间期。在治疗前以及本品治疗开始后至少 2、12 和 24 周时，应进行心电图检查（ECG）。

（3）肝毒性：服用本品时应避免饮酒、摄入含酒精的饮料和使用其他肝脏毒性药物，尤其是肝功能受损的患者。

（4）在本品治疗期间，应避免与强效 CYP3A4 诱导剂，例如利福霉素（利福平、利福喷丁和利福布汀）或中效诱导剂，例如依非伟伦，同时服用，以避免降低药物吸收利用。

（5）建议患者在服用本品期间如果发生头晕，不要驾驶或操作机动车。

（6）其他不良反应：恶心、关节痛、头痛、咯血、胸痛、食欲减退、皮疹、血淀粉酶升高。

2. 简述抗结核药物不良反应处理原则。

（1）临床用药过程中，一旦发现不良反应，应即刻去除一切可能引起不良反应的因素，包括立即停用所有正在服用的药物（患者既往长期服用的、赖以维持正常生理功能的药物除外，例如心功能不全患者应用的地高辛、利尿药，糖尿病患者的降糖药物等）及可能引起过敏的食物等。

（2）不论出现何种不良反应，都应及时复查肝功能、肾功能、电解质、血常规、尿常规，以便及时发现不良反应所波及的器官、系统。

（3）根据反应的轻重程度适时选用肾上腺皮质激素。

（4）抗组胺药的应用。

（5）解毒。应用特异性解毒药物对抗药物的毒性反应，如原方案中含有异烟肼，则应选用大剂量维生素 B_6 来解救异烟肼中毒；由吡嗪酰胺引起的尿酸升高可以应用别嘌呤醇或丙磺舒促进尿酸排泄；肝损害可以应用甘草类制、还原型谷胱甘肽、硫普罗宁等解毒治疗。

（6）补充液量，促进排泄。根据患者心、肺、肾功能状况，要适量增加静脉补液量，促进药物排泄，尽可能降低损害药物的血药浓度。

3. 简述保肝治疗措施。

（1）去除病因，停用一切可导致肝脏损害的药物。

（2）加速肝细胞解毒：针对药物对肝细胞产生损伤的机制，应用解毒，保护肝细胞的药物治疗。

（3）促进黄疸的消退：如患者同时出现黄疸，则应积极促进黄疸的消退，防止因胆汁淤积造成的肝细胞进一步缺氧性坏死。

（4）治疗方案中含有异烟肼，可应用大剂量的维生素 B_6 来解救。用法维生素 $B_6$100mg 加入 10% 葡萄糖溶液中静脉输入，一日一次。

（5）对症处理，积极处理腹胀：因为肝细胞受损后，消化酶分泌减少，患者可出现不同程度的腹胀，腹胀后加重了肠道有毒物质经肝肠循环进入肝脏，致使肝细胞再次受损。处理腹胀的办法有：补充消化酶、增强胃肠蠕动、酸化结肠，可用乳酶生、西沙必利、乳果糖等药物治疗。

（6）改善一般状态：补充足够的液量和热量、维生素；补充蛋白质、支链氨基酸、必要电解质。

第十一章　特殊人群结核病治疗

一、单选题

1. A　　　2. A　　　3. B　　　4. D　　　5. D
6. A　　　7. C　　　8. B　　　9. D　　　10. B

二、名词解释

1. 结核相关免疫重建炎症综合征（TB-IRIS）

一些接受 HAART 的患者，虽然血浆 HIV 的 RNA 水平显著下降，外周血 CD4$^+$ T 细胞计数显著升高，但临床病症表型却愈发严重，且通常会出现一些新的病原微生物的机会性感染。这种 HAART 后免疫指标恢复但却伴随临床病情恶化的表型被称为 IRIS。在 HIV 合并 MTB 感染的患者中，IRIS 的发生率为 7%～40%，多数发生于抗反转录病毒治疗后 6～7 周，这一类合并感染者发生的 IRIS 反应称为 TB-IRIS。

2. 耐多药结核病

结核病患者感染的结核分枝杆菌同时对异烟肼及利福平耐药。

三、简答题

1. 简述儿童耐药肺结核的治疗原则。

（1）早期、适量、联合、规律、全程的治疗原则。

（2）个体化治疗原则，仅在无法获得耐药信息时采用标准化治疗或经验性治疗。

（3）利大于弊的原则，药物选择要充分考虑患儿用药不良反应、耐受性、依从性等因素。

2. 简述哪些耐多药结核病患儿不适用 MDR-TB 短程治疗方案。

①确定对短程方案中的某种药物耐药或怀疑短程方案中的某种药物无效（除外异烟肼耐药）；②采用 1 种或更多种短程方案中的二线药物治疗超过 1 个月（确定对二线药物敏感的情况除外）；③对短程方案中的药物不耐受或存在毒性风险（如药物间相互作用）；④播散性结核病、结核性脑膜炎或中枢神经系统结核；⑤ HIV 感染患儿中的肺外结核。

3. 简述 TB/HIV 双重感染者的抗病毒治疗时机。

（1）所有 TB/HIV 双重感染者无论 CD4$^+$T 淋巴细胞计数水平均应尽快接受 HAART。

（2）一般在开始抗结核治疗的前 8 周内尽快启动 HAART；对于免疫功能严重低下者（CD4$^+$T 淋巴细胞 < 50 个 /μL）应在抗结核治疗 2 周内待病情稳定或者抗结核治疗耐受性良好后启动 HAART。

（3）HIV 感染孕妇合并活动性结核病，为了母亲健康和阻断 HIV 母婴传播，HAART 应尽早进行。

（4）合并耐药结核病者（RR-TB、MDR-TB、XDR-TB），应用耐多药方案治疗后2~4周内开始抗病毒治疗。

第十二章 临床常用操作技术

一、单选题

1. A   2. C   3. D   4. C   5. D
6. A   7. A   8. B   9. D   10. A

二、名词解释

1. 胸腔闭式引流术

是将引流管一端放入胸腔内，另一端接入容器，以便排出气体或收集胸腔内的液体，使得肺组织重新张开或液体排出。作为一种诊断和治疗手段广泛地应用于血胸、气胸、脓胸的引流及开胸术后。

2. 腰椎穿刺

是通过腰椎间隙穿刺测定颅内压，并获得脑脊液进行检查的一种方法。

三、简答题

1. 简述腰椎穿刺适应证。

（1）诊断性穿刺：用于测定脑脊液压力（必要时进行脑脊液的动力学检查）。进行脑脊液常规、生化、细胞学、免疫学和细菌学等检查，并可向蛛网膜下腔注入造影剂，进行空气或碘水脊髓造影等。

（2）治疗性穿刺：用于引流血性脑脊液、炎性分泌物或造影剂等，或向蛛网膜下腔注入各种药物。在某些脑膜炎、脑蛛网膜炎、正压性脑积水和脑炎时，也可放取适量脑脊液以降低颅内压和改善临床症状。

2. 简述胸腔闭式引流术适应证。

（1）气胸，中等量气胸或张力性气胸；对于交通性气胸，或心肺功能较差、自觉症状较重、静息状态下亦感明显呼吸困难的闭合性气胸，无论其肺压缩多少，均应尽早行胸腔闭式引流术。反复发生的气胸，亦应首选闭式引流术。

（2）外伤性中等量血胸。

（3）持续渗出的胸腔积液。

（4）脓胸，支气管胸膜瘘或食管瘘。

（5）开胸术后。

3. **简述胸腔闭式引流术禁忌证。**

（1）体质衰弱、病情危重难以耐受穿刺术者。

（2）对麻醉药过敏。

（3）凝血功能障碍，严重出血倾向，患者在未纠正前不宜穿刺。

（4）穿刺部位或附近有感染。

参考文献

[1] World Health Organization . Global tuberculosis report 2020[R].Geneva： World Health Organisation, 2020.

[2] 中国疾病预防控制中心 . 2018 年中国传染病监测报告 [R]. 北京：中国疾病预防控制中心 , 2019.

[3] LUZZATI R, MIGLIORI G B, ZIGNOL M, et al. Children under 5 years are at risk for tuberculosis after occasional contact with highly contagious patients: outbreak from a smear-positive healthcare worker [J]. Eur Respir J， 2017， 50 (5):1701414.

[4] HOUBEN R M, DODD P J. The global burden of latent tuberculosis infection: A re-estimation using mathematical modelling[J].PLoS Med, 2016,13(10):e1002152.

[5] 姚晶，顾凯侃，李智红，等 . 结核分枝杆菌潜伏感染的研究现况概述 [J]. 结核与肺部疾病杂志 , 2020,1(1):82-88.

[6] 胥江俊，胡屹，蒋伟利，等 . 上海市流动人口肺结核患者密切接触者结核分枝杆菌潜伏感染情况及危险因素 [J]. 中华结核和呼吸杂志 ,2016,39(1):25-30.

[7] 中国防痨协会 . 高危人群结核分枝杆菌潜伏感染检测及预防性治疗专家共识 [J]. 中国防痨杂志 ,2021,43(9): 874-878.

[8] HAAS M K, BELKNAP R W. Diagnostic tests for latent tuberculosis infection[J]. Clinics in Chest Medicine,2019,40(4):829-837.

[9] 中华人民共和国国家卫生健康委员会办公厅 , 中华人民共和国教育部办公厅 . 关于印发中国学校结核病防控指南的通知 : 国卫办疾控函〔2020〕910 号 [EB/OL].(2020-10-16).http://www.moe.gov.cn/jyb_xxgk/moe_1777/moe_1779/202102/t20210218_513576.html .

[10] REICHLER M R, KHAN A, STERLING T R, et al. Risk factors for tuberculosis and effect of preventive therapy among close contacts of persons with infectious tuberculosis[J]. Clin Infect Dis, 2020,70(8):1562-1572.

[11] FOX G J, BARRY S E, BRITTON W J, et al. Contact investigation for tuberculosis: a systematic review and meta-analysis[J]. Eur Respir J, 2013,41(1):140-156.

[12] FOX G J, DOBLER C C, MARAIS B J,et al. Preventive therapy for latent tuberculosis infection-the promise and the challenges[J]. Int J Infect Dis, 2017,56:68-76.

[13] CHURCHYARD G J, FIELDING K L, LEWIS J J, et al. A trial of mass isoniazid preventive therapy for tuberculosis control[J]. N Engl J Med, 2014,370(4):301-310.

[14] World Health Organization. WHO consolidated guidelines on tuberculosis: tuberculosis preventive treatment[R].Geneva: World Health Organization，2020.

[15] MOORE D A. What can we offer to 3 million MDRTB household contacts in 2016? [J]BMC Med, 2016,14:64.

[16] SEDDON J A, GARCIA-PRATS A J, PURCHASE S E, et al. Levofloxacin versus placebo for the prevention of tuberculosis disease in child contacts of multidrug-resistant tuberculosis: study protocol for a phase Ⅲ cluster randomised controlled trial (TB-CHAMP) [J]. Trials,2018,19(1):693.

[17] 中国防痨协会，中国防痨协会学校与儿童结核病防治专业分会,《中国防痨杂志》编辑委员会 . 重组结核杆菌融合蛋白（EC）临床应用专家共识 [J]. 中国防痨杂志 ,2020,42(8):761-768.

[18] 卢水华，陆伟 . 新型结核菌素皮肤试验使用手册 [M]. 北京：人民卫生出版社 ,2021.

[19] 邹洪洁，关昊，闫杰 . 国际疾病分类 ICD-10 编码 A15-A19 与结核病的构成 [J]. 中国医院统计 ,2010,12(17)：365-368.

[20] 中国防痨协会 . 非活动性肺结核诊断及预防发病专家共识[J]. 结核与肺部疾病杂志 ,2021,2(3):197-200.

[21] 赵雁林，逄宇 . 结核病实验室检验规程 [M]. 北京：人民卫生出版社 ,2015.

[22] World Health Organization.Guidelines for the programmatic management of drug-resistant tuberculosis 2011 update[S]. Geneva: World Health Organization,2011.

[23] 黄海荣 . 非结核分枝杆菌相关实验室检查及其结果解读 [J]. 中华结核和呼吸杂志 ,2020,43(11):910-913.

[24] 卢洪洲，钱雪琴，黄海荣 . 结核病实验室检测与图解 [M]. 上海：上海科学技术出版社 ,2021.

[25] World Health Organization.WHO consolidated guidelines on tuberculosis. Module 3: Diagnosis - Rapid diagnostics for tuberculosis detection 2021 update.[R]. Geneva: World Health Organization, 2021.

[26] BOEHME C C, NABETA P, HENOSTROZA G, et al. Operational feasibility of using loop-mediated isothermal amplification for diagnosis of pulmonary tuberculosis in microscopy centers of developing countries[J]. J Clin Microbiol, 2007,45:1936-1940.

[27] YUAN L Y, LI Y, WANG M, et al. Rapid and effective diagnosis of pulmonary tuberculosis with novel and sensitive loop-mediated isothermal amplification (LAMP) assay in clinical samples: a meta-analysis[J]. J Infect Chemother, 2014,20:86-92.

[28] ZHU L, JIANG G, WANG S, et al. Biochip system for rapid and accurate identification of mycobacterial species from isolates and sputum[J]. J Clin Microbiol,2010,48:3654-3660.

[29] 何翼君，张浩然，辛赫男，等 . 结核菌素皮肤试验的应用及其优化 [J]. 中国防痨杂志 ,2021,43(3):204-210.

[30] JIANG Y, LIU H, WANG H, et al. Polymorphism of antigen MPT64 in mycobacterium tuberculosis strains[J]. J Clin Microbiol, 2013,51:1558-1562.

[31] BROGER T, SOSSEN B, DU TOIT E, et al. Novel lipoarabinomannan point-of-care tuberculosis test for people with HIV: a diagnostic accuracy study[J]. Lancet Infect Dis, 2019,19:852-861.

[32] KERKHOFF A D, SOSSEN B, SCHUTZ C, et al. Diagnostic sensitivity of SILVAMP TB-LAM (FujiLAM) point-of-care urine assay for extra-pulmonary tuberculosis in people living with HIV[J]. Eur Respir J ,2020,55(2):1901259.

[33] 周林，周新华 . 胸部 X 线摄片质量控制手册 [M]. 北京：军事医学科学出版社 ,2012.

[34] 于兹喜，郑可国 . 医学影像检查技术学 [M].4 版 . 北京：人民卫生出版社 ,2016.

[35] 周震，吕岩，吕平欣，等 .CT 引导下经皮肺穿刺活检术诊断菌阴肺结核的应用研究 [J]. 中国防痨杂志 ,2018,40(7):696-701.

[36] 吕圣秀，陈耀凯 . 结核病 X 线与 CT 实例图谱 [M]. 重庆：重庆大学出版社 , 2018.

[37] 何玉麟，许传军，李宏军，等 . 肺结核影像诊断标准 [J]. 临床放射学杂志 ,2020, 39(11): 2142-2146.

[38] 中华医学会放射学分会传染病放射学专业委员会 . 肺结核影像学及分级诊断专家共识 [J/CD]. 新发传染病电子杂志 , 2018,3(2):118-127.

[39] PILLAY T, ANDRONIKOU S, ZAR H J. Chest imaging in paediatric pulmonary TB[J]. Paediatr Respir Rev,2020，36:65-72.

[40] 中华医学会结核病学分会,《中华结核和呼吸杂志》编辑委员会 . 气管支气管结核诊断和治疗指南 (试行)[J]. 中华结核和呼吸杂志 ,2012,35(8):581-587.

[41] 吕平欣，李多，骆宝建 .CT 评价肺结核病灶活动性的作用 [J]. 中华放射学杂志 ,2013,47(1):87-89.

[42] SKOURA E, ZUMLA A,BOMANJI J J. Imaging in tuberculosis[J]. International Journal of Infectious Diseases,2015,(32):87-93.

[43] VAN DYCK P, VANHOENACKER F M, VAN DEN BRANDE P, et al. Imaging of pulmonary tuberculosis[J]. EurRadiol, 2003, 13（8）:1771-1785.

[44] 周新华 . 肺结核的影像学诊断 - 从形态分析到分子影像诊断 [J]. 中国防痨杂志，2014, 36(8):638-642.

[45] BERNAERTS A, VANHOENACKER F M, PARIZEL P M, et al. Tuberculosis of the central nervous system: overview of neuroradiological findings[J]. EurRadiol, 2003, 13(8): 1876-1890.

[46] PALMER W, BANCROFT L, BONAR F, et al. Glossary of terms for musculoskeletal radiology[J]. Skeletal Radiol,2020, 49:1-33.

[47] 李为民，刘伦旭 . 呼吸系统疾病基础与临床 [M]. 北京：人民卫生出版社 , 2017.

[48] 周林，刘二勇，陈明亭，等 . 认真执行卫生行业新标准努力提升结核病防控质量 [J]. 中国防痨杂志 ,2018,40(3):231-233.

[49] 王淑霞，高微微 . 耐药肺结核的诊断与治疗 [J]. 临床内科杂志 ,2020,37（10）: 681-683.

[50] 中国防痨协会 . 病原学检测阴性肺结核诊断流程：T/CHATA 008—2020[S]. 北京：中国防痨协会，2020.

[51] 中国防痨协会 . 耐药结核病化学治疗指南 (2019 年简版) [J]. 中国防痨杂志 ,2019, 41(10):1033-1034.

[52] 全国科学技术名词审定委员会 . 结核病学名词 [M]. 北京：科学出版社，2019:3-80.

[53] World Health Organization.Meetingrepert of the WHO expert consultation on the definition of extensively

drug-resistant tuberculosis.[R]. Geneva: World Health Organization, 2020.

[54] 孙雯雯，吴福蓉，肖和平，等.强化期含左氧氟沙星方案保守治疗脊柱结核的近期疗效分析 [J]. 中国防痨杂志 , 2013,35(10):840-842.

[55] 高丽，肖和平，胡忠义，等 . 耐多药结核分枝杆菌对利福布汀和利福平的交叉耐药性分析 [J]. 中华结核和呼吸杂志 ,2012, 35(5):333-335.

[56] 马玮 . 耐多药结核病的现状与防治 [J]. 北京医学 ,2011,33(12):998-1000.

[57] 赵雁林，陈明亭 . 中国结核病防治工作技术指南 [M]. 北京：人民卫生出版社，2021.

[58] WANG Y Y,XIE B D. Progress on diagnosis of tuberculous meningitis[J]. Methods Mol Biol,2018, 1754:375-386.

[59] 中华医学会结核病学分会结核性脑膜炎专业委员会 ,2019 中国中枢神经系统结核病诊疗指南 [J]. 中华传染病杂志 ,2020,38(7):400-408.

[60] 中华医学会 . 糖皮质激素类药物临床应用指导原则 [J]. 中华内分泌代谢杂志 ,2012,28（2）：Ⅰ 0002-Ⅰ 0033.

[61] 郭应禄，董诚，周四维 . 输尿管外科学 [M]. 北京：北京大学医学出版社 ,2010.

[62] MERCHANT S, BHARATI A, MERCHANT N. Tuberculosis of the genitourinary system: Urinary tract tuberculosis：Renal tuberculosis part I[J]. Indian J RadiolImzging ,2013,23(1):46-63.

[63] 吴阶平，裘法祖 . 黄家驷外科学 [M]. 北京：人民卫生出版社 ,1992.

[64] HARALD I, MAXIMILIAN B, HANS K,et al.The diagnosis and treatment of hemoptysis［J］. DtschArztebl Int, 2017,114:371-381.

[65] ANANYA P, ASHU S B, ANKUR G.Bronchial artery embolization in hemoptysis:a systematic review［J］. DiagnInterv Radiol, 2017,23:307-317.

[66] HAKAN K, SERDAR E, CAGATAY T, et al.Pulmonary resection in the treatment of life: threatening hemoptysis［J］. Ann Thorac Cardiovasc Surg,2015,21:125-131.

[67] 冯经华，文星，尹凤鸣，等 . 支气管动脉栓塞治疗肺结核患者支气管动脉大咯血 26 例分析 [J]. 中国防痨杂志 ,2013,35(12):1031-1033.

[68] 杨鲸蓉，曾志勇，吴波 . 咯血的诊断与治疗进展 [J]. 临床肺科杂志 , 2016,21(6):1117-1120.

[69] SCHNELL J, BEER M, EGGELING S, et al. Management of spontaneous pneumothorax and post-interventional pneumothorax:German S3 guideline［J］.Respiration, 2019,97(4):370-402.

[70] VUONGU N L, ELSHAFAY A, THAO L P, et al. Efficacy of treatments in primary spontaneous pneumothorax: A systematic review and network meta-analysis of randomized clinical trials［J］.Respir Med,2018,137:152-166.

[71] HANY E, WILL K, SHANE M C, et al.Treatment of pneumothoraces at a tertiary centre:are we following the current guidelines?［J］Interactive CardioVascular and Thoracic Surgery,2011,12:430-434.

[72] TSUBOSHIMA K, WAKAHARA T, MATOBA Y, et al.Injection of high concentration glucose solution for

pleural coating reduces postoperative recurrence of spontaneous pneumothorax: A short-term retrospective study［J］.Kyobu Geka,2017,70(12):980-984.

[73] 冯伟荣，白晓鸣．自发性气胸的研究进展 [J]．实用医技杂志 ,2016,23(1):48-51.

[74] 陈志宏，李德宪，胡丽珍．有创机械通气治疗肺结核合并呼吸衰竭的并发症及对策［J］．实用医学杂志 ,2011,27（13）:2407-2410.

[75] MARTI S, PALLERO M, FERRER J,et al. Predictors of mortality in chest wall disease treated with noninvasive home mechanical ventilation［J］.Respir Med, 2010,104(12):1843-1849.

[76] 中华医学会，中华医学会杂志社，中华医学会全科医学分会，等．慢性肺源性心脏病基层诊疗指南（2018 年）［J］．中华全科医师杂志 ,2018,17（12）:959-965.

[77] 肖东楼，马玙，朱莉贞．抗结核药品不良反应诊疗手册 [M]．北京：人民卫生出版社，2009.

[78] 高微微，李琦，高孟秋，等．特殊人群结核病治疗 [M]．北京：科学出版社，2011.

[79] 高孟秋，朱莉贞．抗结核药物致严重肝功能损害救治体会 [J]．中国防痨杂志，1997,19(2):85-86.

[80] 中华医学会结核病学分会．抗结核药所致药物性肝损伤诊断与处理专家建议 [J]．中华结核和呼吸杂志 ,2013,36(10):732-736.

[81] World Health Organization. WHO consolidated guidelines on drug-resistant tuberculosis treatment[R]. Geneva: World Health Organization,2019.

[82] World Health Organization. Rapid communication:Key changes to treatment of multidrug- and rifampicin-resistant tuberculosis(MDR/RR-TB)[R]. Geneva: World Health Organization,2018.

[83] 高微微．老年肺结核患者治疗问题探讨 [J]．中华结核和呼吸杂志 ,2014，37(10): 732-733.

[84] 中华医学会糖尿病学分会．中国 2 型糖尿病防治指南 (2017 年版)[J]．中华糖尿病杂志 ,2018，10(1):4-67.

[85] 中华医学会感染病学分会艾滋病学组，中华医学会热带病与寄生虫学分会艾滋病学组 .HIV 合并结核分枝杆菌感染诊治专家共识 [J]．中华临床感染病杂志 ,2017，10（2）: 81-90.

[86] 马艳，陆伟，高磊，等．终止结核病流行须加强结核分枝杆菌潜伏感染高危人群筛查和预防性治疗的管理 [J]．中国防痨杂志 ,2022, 44(3): 209-214.

[87] 中国医学科学院病原生物学研究所，中国疾病预防控制中心，中国科学院地理科学与资源研究所．全国结核分枝杆菌潜伏感染率估算专家共识 [J]．中国防痨杂志 ,2022,44(1): 4-8.

[88] 赵雁林，陆伟，沙巍，等 .结核潜伏感染人群预防性治疗手册 [M]．北京：人民卫生出版社，2022.

[89] 初乃惠，高微微．结核病合并相关疾病 [M]．北京：北京科学技术出版社 ,2017.

[90] 高微微，李琦，高孟秋，等．特殊人群结核病治疗 [M]．北京：科学出版社 ,2011.

[91] 葛均波，徐永健，王辰．内科学 [M]．北京：人民卫生出版社，2019.

[92] 万学红，卢雪峰．诊断学 [M]．北京：人民卫生出版社，2019.

[93] ZHANG Z, DU J, LIU T, et al. EasyNAT MTC assay: A simple, rapid, and lowcost cross-priming amplification method for thedetection of mycobacterium tuberculosis suitable for point-of-care testing[J].

Emerging Microbes & Infections,2021,10(1):1530-1535.

[94] QUAN S, JIANG T, JIAO W, et al. A novel cross-priming amplification-based assay for tuberculosis diagnosis in children using gastric aspirate[J].Front Microbiol, 2022,13:819654.

[95] 徐彩虹, 赵雁林. 中国结核病预防性治疗指南 [M]. 北京：人民卫生出版社, 2023.